Medizin
aktuell

D1662899

Herausgeber der Reihe: Dr. med Till Bastian
Redaktion: Dr. phil. Joyce Mayer

ÄRZTEOPPOSITION

Herausgeber

Winfried Beck, Hans-Ulrich Deppe,

Renate Jäckle, Udo Schagen

JUNGJOHANN

1987

ZU DIESEM BUCH

Mit der Gründung des Vereins »Demokratische Ärztinnen und Ärzte« am 6. November 1986 in Frankfurt und mit der Wahl eines oppositionellen Arztes zum Kammerpräsidenten der Berliner Ärztekammer am 29. Januar 1987 trat die Ärzteopposition ins Rampenlicht der Öffentlichkeit. Im vorliegenden Buch stellen deren prominenteste Vertreter, selbst Mitbegründer oder aktive Mitglieder der Kammerlisten, Verbände und Gesundheitsläden, ihre bisherige Arbeit und ihre wichtigsten Ziele dar. Die Autoren richten sich – erstmals in einem Buch – an jeden, der über die bestehende Praxis in der Medizin nachdenkt.

Als Teil der Gesundheitsbewegung tritt die Ärzteopposition für eine patientenorientierte Medizin ein. Funktionäre der Ärzteschaft nutzten bisher häufig die exponierte Stellung des Arztes in der Gesellschaft dazu, sich standespolitische Privilegien zu erhalten und materielle Interessen zu sichern. Dagegen setzten sich die oppositionellen Ärzte in erster Linie für eine Medizin ein, die den unterschiedlichsten Ursachen von Krankheit nachgeht und deren Hauptziel Prävention ist. Bei diesem Vorhaben können sie sich auf eine Tradition stützen, die bis in das 19. Jahrhundert zurückreicht. Von rein medizinischen Fragen ausgehend, gelangen sie mit ihrer Forderung nach Aufdeckung der sozialen und ökologischen Bedingungen von Krankheit auf die Ebene sozialpolitischer Entscheidungen. So ist es unvermeidlich, daß eine Opposition, die in den Ärztekammern angefangen hat, sich auch mit der vorhandenen Herrschaftsstruktur auseinandersetzen muß. Ihre Kritik an der schleichenden Militarisierung des Gesundheitswesens, die im Rahmen des Zivilschutzgesetzes erfolgt, ist ein markantes Beispiel für diese Auseinandersetzung. Aber die oppositionellen Ärzte kritisieren nicht nur, sondern sie machen auch alternative Verbesserungsvorschläge und verlangen ein Mitspracherecht nach demokratischem Prinzip bei allen politischen Entscheidungen, die das Gesundheitswesen betreffen.

Weil das Buch die gegenwärtigen Konflikte innerhalb eines Berufsstandes und berufsspezifische Auseinandersetzungen mit der heutigen Gesellschaft beschreibt, besitzt es zugleich höchste Aktualität und dokumentarischen Wert. Ein Kapitel Sozial- und Medizingeschichte wird hier von denen geschrieben, die es miterleben und gestalten.

© 1987 by Jungjohann Verlagsgesellschaft m.b.H., Neckarsulm und München
Alle Rechte vorbehalten.

ISBN 3-88454-004-1

INHALT

Die Autorenhonorare dieses Buches kommen der Ärzteopposition zugute.

1

Vorwort der Herausgeber

Sprunghaft sind 1986 in der allgemein als besonders konservativ geltenden deutschen Ärzteschaft die Stimmanteile oppositioneller Listen bei mehreren Ärztekammerwahlen angestiegen. Die »Listen Demokratischer Ärztinnen und Ärzte« verbesserten sich in Nordwürttemberg um 6 auf 22 %, in Hamburg erreichten sie aus dem Stand 22 %, in Bayern 27 %. Die »Fraktion Gesundheit« in Berlin erhielt sogar die Hälfte der Delegiertensitze in der Kammer und stellt seit Anfang 1987 mit Unterstützung einzelner Delegierter anderer Listen den Vorstand und damit den ersten alternativen Präsidenten einer Ärztekammer überhaupt.

Ebenfalls 1986 machte die Gründung eines gegen die etablierte Standes- und für eine demokratische Gesundheitspolitik eintretenden politischen Ärztebundes Schlagzeilen: Der Verein Demokratischer Ärztinnen und Ärzte wurde in Frankfurt gegründet.

Was ist bei den Ärzten passiert? Woran liegt es, daß sich gerade in dieser Gruppe die Opposition so erfolgreich durchsetzen kann? Was sind die (neuen?) Ziele dieser Ärzte?

Auf dem Hintergrund dieser Fragen regte der Verlag die Herausgabe des vorliegenden Buches über die »Ärzteopposition« an. Es ist der erste Versuch, Arbeit und Ziele der neuen Ärztegeneration darzustellen. Diese Ärzte greifen teils bewußt, teils aber auch unbewußt Traditionen auf, die seit Virchow und den achtundvierziger Revolutionären des vorigen Jahrhunderts in der Ärzteschaft vorhanden, in den zwanziger Jahren dieses Jahrhunderts durch sich als Sozialisten begreifende Stadtärzte an der Seite der Arbeiterbewegung zu besonderer Wirksamkeit entfaltet, durch Reaktion und Faschismus aber verschüttet worden waren. Eine weitere Dimension erhielt diese Tradition durch die Schubkraft der sich auf den Gesundheitstagen artikulierenden, in großen Teilen grün-alternativ einzuschätzenden Gesundheitsbewegung sowie der Initiativen gegen den Atomkrieg und der Internationalen Ärzte für die Verhütung des Atomkrieges (IPPNW).

Das Buch ist aber auch der erste Versuch, diese Arbeit von denen darstellen zu lassen, die sie selbst machen: Alle Autoren sind Mitbegründer oder aktive Mitglieder der von ihnen beschriebenen Kammerlisten, Verbände und Gesundheitsläden.

Als Herausgeber wollten und konnten wir den Autoren der einzelnen Beiträge kein festes Konzept für die Darstellung ihrer Arbeit vorgeben. Die Listen in den einzelnen Kammerbereichen arbeiten völlig unabhängig voneinander, setzen ihre Schwerpunkte entsprechend den regionalen Problemen und Erfahrungen und bedienen sich sehr unterschiedlicher Arbeitsweisen. Die Kommunikation mit anderen Listen findet in der Regel nur dann statt, wenn regionale Probleme das Interesse an Erfahrungen anderer Listen begründen.

Entsprechend dem Diskussionsstand in den einzelnen Listen ist auch die Bereitschaft, über die eigenen Erfahrungen zu berichten, unterschiedlich ausgeprägt. Auch deshalb gibt dieses Buch kein vollständiges Bild. Wir meinen aber, daß Beiträge exemplarisch für die Situation in allen Kammerbereichen, auch für diejenigen, in denen sich noch keine Opposition artikulieren konnte, genommen werden können.

Wir hoffen, daß Leserinnen und Leser, unabhängig von ihrem konkreten Wirkungsbereich, dem Buch Anregungen für ihre eigene gesundheitspolitische Arbeit entnehmen können.

Offenbach, Frankfurt am Main, München und Berlin im Juli 1987

Winfried Beck   Renate Jäckle
Hans-Ulrich Deppe   Udo Schagen

2

Klaus-Dieter Thomann

Ärzteopposition.
Ein kurzer Blick in die Geschichte

Wir beklagen diese Gemüter tief, die in
der ängstlichen Umklammerung zunft-
mäßiger oder persönlicher Zustände den
Sturm der Weltgeschichte zu überstehen
hoffen und jedes Streben derer, die ihr
Schiff in den Sturm zu steuern wagen, von
dem kleinlichen Standpunkt ihrer Zunft
oder ihrer Person zu beurteilen versuchen.   *Rudolf Virchow*

Ziele der »demokratischen Ärzte«

In den letzten Jahren hat sich das Bild einer stromlinienförmig-konserva-
tiven Ärzteschaft gewandelt. An die Stelle der Anpassung an eine Standespolitik, die überwiegend der Sicherung der Ärzteeinkommen diente,
trat die Kritik an den undemokratischen Strukturen innerhalb der Ärzteschaft und die Frage nach dem eigentlichen Ziel unseres ärztlichen Handelns. »Gesundheit für alle im Jahr 2000« fordert die Weltgesundheitsorganisation und skizziert damit auch die Ziele der »demokratischen
Ärzte«. Medizinisches Handeln soll ausschließlich vom Patienten und
seiner Erkrankung und nicht von finanziellen Einflüssen (Privat- oder
Kassenpatient, Labor- und Geräteauslastung) abhängig sein. Mehr und
mehr Ärzte lenkten ihren Blick auf die natürliche und soziale Umwelt und
ihre Auswirkungen auf die Gesundheit. Neben der Umweltzerstörung be-
günstigen in weiten Teilen der Welt Hunger und materielle Not die Krankheitsentstehung, während eine ausgeglichene Verteilung des gesellschaftlichen Reichtums Voraussetzungen für ein gesundes Leben schafft. Ärzt-

liches Handeln bekommt damit zwangsläufig einen politischen Charakter, wenn es die Ursachen der Krankheitsentstehung aufdeckt und die Beseitigung krankheitsauslösender Bedingungen fordert.

Ärzte, die Krankheit umfassend definieren und ihre Wurzeln freilegen, sind nicht per se oppositionell – sie nehmen ihre Aufgabe, Leben zu schützen und Krankheiten zu heilen, ernst. Sie befinden sich nur dann in der Opposition, wenn andere Teile der Ärzteschaft den gesellschaftlichen Aspekt der Medizin vernachlässigen und das Schwergewicht ihrer sozialen Tätigkeit auf standespolitische Belange richten.

Vorläufer einer sozialen Gesundheitspolitik

Ein kurzer Blick in die Geschichte kann uns Antwort auf die Frage geben, ob Gesundheits- und Sozialpolitik oder Standespolitik im Mittelpunkt unseres Interesses stehen sollte. Dabei zeigt sich, daß die Ziele der »demokratischen Ärzte« zwar aktuell, aber alles andere als »neu« sind. Der Blick soll vor allem auf die Ärzte gerichtet werden, die während der bürgerlichen Revolution von 1848 und der Weimarer Republik der Gesundheitspolitik die Impulse gaben, die zum Teil noch heute nachwirken.

Johann Peter Frank (1745–1821) und Franz Anton Mai (1742–1814) gehörten nicht zu den oppositionellen Ärzten; als Professoren und Leibärzte der regierenden Familien hatten sie privilegierte Stellungen in Wien und Petersburg und in Mannheim und Heidelberg inne. Trotz ihrer führenden Stellung nahmen sie ihre Aufgabe, auch die sozialen Ursachen der Erkrankungen zu ergründen – und Abhilfe aufzuzeigen –, ernst. Franks »Akademische Rede vom Volkselend als der Mutter der Krankheiten«[1] ist eines der eindrucksvollsten Dokumente der sozial engagierten Medizin. Frank wies darauf hin, daß das Elend die »Lebenskraft nützlicher Bürger« ersticke oder durch einen »giftigen Hauch« vernichte. Die Therapie dieser von Menschen hervorgerufenen Seuche konnte nach Frank nicht medizinisch sein. Solange das Elend bestehe, könnten die Herrscher noch so große Anstrengungen machen, ein Erfolg sei nicht zu erwarten: »Mögen sie die trefflichsten Männer in der medizinischen und chirurgischen Wissenschaft überall in den Provinzen aufstellen! Mögen sie Spitäler errichten und ihre Direktion verbessern, über die Apotheken genaue Aufsicht halten lassen und endlich noch eine Menge anderer Anstalten zur Wohlfahrt der Bürger treffen! Angenommen aber, daß sie dabei diesen einzigen Punkt übersehen, nämlich den so reichen Urgrund der Krankheiten, das äußerste Elend des Volkes, zu zerstören oder es wenigstens erträglicher zu machen, dann werden die heilsamen Wirkungen der Verordnungen, die über die öffentliche Gesundheitspflege wachen, kaum merklich sein.«[2]

Frank beschrieb die durch Armut hervorgerufenen Erkrankungen von der Empfängnis bis ins hohe Alter. Seine medizinische Sachkenntnis und das soziale Mitgefühl ließen ihn die Beseitigung der Leibeigenschaft und die Sicherung der menschlichen Grundbedürfnisse fordern: »Ein Sklavenvolk ist ein kachektisches Volk.«[3]

Ein Jahr nach der Französischen Revolution verfaßt, strahlt die Rede den Geist der Aufklärung und der Emanzipationsbestrebungen des Bürgertums aus und weist darauf hin, daß die Analyse und die gesundheitspolitischen Ziele des Arztes historisch geprägt sind.

Franz Anton Mai versuchte die Frankschen Vorstellungen in die Praxis umzusetzen. Im Jahre 1800 formulierte er einen Gesetzentwurf, der umfangreiche gesundheitspolitische Zielsetzungen verfolgte, aber, da er den Regierenden zu weit ging, nie in die Tat umgesetzt wurde[4].

Eine Geschichte der Armenärzte, die direkt mit dem Zusammenhang von Elend und Krankheit konfrontiert wurde, steht noch aus. Nur wenig mehr ist bekannt über die Mitwirkung der Ärzte im Befreiungskrieg 1811/12, der Impulse für die Einigung Deutschlands gab, und in dem sich die ersten Anzeichen der herannahenden bürgerlichen Revolution zeigten. Der Frankfurter Arzt Salomo Stiebel (1792–1868), der u. a. die Totenrede für den Dichter Theodor Körner hielt, wirkte praktisch für die Linderung des Elends. Um die kranken Kinder den schlimmsten Formen der Not zu entziehen, gründete er 1845 das erste Kinderkrankenhaus in Frankfurt[5,6]. Obwohl er in vorderster Front gegen die französische Fremdherrschaft kämpfte, kritisierte er, daß mit der Vertreibung der Franzosen auch die von ihnen mitgebrachten bürgerlichen Freiheiten wieder beseitigt wurden, und die Reaktion die Herrschaft wieder übernahm.

Ein weiterer Frankfurter, Georg Varrentrapp (1809–1886), bemühte sich Zeit seines Lebens um die Verbesserung der Lebensbedingungen der Bevölkerung. Varrentrapp begründete 1834 die Armenklinik, 1842 setzte er sich für eine Humanisierung des Gefängniswesens ein und gab eine diesbezügliche Zeitschrift heraus. 1846 organisierte er eine erste internationale Versammlung für Gefängnisreform. 1860 rief er die »Gemeinnützige Baugesellschaft« ins Leben, die zu einem Vorbild in Deutschland wurde. 1848 wurde er einer der Schriftführer des deutschen Vorparlaments. Während dieser Zeit verband ihn eine intensive Freundschaft mit Salomon Neumann (1819–1908), auf den ich weiter unten eingehe. Nach der Niederlage der Revolution wandte er sich mehr und mehr der Hygiene zu und war an der Gründung der Sektion für Hygiene der Naturforscher- und Ärzteversammlung beteiligt. Ab 1868 gab er die Deutsche Vierteljahresschrift für öffentliche Gesundheitspflege heraus. Varrentrapp war nicht oppositionell, als Vertreter des aufgeklärten Bürgertums gehörte er zu den Begründern der physischen Hygiene und wirkte mit allen Kräften für die Anwendung ihrer Ergebnisse zum Nutzen der breitesten Bevölkerungsschichten.

Radikaler war Karl D'Ester (1813–1859), der 1838 zum Armenarzt der Stadt Köln bestellt wurde, sich für die Verbesserung der Behandlung der Geisteskranken einsetzte und die Einführung des allgemeinen Wahlrechtes forderte. 1848 wurde er zu einem der profiliertesten Vertreter der Linken im preußischen Parlament. Er war Vorsitzender des Zentralkomitees der demokratischen Vereine in Berlin[7].

Ebenfalls in Köln wirkte der Armenarzt Andreas Gottschalk (1815 bis 1849), Mitbegründer der Rheinischen Zeitung und Mitglied des Bundes der Kommunisten. 1848 wurde er Präsident des dortigen Arbeitervereins und mußte wegen der Organisierung einer Demonstration eine Haftstrafe von einem halben Jahr verbüßen[8].

Erneuerung der Medizin 1848

Angesichts des die Industrialisierung begleitenden Elends, der beschränkten Möglichkeiten der Medizin und der Bevormundung durch die staatliche Bürokratie sah eine Anzahl jüngerer Ärzte die einzige Hoffnung in der Änderung der politischen und sozialen Verhältnisse. Die Möglichkeit, ihre Forderungen vorzutragen, wurde ihnen mit der Revolution von 1848 gegeben. Die weitestgehenden Ziele stellten die Ärzte auf, die privilegienlos und gerade in das Berufsleben eingetreten waren. Ihre Kritik zog vorerst keine beruflichen Sanktionen nach sich, die sie aus ihren angestammten Stellungen hätte vertreiben können. Die Hauptstadt Berlin erwies sich als Zentrum der medizinischen Reformbewegungen. Die Rezession 1846/47, die zunehmende Industrialisierung und Verstädterung führten zu gesundheitlichen Problemen, die sich mit der alten Struktur des Medizinalwesens nicht mehr in Einklang bringen ließen.

1846 veröffentlichen leitende preußische Medizinalbeamte erste Reformvorschläge[9]. Der junge jüdische Arzt Salomon Neumann[10] wurde durch sie zur Abfassung seiner Schrift »Die öffentliche Gesundheitspflege und das Eigenthum ...« angeregt, in der er das damalige Gesundheitswesen einer scharfen Kritik unterzog. Nicht die Ärzte, sondern die Gesundheit der Gesellschaft sollte im Zentrum der Medizinalverfassung stehen. Da die Gesundheit das höchste Gut des einzelnen sei, müsse ihr die höchste Fürsorge des Staates gelten[11]. Neumann regte mit seiner Streitschrift auch andere Berliner Ärzte zu einem oppositionellen gesundheitlichen Engagement an. Am bekanntesten sind Rudolf Virchow (1821 bis 1902) und Rudolf Leubuscher (1821–1861), die in den Jahren 1848 bis 1849 die Zeitschrift *Medicinische Reform* herausgaben. Für uns ist sie von unschätzbarem Wert, da in ihr die Grundlagen einer humanistischen Medizin, frei von Standesdünkel und finanziellem Eigeninteresse zum Ausdruck kommen. Die folgenden Ausschnitte zeigen fast 150 Jahre später ihre Aktualität, sie beweisen, wie untauglich der Versuch der heutigen konservativen Standesführung ist, die achtundvierziger Ärzte als Zeugen für eine unpolitische Medizin und gegen die Listen demokratischer Ärzte heranzuziehen[12].

Die Revolution von 1848 wurde zum Ausgangspunkt einer Erneuerung der Medizin. In einem programmatischen Aufsatz beschrieb Virchow den engen Zusammenhang zwischen Politik und Medizin: »Politische Stürme von so schwerer und gewaltiger Natur, wie sie jetzt über den denkenden Teil Europas dahinbrausen, alle Teile des Staats bis in den Grund erschütternd, bezeichnen radikale Veränderungen in der allgemeinen Lebensanschauung. Die Medizin kann dabei nicht unberührt bleiben; eine radikale Reform ist auch bei ihr nicht mehr aufzuschieben.«[13] Die »radikale Reform« war am Interesse der untersten Volksschichten und ihrer Mitbeteiligung an den gesellschaftlichen Entscheidungsprozessen orientiert. Virchow formulierte: »Von diesem Gesichtspunkte haben wir von vornherein die öffentliche Gesundheitspflege als ein Glied der sozialen sowie der politischen Frage betrachtet ... Deshalb haben wir immer die Demokratie als die erste Bedingung zur Lösung der sozialen Frage ... betrachtet; vor allem das gleiche politische Recht, die Vernichtung der Vorrechte, die Emanzipation der Person.«[14]

So weitgehende Anschauungen hatte nur der fortschrittlichste Teil der Ärzteschaft. Virchow, Neumann und Leubuscher betrachteten sich selbst als »Ärzteopposition«, die die Macht der »Bürokratie« »radikal und total in allen Verwaltungszweigen« der Stadt stürzen wollte[15]. Sie waren sich der drohenden Konterrevolution bewußt, deshalb sollte die demokratische Selbstverwaltung der Ärzte »eine fortwährende und scharfe Kritik« der alten Zustände wachhalten. Diese war nach Ansicht Neumanns »um so notwendiger, je mächtiger noch die Partei [war], die hoffnungsreiche Blicke der Vergangenheit« zuwandte[16].

Für Virchow hatte die »Macht des Volkswillens« dem demokratischen Prinzip zum Durchbruch verholfen. Der geforderte Zusammenschluß der Ärzte war dabei kein Selbstzweck – die Demokratie sollte Ärzten und Patienten dienen. Für ihn verstand es sich von selbst, daß »die Interessen derjenigen, für welche die neuen Institutionen recht eigentlich geschaffen werden sollen, auch besonders berücksichtigt werden« müßten. Nicht das materielle Eigeninteresse, sondern die Ausgestaltung der öffentlichen Gesundheitspflege stand im Mittelpunkt der Überlegungen Virchows. Die Ärzte verwirklichten ihre beruflichen Ideale, indem sie Partei ergriffen. »Standesinteresse« war für Virchow identisch mit der Gesundheitssicherung der armen Bevölkerungsschichten. In diesem Zusammenhang findet sich das oft wiedergegebene Zitat: »Die Ärzte sind die natürlichen Anwälte der Armen, und die soziale Frage fällt zu einem erheblichen Teil in ihre Jurisdiktion.«[17]

Die Demokratisierung der Gesellschaft und die Lösung der sozialen Frage hätten für den einzelnen die Verwirklichung des »Rechts auf Gesundheit« bedeutet. Dieses ideelle Ziel, das eigentlich das Recht auf gesundheitsgemäße Lebens- und Arbeitsverhältnisse beinhaltete, ist noch heute hart umkämpft. Kompromißlos ergriff Virchow Partei für diese Forderung: »Es genügt also nicht, daß der Staat jedem Staatsbürger die Mittel zur Existenz überhaupt gewährt, daß er daher jedem, dessen Arbeitskraft nicht ausreicht, sich diese Mittel zu erwerben, beisteht, der Staat muß mehr tun, er muß jedem soweit beistehen, daß er eine *gesundheitsgemäße* Existenz habe.« Virchow sprach dem Staat jegliche sittliche Autorität ab, wenn er dieses Recht nicht sicherte. Er fuhr fort: »Wenn der Staat es zuläßt, daß durch irgendwelche Vorgänge, sei es des Himmels oder des täglichen Lebens, Bürger in die Lage gebracht werden, verhungern zu müssen, so hört er rechtlich auf, Staat zu sein, er legalisiert den Diebstahl (die

Selbsthülfe) und beraubt sich jedes sittlichen Grundes, die Sicherheit der Person oder des Eigentums zu wahren. Dasselbe ist der Fall, wenn er es zuläßt, daß ein Bürger gezwungen wird, in einer Lage zu beharren, bei der seine Gesundheit nicht bestehen kann.«[18]

So wie der Staat die materielle Existenzsicherung zu übernehmen hatte, so galt die Sorge der demokratischen Ärzte hauptsächlich den Unterprivilegierten: »Ist es so unklar, daß unsere Bewegung eine soziale ist und daß man nicht Anleitungen zu schreiben hat, um die Inhaber von Melonen und Lachsen, von Pasteten und Eistorten, kurz den wohlhäbigen Bourgeois zu beunruhigen, sondern daß man Anstalten treffen muß, um den Armen, der kein weiches Brot, kein gutes Fleisch, keine warme Kleidung, kein Bett hat, der bei seiner Arbeit nicht mit Reissuppen und Kamillentee bestehen kann, den Armen, *der am meisten von der Seuche getroffen wird*, durch eine Verbesserung seiner Lage vor derselben zu schützen? Mögen die Herren im Winter sich erinnern, wenn sie am geheizten Ofen sitzen und ihren Kleinen Weihnachtsäpfel verteilen, daß die Schiffsknechte, welche die Steinkohlen und die Äpfel hierher gebracht haben, an der Cholera gestorben sind! Ach, es ist sehr traurig, daß immer Tausende im Elend sterben müssen, damit es einigen Hundert wohl geht . . .«[19]

Galt von der zweiten Hälfte des 19. Jahrhunderts das Axiom des »unpolitischen Arztes«, der damit zum Träger und Vermittler der herrschenden politischen Anschauungen wurde, so rechtfertigte Virchow dagegen den politischen Kampf für das »Wohlsein aller«. Scharf grenzte er sich von den Liberalen ab, die aus den Sachzwängen immer neue Hindernisse für die politische Veränderung der Gesellschaft und eine neue Gesundheitspolitik konstruierten: »Wenn zehn oder hundert Proletarier im Kampf für diesen Gedanken der menschlichen Existenz fallen, so schreien sie Zeter über die Wühler, welche sie dazu angetrieben haben. Aber wenn die Proletarier zu Tausenden durch Typhus oder Cholera weggerafft werden, da sehen sie nicht die Wühler, welche im egoistischen Interesse die Freunde der Ruhe, des Besitzes, der Gesetzlichkeit aufreizen, den alten Zustand zu erhalten, welcher das Proletariat gemacht hat, und an die bestehenden Verhältnisse anzuknüpfen, zu denen ja auch das Proletariat gehört. Die Hunderttausende, welche jährlich der Schwindsucht als vorzeitiges Opfer fallen, sie sehen sie nicht.«[20]

Die fortschrittlichen Ärzte überschätzten ihre eigene Rolle und den Einfluß der Medizin, die sie mit der Anthropologie über die Politik stellen wollten. Ihr Konzept sah die Medizin als wissenschaftliche Sachwalterin der Politik an. Gingen sie hier zu weit, so entwickelten sie ein *Konzept der öffentlichen Gesundheitspflege*, das eine umfassende sozialmedizinische Ausrichtung aufwies.

Bei der Durchsicht der Artikel, die in der *Medicinischen Reform* veröffentlicht wurden, lassen sich folgende Bereiche erkennen, die der Gesundheitspflege zugerechnet wurden:

— Medizinische Versorgung
— Unterstützung der Kranken und Siechen
— Gestaltung der physischen Erziehung
— Sorge für Kleidung, Nahrung, Wohnung
— Gestaltung der Lebensbedingungen
— Sicherung des Rechts auf Arbeit
— Erhöhung des Bildungsniveaus, Ausdehnung der Schulpflicht
— Begrenzung der Arbeitszeit
— Schaffung einer »Diäthetik der Gewerbe«
— Abschaffung der Todesstrafe
— Einsatz der Technologie zum Ersatz gefährlicher Arbeitsstoffe
— Überwachung der Auswanderung

Die Medizin sollte darüber hinaus zur »Lösung der Arbeiterfrage« beitragen[21]. Wir tun uns schwer, diesen Katalog auszudehnen, denn selbst die heute in den Vordergrund tretende Friedensfrage wurde von Virchow berücksichtigt: Die Ausschaltung des Krieges als Mittel der Politik war für ihn ein Anliegen der Medizin. Der Krieg war in seinen Augen ein Ausdruck der mangelhaften Bildung der Völker, der mit der weiteren Entwicklung der Menschheit überwunden werden könnte: »Der große Gedanke, dem Arnold Ruge in der Frankfurter National-Versammlung, ... freilich vergeblich, Ausdruck gegeben hat, daß die internationalen Verhältnisse auf Völkerkongressen geordnet und eine allgemeine Entwaffnung der Heere vorgenommen werde, dieser Gedanke wird sich Bahn brechen, denn die Menschheit hat noch jedem wahrhaft menschlichen Gedanken Geltung verschafft.«[22] Den damals herrschenden »bewaffneten Frieden« bezeichnete er als »Mißgeburt der Gleichgewichtspolitik«. Er vertrat den Standpunkt, daß die Menschheit zu einem dauernden Frieden gelangen könne, wenn sie »sich selbst als den Zweck ihrer Handlungen zu begreifen« beginne.

20

Die Vertreter der humanistischen Medizin konnten sich nicht durchsetzen. Mit dem Scheitern der bürgerlichen Revolution schwand auch die Hoffnung auf die Verwirklichung ihrer weitgesteckten Ziele. Virchow verließ Berlin und nahm einen Ruf an die Universität Würzburg an, Neumann und Leubuscher blieben in der Hauptstadt. Zwar konstatierte Virchow ein Scheitern der Medizinalreform, aber gleichzeitig beschrieb er das Gebiet, auf dem sich die theoretischen Auseinandersetzungen der kommenden Jahrzehnte abspielen sollten: »... wir wollen ihre medizinische Gesetzgebung abwarten, ... wir werden sie ohne Vorurteil prüfen. Die medizinische Statistik wird unser Richtscheit sein: Leben um Leben wollen wir abwägen und zusehen, wo die Leichen dichter liegen, bei den Arbeitern oder bei den Privilegierten.«[23]

Das spätere Wirken Salomon Neumanns läßt sich als Fortführung des sozialen Engagements verstehen. Neumann wurde 1849 Mitbegründer des »Gesundheitspflegevereins des Berliner Bezirks der Arbeiterverbrüderung«, der die erste politisch-demokratisch orientierte Selbsthilfeorganisation der Arbeiter war und dem bis zu 10 000 Mitglieder angehörten. Nach zunehmenden Repressionen und dem Verbot der Assoziation mit der Arbeiterverbrüderung wurde diese Organisation 1853 wegen ihrer Zugehörigkeit zur demokratischen Bewegung (»verbrecherischer Tendenzen«) aufgelöst[24]. Auch durch diesen Rückschlag ließ sich Neumann nicht von seinen gesundheitspolitischen Zielen abbringen. Bis über das Jahr 1900 hinaus leistete er einen wesentlichen Beitrag zur Entwicklung der Medizinalstatistik, die den Nachweis der sozial ungleichen Verteilung von Krankheit und Tod erbrachte. Darüber hinaus war er kommunalpolitisch sehr aktiv und gehörte der Berliner Stadtverordnetenversammlung für lange Jahre an.

In den kommenden Jahrzehnten lassen sich keine so spektakulären fortschrittlichen Bewegungen in der Medizin ausmachen. Die sozialen Unterschiede im Gesundheitszustand wurden zwar erkannt, die interessierten Ärzte konzentrierten sich – angesichts fehlender politischer Bewegungen und Alternativen – auf die Änderung der allgemein lebensverkürzenden Bedingungen in den Städten. Die Stadtsanierung und die Bakteriologie erwiesen sich als »unpolitische«, nicht sytemangreifende Betätigungsfelder. Vielleicht führte gerade die fehlende Aussicht auf eine grundlegende politische Veränderung zur intensiven Erforschung und zu den Fortschritten dieser Gebiete. Die Stadtsanierung und die Ergebnisse der Bakteriologie nutzen sowohl den herrschenden Gesellschaftsschichten als auch der wachsenden Arbeiterschaft – ihre Ergebnisse waren »politisch indifferent«.

Nachdem sich jedoch mit diesen Erkenntnissen allein keine qualitative Änderung der gesundheitlichen Situation erzielen ließ, wandte sich um die Jahrhundertwende das Interesse wieder den »direkten sozialen« Aspekten von Hygiene und Medizin zu. In den folgenden Jahrzehnten lassen sich zwei Strömungen, eine mehr theoretisch-sozialhygienische und eine mehr dezidiert politische Herangehensweise, erkennen. Auf beide Richtungen soll abschließend nur kurz hingewiesen werden.

»Verein sozialistischer Ärzte«

Bürgerliche Ärzte, die teils der Sozialdemokratie teils den Liberalen nahestanden, wandten sich erneut und intensiv der Erforschung der sozialen Einflüsse auf Gesundheit und Krankheit zu. Sie systematisierten die wissenschaftlichen Erkenntnisse und konnten wesentliche Schlüsse für eine soziale Prophylaxe ziehen. Vertreter dieser neuen medizinischen Disziplin, der sozialen Hygiene, waren Alfred Grotjahn (1869–1931), Alfons Fischer (1866–1940), Wilhelm Hanauer (1873–1936) und Adolf Gottstein (1857–1941), um nur einige zu nennen. Ihnen ist es zu verdanken, daß in den ersten drei Jahrzehnten des 20. Jahrhunderts eine genaue Bestandsaufnahme der gesundheitlichen Defizite vorgenommen wurde. Von ihnen gingen Anregungen für eine soziale Neuorientierung der Medizin aus. Bei allem historischen Wert, der ihren Arbeiten zuzumessen ist, blieben sie doch den Denkstrukturen der damals herrschenden Auffassungen verhaftet. So erklären sich die Zugeständnisse an sozialdarwinistisches Gedankengut bei Fischer und die Förderung rassenhygienischer Postulate bei Grotjahn. Da die genannten Ärzte die Wurzeln der gesundheitlichen Benachteiligung der unteren Schichten, die ungleiche Verteilung des gesellschaftlichen Reichtums, nicht beseitigen konnten, blieben ihre ideellen gesundheitspolitischen Konzepte unerfüllt. Die kapitalistische Gesellschaft legte der sozialen Hygiene die Fesseln an, die sie aus eigener Kraft nicht sprengen konnte[25].

Das Anwachsen der Sozialdemokratie und die Unfähigkeit der bürgerlichen Gesellschaft, die gesundheitlichen Probleme der Bevölkerung grundlegend zu lösen, führten eine nicht geringe Anzahl von Ärzten in die

Reihen der Sozialisten. Hatten schon bisher immer wieder einzelne Ärzte Stellungnahmen und Vorschläge zur Gesundheitspolitik in der sozialdemokratischen Presse abgegeben, so gewann die Rolle der Ärzte in der Arbeiterbewegung mit der Gründung des sozialdemokratischen Ärztevereins 1913 auf Anregung von Ignaz Zadek (1858–1931) eine neue Qualität[26]. Der Verein wirkte unter der Hauptlosung »für die Sozialisierung des Heilwesens«. Nach dem Ersten Weltkrieg führte die Spaltung in mehrere Arbeiterparteien auch zur neuen Organisation der Ärzte. Die innerhalb der SPD verbleibende »Arbeitsgemeinschaft sozialdemokratischer Ärzte« wurde nicht sehr wirksam. Der größte Teil der Mitglieder des Vereins, sowohl Sozialdemokraten wie Unabhängige und Kommunisten, gründeten den »Verein sozialistischer Ärzte« (VSÄ), der ca. 1500 Mitglieder hatte. Dieser Verein verstand sich bewußt als nicht nur einer der damals existierenden Arbeiterparteien nahestehend. So konnten in ihm über lange Jahre Ärzte wie Georg Benjamin, Käte Frankenthal, Max Hodann, Ernst Simmel, Friedrich Wolf und viele andere gemeinsam wirken.

Bereits im Jahre seiner Gründung, 1924, gab der Verein die Zeitschrift *Der sozialistische Arzt* heraus[27]. Programmatisch umriß E. Simmel die Zielsetzung des Vereins, der sozialpolitisch fortschrittlich und einigend auf Kassen und Ärzteschaft einwirken wollte, in folgender Weise: »Uns sozialistische Ärzte eine die Pflicht, in gemeinsamen Aussprachen und Aktionen den bürgerlichen Kollegen die Erkenntnis zu vermitteln, daß der Arzt, der es ernst mit seinem Beruf meint, die Krankenversicherung als eine zwangsläufige Ergänzung zum Raubbauprozeß des Kapitalismus an Arbeitskraft und Gesundheit des Lohnarbeiters – trotz ihrer Mängel – nicht entbehren kann. Wir hatten die Aufgabe, die Krankenkassenfunktionäre darüber aufzuklären, daß sie selbst Getriebene des Kapitalismus sind, wenn sie die Unkosten der notwendigerweise wachsenden Sozialleistungen für den im industriellen Betriebsprozeß an seiner Gesundheit Geschädigten aus einer Unterbezahlung der ärztlichen Arbeitskraft herauszuwirtschaften suchen.«[28]

Im *Sozialistischen Arzt* finden sich wichtige Beiträge zur Wirtschafts-, Sozial- und Gesundheitspolitik. Von den Mitgliedern gingen Initiativen für die Gesetzgebung in der Weimarer Republik aus. Im Gegensatz zur Mehrheit ihrer Kollegen, die sich in einen unsozialen Kampf gegen die Krankenkassen treiben ließen, orientierten sich die Mitglieder des VSÄ an den Interessen der Versicherten. Sozialdarwinistische Ideen, die einen wesentlichen Beitrag zur Vorbereitung des Faschismus leisteten, wurden von ihnen scharf kritisiert[29]. Wie ihre Vorgänger der Revolution von 1848 traten sie für Abrüstung und Völkerverständigung ein[30]. Die im Verein sozialistischer Ärzte organisierten Mitglieder kämpften aus politischer Überzeugung für die Beseitigung der gröbsten Mißstände im Gesundheitswesen. Sie taten es in der »klaren Erkenntnis der Unzulänglichkeit und Vorläufigkeit all dessen«, was sie unter den damaligen Bedingungen erreichen konnten. Die Erfüllung ihrer langfristigen Ziele, die Schaffung eines »sozialistischen Heilwesens« war nur durch »Überwindung der kapitalistischen durch die sozialistische Gesellschaft möglich«[31].

Der Verein erkannte die drohende Gefahr des aufziehenden Faschismus und verfaßte in der letzten Nummer des *Sozialistischen Arztes* einen dringenden Aufruf zum einigen Handeln gegenüber dem Nationalsozialismus. Nachdem Hitler die Macht ergriffen hatte, wurden viele Mitglieder verfolgt, ins Exil getrieben oder in den KZ umgebracht[32,33]. Angehörige des Vereins beteiligten sich am Widerstand gegen die Nazidiktatur[34] und blieben auch unter politisch widrigsten Umständen ihren humanistischen ärztlichen Idealen treu.

DER SOZIALISTISCHE ARZT

Monatsschrift des Vereins Sozialistischer Ärzte

Publikationsorgan der I. V. S. Ä.

Geleitet von E. Simmel und Ewald Fabian

VII. Jahrgang	Berlin, Oktober 1931	Nummer 10

An die Berliner Aerzteschaft!

Aufruf des Vereins Sozialistischer Aerzte zur Aerztekammerwahl
Wählt die freigewerkschaftliche Liste 3!

Der kommende Hungerwinter bedroht die Volksgesundheit in ungeheurem Ausmaße. Wie im Kriege und in der Inflation, so werden auch in der gegenwärtigen schweren Wirtschaftskrise alle Lasten auf die werktätige Bevölkerung abgewälzt. Der Zusammenbruch gewaltiger Konzerne, die Bankenpleite und die Finanzkatastrophe des Staates demonstrieren mit eindringlicher Deutlichkeit die Unfähigkeit des Kapitalismus, den Massen Arbeit und Brot zu geben. Die Autorität des Kapitalismus ist ins Wanken geraten.

Die gegenwärtig drohenden unmittelbaren Gefahren, die Zerrüttung der Volksgesundheit durch Dauerarbeitslosigkeit, Hungerlöhne und Abbau der Sozialpolitik stellen die Aerzteschaft vor wichtige Aufgaben. Unter dem heutigen System steht die Mehrzahl der Aerzte dem Zusammenbruch der Volksgesundheit machtlos gegenüber, und die Aerzte selbst sind in ihrer wirtschaftlichen Existenz unmittelbar bedroht. Die Not der Jungärzte ist das Gegenstück zur Not der Junglehrer; die diktatorische Notverordnungspolitik vernichtet auch unter der Aerzteschaft zahlreiche Existenzen. Zur Herabdrückung der Lebenshaltung der Bevölkerung gesellt sich damit ein in seiner Auswirkung unabsehbarer Abbau der Gesundheitsfürsorge, das Ende der Sozialpolitik und Sozialhygiene.

Die Aerzteschaft hat infolge ihrer besonderen Einsicht in Not und Elend der schaffenden Bevölkerung die Aufgabe, sich im Kampfe gegen diese unheilvolle Entwicklung an die Spitze zu stellen. Sie ist sich darüber im klaren, daß dieser Kampf nicht losgelöst von den Massenorganisationen der werktätigen Bevölkerung zu führen ist, sondern nur in engster Kampfgemeinschaft mit den freien Gewerkschaften. Nur auf dieser Grundlage kann der entscheidene gemeinsame Kampf um gesundheitliche, sozialhygienische und ärztliche berufspolitische Tagesforderungen, der Kampf gegen Verelendung der Massen und Niedergang des Aerzteberufes erfolgreich geführt werden. Deshalb setzen sich die sozialistischen Aerzte für die freigewerkschaftliche Liste ein.

Die sozialistischen Aerzte haben in der Zeit des Zusammenbruches der Gesundheitsfürsorge die besondere Aufgabe, in den Reihen der Kollegen und unter den proletarischen Massen die Sozialisierung des Heilwesens zu propagieren: nur ein sozialistisches Gesundheitswesen mit einer planmäßigen Erfassung und Verteilung der Kräfte verbürgt eine wirksame ärztliche Versorgung der Bevölkerung und gewährleistet zugleich die wirtschaftliche Existenz und unabhängige wissenschaftliche Forschungsarbeit der Aerzte.

Unsere Forderungen in der Aerztekammer:

1. Erhaltung und Ausbau der gesundheitlichen Einrichtungen in Staat, Gemeinde und bei den Versicherungsträgern, sowie Einstellung der dazu erforderlichen hauptamtlichen Aerzte mit ausreichender Besoldung. Planvolle Ausgestaltung der sozialhygienischen Fürsorge durch Beratungs- und Behandlungsstätten.

2. Wesentliche Erhöhung der in den Etats vorgesehenen Mittel für Prophylaxe und Therapie, sowie für ärztliches Fortbildungs- und Unterstützungswesen; dagegen Abbau aller unproduktiven Posten, wie z. B. Militäretat, Streichung der staatlichen Subventionen an Banken, Großindustrie und Agrariertum, Sondersteuern auf die überhöhten Spitzengehälter und Rieseneinkommen.

3. Aufhebung der Notverordnungen in der Kranken-, Invaliden- und Beschädigtenversorgung.

4. Schaffung von gesundheitsfördernden Lebensbedingungen für die Bevölkerung (Wohnungs-, Ernährungs- und Arbeitsverhältnisse) unter ärztlicher Mitarbeit in Wohlfahrts-, Wohnungs- und Gesundheitsämtern. Verschärfung der Gewerbeaufsicht unter Mitwirkung der Arbeiterschaft.

5. Abänderung der §§ 218, bzw. 253 Str.G.B. in dem Sinne, daß eine vom Arzte nach wissenschaftlicher und sozialer Indikation vorgenommene Schwangerschaftsunterbrechung nicht Gegenstand einer Strafverfolgung sein darf. Verbesserung des gesetzlichen Mutter- und Kinderschutzes; Freigabe und Verbreitung der Präventivmittel im Rahmen einer bewußten Geburtenregelung.

6. Hygienisch - ärztliche Volksaufklärung, auch zur Bekämpfung unwissenschaftlicher Quacksalberei und Reklame.

7. Enge Zusammenarbeit mit den öffentlichen und freiwilligen Gesundheitsorganisationen (Krankenkassen, Gemeinden usw.) bei allen die gesundheitliche Fürsorge betreffenden Fragen.

8. Vereinheitlichung und Vereinfachung des Krankenkassenwesens im Interesse der Krankenkassenmitglieder und der Aerzte. Förderung der ärztlichen Gemeinschaftsarbeit in staatlichen, kommunalen und Kassenpolikliniken und Ambulatorien. Propaganda des Anschlusses der Aerzte an die freigewerkschaftlichen Organisationen. Sparsamste und durch die Mitgliedschaft kontrollierte Geschäftsführung der Aerztebünde, Abbau der Spitzengehälter und der Monopolisierung zahlreicher Funktionen in den gleichen Händern, Staffelung der Mitgliederbeiträge, Rückgabe der hohen Zwangsumlagen.

9. Abschaffung der Ehrengerichte, die als Ueberbleibsel der feudalistischen Epoche den Auffassungen der fortschrittlichen Aerzte schon längst nicht mehr entsprechen.

10. Im gegenwärtigen Wirtschaftssystem Aufrechterhaltung der freien Arztwahl unter Kontrolle der genannten Gesundheitsorganisationen

im Interesse der Versicherten und der Aerzte. Krankenkassenzulassung aller in Not befindlichen Kollegen (Jungärzte). Wirtschaftliche Sicherstellung der Aerzte bei Arbeitsunfähigkeit durch Krankheit und Alter und der unversorgten Witwen und Waisen. Einschränkung des Kassenlöwentums durch Begrenzung des Kasseneinkommens. Sachgemäße Aufklärung der Oeffentlichkeit über die wirtschaftliche Notlage im Arztberufe.

Die Liste der freigewerkschaftlichen Aerzte ist die überparteiliche Liste, die auf dem Boden der sozialistischen Grundsätze die bewährtesten Vorkämpfer der Aerzteschaft vereint. Kollegen und Kolleginnen, die heute auf der freigewerkschaftlichen Liste stehen, haben bereits in der verflossenen Aerztekammer mit Geschick und Energie im Interesse unseres Berufes und der Allgemeinheit gewirkt.

Wer keine Zersplitterung der sozialistischen Aerzte will, wer die Abhängigkeit der Aerztevertretung von den Beschlüssen der Parteiinstanzen ablehnt, der wählt

die Liste des einheitlichen überparteilichen Kampfes für den Sozialismus!

Wählt die Liste „Freigewerkschaftliche Aerzte"! Wahlvorschlag 3!

Kandidatenliste

1. Ernst Haase,
2. Leo Klauber,
3. Bruno Cohn,
4. Minna Flake,
5. Annemarie Bieber,
6. Max Hodann,
7. Karl Löwenthal,
8. Lutz Wendriner,
9. Günther Wolf,
10. Arthur Kronfeld,
11. Alfred Döblin,
12. Ernst Simmel,
13. Fritz Friedländer,
14. Herta Moses,
15. Max Leffkowitz,
16. Franz Heimann,
17. Kurt Burg,
18. Richard Fabian,
19. Franz Rosenthal,
20. Fritz Posner,
21. Gertrud Bardenhewer,
22. Herbert Neumann,
23. Lilli Ehrenfried,
24. Hans Alterthum,
25. Margarete Adam,
26. Ottokar Beschloß,
27. Konrad Hirsch,
28. Heinrich Löwenfeld.

Seite 25–27:
Der sozialistische Arzt, 7. Jahrgang, Nr. 10, Oktober 1931

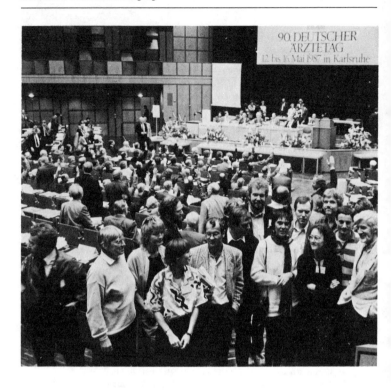

Zum folgenden Kapitel:
Opositionelle Ärztinnen und Ärzte, Delegierte auf dem 90. Deutschen Ärztetag
(1987) kehren dem Präsidium den Rücken.

3

Hans-Ulrich Deppe

Ärzte in der Gesundheitsbewegung

Was will die Ärzteopposition?

Der Begriff der Ärzteopposition wirkt zweifellos provokativ und reizt zum Nachdenken. Dies rührt nicht nur daher, weil Opposition generell Mehrheitsvorstellungen differenziert, Alternativen artikuliert und neue inhaltliche Perspektiven aufzeigt, sondern auch, weil aus der Opposition – sei sie parlamentarisch oder außerparlamentarisch – die tonangebende zukünftige Mehrheit werden kann. Zudem fragt es sich bei politischen Oppositionen immer, wie weit eigentlich deren alternative Vorstellungen gehen. Sollen nur quantitative und oberflächliche Veränderungen im Sinne kurzfristig lindernder »Trostpflästerchen« erstritten werden, oder steht gar die Struktur und der vorgegebene Rahmen zur Debatte, weil diese als Grundlage des Übels erkannt werden?

Der Begriff der Ärzteopposition hat schließlich auch heute noch einen besonderen Klang. Handelt es sich doch bei den Ärzten um eine Berufsgruppe, deren öffentliches Ansehen gern als politisch neutral und friedliebend dargestellt wird. Das Etikett vom »unpolitischen Arzt« wird traditionell werbewirksam gepflegt, obwohl die ärztlichen Standesfunktionäre ganz offen und militant politische Interessen verfolgen. Zu denken ist dabei besonders an die traditionelle Interessenkoalition führender Standespolititker mit den konservativen Parteien und dem Kapital. Dies wird deutlich, wenn es um die Ausweitung der »Selbstbeteiligung« in der gesetzlichen Krankenversicherung geht oder die Militarisierung des Gesundheitswesens zur Debatte steht. Die Verfilzung ärztlicher Standesfunktionäre mit dem medizinisch-industriellen Komplex und den Versicherungen ist weithin bekannt. Schließlich ist in diesem Zusammenhang auch noch einmal an die Indienstnahme des Präsidenten der Bundesärztekammer mit seiner verharmlosenden und irreführenden Erklärung zur Tschernobyl-Katastrophe kurz vor der Landtagswahl in Niedersachsen (1986) zu erinnern, die von der Vereinigung Deutscher Elektrizitätswerke als Anzeige in allen großen überregionalen Tageszeitungen veröffentlicht wurde.

Längst vergessen scheinen offensichtlich auch Zeiten, in denen Ärzte mit dem Bürgertum 1848/49 den Aufstand probten, in der Weimarer Republik, als Ärzte an der Seite der Arbeiterklasse standen, andererseits aber auch im deutschen Faschismus, als die Medizin und mit ihr ein relevanter Teil der Ärzte zur Durchsetzung sozialdarwinistischer Vorstellungen benutzt wurde. Insgesamt wird aus dem offiziellen Gesellschaftsbild des Arztes ausgeblendet, daß Krankheit ohne Politik nicht heilbar ist.

Nun – die Ärzteopposition, wie sie sich seit einigen Jahren innerhalb und außerhalb der Ärztekammern in der Bundesrepublik mit wachsendem Zulauf entwickelt, wendet sich vor allem *gegen* eine ärztliche Standespolitik, die gruppenegoistische Privilegien absichert und dabei unbequeme Stimmen machtpolitisch ausgrenzt. Und die Ärzteopposition setzt sich *für* eine soziale Gesundheitspolitik ein, die eine patientenzentrierte Medizin und soziale Krankenversorgung unter demokratischen Arbeitsbedingungen anstrebt.

Die Ärzteopposition begreift sich als Teil der Gesundheitsbewegung. Sie hat diese beeinflußt und ist selbst nicht unerheblich davon geprägt. Gleichwohl ist die Gesundheitsbewegung inhaltlich und personell breiter als das, was Ärzteopposition meint. Es kommt in der Gesundheitsbewegung immer wieder zur Kritik an der professionellen Hegemonie der Ärzte im arbeitsteiligen Prozeß der Krankenbehandlung. Diese Kritik ist vom Inhalt der Arbeit her und politisch verständlich. Seit Jahren werden deshalb daraus – allerdings mit unterschiedlichem Erfolg – praktische Konsequenzen gezogen, wie etwa in Gesundheitszentren, der Selbsthilfebewegung, bei der Gewerkschaft ÖTV mit der Auflösung ihres Bundes gewerkschaftlicher Ärzte oder der SPD mit der Umwandlung der Arbeitsgemeinschaft sozialdemokratischer Ärzte in die Arbeitsgemeinschaft Sozialdemokraten im Gesundheitswesen. Dennoch kann man nicht an dem Tatbestand vorbeisehen, daß die Ärztinnen und Ärzte in der Krankenversorgung und der Öffentlichkeit eine hervorgehobene Stellung einnehmen, die sich auch durch insuläre oder exemplarische organisatorische Veränderungen bisher nicht aufheben läßt. Die Ärzte haben nach wie vor eine privilegierte Position, die ihnen eine relative Eigenständigkeit gesundheitspolitischen Handelns gewährt und in der Öffentlichkeit besonderes

Gehör schenkt. Dieser Sachverhalt sollte nicht dazu führen, Veränderungspotentiale gerade im ärztlichen Sektor unflexibel brach liegen zu lassen. Sie sollten vielmehr dazu genutzt werden, die versteinerten und morbiden Strukturen von innen heraus aufzuweichen, um den zweifellos langfristigen und schwerfälligen Demokratisierungsprozeß im Gesundheitswesen voranzutreiben.

Ferner ist darauf hinzuweisen, daß die Gesundheitsbewegung mit ihren Aktivitäten über die offizielle Gesundheitspolitik hinaus, mit der sie sich kritisch auseinandersetzt, zu der allgemeinen Gesellschaftsstruktur und ihrer Entwicklung wichtige Bezüge hat. Sie läßt sich nicht wie eine Schublade aus einem Schrank herausziehen, und man kann in der »Schublade« auch nicht unbesorgt herumkramen, ohne permanent mit dem Gerüst unserer Gesellschaft konfrontiert zu werden. Dies wird offensichtlich, wenn es um Fragen der Finanzierung, um Prioritäten der Versorgung oder um ethische Werte geht. Und aufgrund der vielfältigen Einbindung der Krankenversorgung in die allgemeinen ökonomischen, politischen und ideologischen Zusammenhänge unserer Gesellschaft lassen sich Neuerungen im Sinne eines demokratischen und alternativen Gesundheitswesens auch nur in einem gesamtgesellschaftlichen Demokratisierungsprozeß herausbilden. Diese Perspektive darf nicht verlorengehen, wenn die Situation der Ärzteopposition als Teil der Gesundheitsbewegung eingeschätzt und die Durchsetzung ihrer Vorstellungen diskutiert wird.

Kritische Medizin

Nach der Anpassung der Sozialpolitik an das Konzept der »sozialen Marktwirtschaft« in den fünfziger Jahren und den wirtschaftlich günstigen Voraussetzungen für die Gesundheitspolitik in der ersten Hälfte der sechziger Jahre kam es gegen Ende des Jahrzehnts im Gefolge der Krise in der Bildungspolitik auch zu Diskussionen um die »Krise der Medizin«. Bis zu diesem Zeitpunkt konnte sich die deutsche Ärzteschaft unter Führung der Kassenärzte in der Öffentlichkeit noch mit einer konservativen Stimme präsentieren. Das schließt freilich nicht aus, daß es innerhalb der Ärzteschaft selbst zu deutlichen Konflikten und Rivalitäten um die Teilhabe an gesellschaftlichen Privilegien kam. Erinnert sei in diesem Zusammenhang nur an das von Krankenhausärzten bis zum Bundesverfassungsgericht vorangetriebene Verfahren zur kassenärztlichen Zulassung (Kassenarzt-Urteil 1960).

Seit Ende der sechziger Jahre entwickelte sich jedoch eine Bewegung, die über solche Familienstreitigkeiten hinaus und in Kooperation mit anderen Gesundheitsberufen grundsätzliche Kritik an der Medizin und Krankenversorgung anmeldete. Sie artikulierte sich zunächst im Kontext der Studentenbewegung an den Universitäten als »kritische Medizin« und stieß zunehmend auf Gehör bei den Gewerkschaften, dem linken Flügel der SPD und liberalen Massenmedien. Die Kritik ging aus von radikaldemokratischen, sozialistischen und antiautoritären Vorstellungen[35]. Für die Gesundheitsbewegung war der Kongreß »Medizin und gesellschaftlicher Fortschritt«, der im Januar 1973 in Marburg stattfand (Marburger Kongreß), ein markantes gesundheitspolitisches Datum. Hier trafen sich nämlich erstmals Angehörige aller Berufsgruppen des Gesundheitswesens, Kommunalpolitiker, Gewerkschaftsvertreter und Studenten und legten der Öffentlichkeit einen umfangreichen Forderungskatalog zur Reform des Gesundheitswesens vor.

In dieser Reformphase ging es auf dem Hintergrund einer prosperierenden Wirtschaftsentwicklung vor allem um den Abbau sozialer Ungleichheit und gefestigter Privilegien, um technologische und organisatorische Neuerungen, die Integration des zersplitterten Gesundheitswesens und um eine psychosoziale Gesundheitsversorgung. Daraus resultierende zusätzliche Kostenerfordernisse waren bekannt und wurden keineswegs kritisiert. Jäh gebremst wurde die Ausbreitung dieser Reformvorstellung ab 1974, als erste Kassandrarufe mit dem Einsetzen der tiefgreifenden Wirtschaftskrise vor einer Aufzehrung des Sozialprodukts durch die steigenden Sozialkosten warnten (H. Geißler). Die wachsende Massenarbeitslosigkeit wirkte sich in der Sozialversicherung mit deutlichen Einnahmeverlusten aus, ohne daß der Ausgabenzuwachs gestoppt werden konnte. Reformen wurden angehalten, abgebrochen und zurückgenommen. Hinzu kamen politische Disziplinierungen. Anfängliche Versuche, Reformprojekte duch kostenneutrale Strukturveränderungen noch zu retten, wichen zunehmend einer Ökonomisierung der Krankenversorgung. Die sozialliberale Gesundheitspolitik reduzierte sich zunehmend auf Sparpolitik und eine Politik der Kostenumverteilung im Sozialsektor. Ab Mitte der siebziger Jahre prägten Kostendämpfungsgesetze das Geschehen. Sie enthielten eine Fülle von Einzelmaßnahmen, die sich wie folgt zusammenfassen lassen: Aushandeln von Gesamtvergütungen, Wirtschaftlichkeitsprüfungen, Veränderungen der Leistungskataloge und »Selbstbeteiligung« der Versicherten. Es bestimmten die Prinzipien des »Rasenmähers« und des »Verschiebebahnhofs« den Umgang mit den Finanzproblemen der gesetzlichen Krankenversicherung.

Differenzierungen

In dieser Phase kam es auch zu einer Differenzierung der Gesundheitsbewegung. Der eher gewerkschaftlich und nicht antiparlamentarisch orientierte Teil, der sich im Bund gewerkschaftlicher Ärzte engagiert hatte, forcierte die politisch-ökonomische Analyse des Gesundheitssystems und begann sich zugleich an regionalen Ärztekammerwahlen erfolgreich zu beteiligen. Ein weiterer kleinerer Teil, insbesondere im studentischen Bereich, hatte sich in ultralinken Gruppen gesammelt und setzte vor allem auf Schulung von »Gesundheitsarbeitern«. Andere reagierten mit Verdrossenheit gegenüber dem Staat, stiegen aus oder individualisierten ein Stück weiter. Und wiederum andere arbeiteten in kleinen überschaubaren Gruppen und Projekten und suchten nach kurzfristig realisierbaren Alternativen.

Alternativ-ökologische Strömung

Diese Richtung knüpfte an basisdemokratischen Vorstellungen der Studentenbewegung an, wie Wohngemeinschaften, selbstorganisierte kollektive Kindererziehung, Schülerläden, autonome Frauengruppen oder verschiedenste Bürgerinitiativen, um die Schranken des bürgerlichen Alltags und die staatliche Bevormundung zu durchbrechen. Die Initiativen im Gesundheitswesen richteten sich vor allem gegen Institutionen, die als repressiv empfunden wurden. Das Krankenhaus als der Ort des technologischen Fortschritts in der Krankenversorgung rückte in den Hintergrund und wurde durch das Bild von der »totalen Institution« ersetzt. Es entstanden Patientenschutzverbände, Beschwerdestellen, Aktionskomitees »Kind im Krankenhaus« oder Aktivitäten zur Verbesserung der Situation psychiatrisch Kranker und Behinderter. Als repressiv wurden auch die professionelle Hegemonie von Ärzten – ja von Experten überhaupt – und die strukturelle Vernachlässigung der Kranken als betroffene Subjekte dargestellt und kritisiert. Die *organisatorische* Konsequenz daraus war die Bildung von Selbsthilfegruppen, in denen sich die Betroffenen, also medizinische Laien, um die Bewältigung ihrer Krankheitsprobleme bemühten. Die Selbsthilfegruppen konnten inzwischen ein weitverzweigtes Netz aufbauen. Im Konzept der Selbsthilfegruppen haben sich dabei vor allem zwei Schwerpunkte herausgebildet: zum einen die Selbsthilfegruppe als ein therapeutisches Instrument zur Bearbeitung psychosozialer Konflikte und zum anderen als eine organisatorische Strategie im Sinne einer politischen Basisbewegung.

Es waren allerdings nicht nur organisatorische sondern auch *inhaltliche* Neuorientierungen, die in dieser Zeit die Gesundheitsbewegung prägten. Es stellte sich nämlich heraus, daß die teure Schulmedizin den chronisch-degenerativen Massenkrankheiten recht hilflos gegenüberstand. Umwelt-, Arbeits- und Lebensbedingungen als krankheitsverursachende Faktoren rückten stärker in den Vordergrund. Die Kritik an Chemotherapie und Organmedizin ging in einen Prozeß der Suche nach alternativen Heilmethoden über, die »ganzheitlich« und »naturgemäß« mit Krankheit umgehen. Dies geschah auf dem Hintergrund der sich wandelnden Ökologiebewegung, die von der abstrakten Erhaltung der Natur immer mehr zur Erhaltung der Natur *für* die Qualität menschlichen Lebens und der Gesundheit tendierte. Es kam zu einer starken öffentlichen Aufwertung volks- und naturheilkundlicher Methoden, der fernöstlichen Akupunktur sowie der Homöopathie, die von der Schulmedizin eher geringgeschätzt wurden, und es kam auch zu mehr oder minder fragwürdigen intuitiven, suggestiven und teilweise sogar mystisch-religiös gefärbten Heil- und Behandlungsmethoden, die auf einem wuchernden Markt der Möglichkeiten feilgeboten wurden. Die Hinwendung zu einer solchen »Außenseitermedizin« war keineswegs neu, sie gehört traditionell zum Alltag der praktischen Medizin. Ihre zunehmende Ausbreitung jedoch – bis hin zu einer medizinischen Gegenkultur – demonstrierte, daß die Bedürfnisse der Betroffenen von der Schulmedizin nur noch unzureichend befriedigt werden konnten.

Sichtbarer Ausdruck dieser Gegenkultur waren bundesweite Gesundheitstage Anfang der achtziger Jahre, die zunächst von Gesundheitsläden organisiert wurden und an denen sich jeweils Tausende aus medizinischen Berufen und Gesundheitsinitiativen beteiligten. Im Gegensatz zu den Ärztetagen und -kongressen nahmen an den Gesundheitstagen auch Personen teil, die nicht im Gesundheitswesen arbeiten, aber an der Gesundheit ein besonderes Interesse haben. Der erste Gesundheitstag 1980 in Berlin verstand sich als Gegenveranstaltung zum gleichzeitig in der Nachbarschaft tagenden 83. Deutschen Ärztetag. Er stand im Zeichen der »Krise der Medizin« und der Suche nach einer »alternativen Medizin«. Die Auftaktveranstaltung »Medizin und Nationalsozialismus. Tabuisierte Vergangenheit – ungebrochene Tradition?« war ein scharfer Angriff auf den verschleiernden Umgang führender ärztlicher Standesfunktionäre mit der Vergangenheit. 1981 in Hamburg standen die »Selbsthilfe und Selbsthilfeorganisation« Betroffener sowie die Kritik an der Militarisierung des Gesundheitswesens im Mittelpunkt. Diese Themen wurden 1984 in Bremen fortgeführt und ergänzt durch die Beschäftigung mit dem Konzept der »Gesundheitsförderung«, das von der Weltgesundheitsorganisation als gesundheitspolitische Alternative propagiert wird. Ende Mai 1987 kam es zum vierten Gesundheitstag in Kassel. Umrahmt waren diese Schwerpunkte jeweils von einer »bunten Wiese« alternativer Veranstaltungen zu Bioenergetik, Yin-Yang-Massage, gesunder Ernährung, Naturheilkunde, ganzheitlichen Konzepten u. v. m., die bei vielen Teilnehmern auf großes Interesse stießen.

Demokratische Strömung

Parallel zu dieser »alternativen« Strömung expandierte in der zweiten Hälfte der siebziger Jahre auch jener Teil der Gesundheitsbewegung, der sich auf das glatte Parkett der ärztlichen Standespolitik gewagt hatte und hier in der direkten Konfrontation mit den verkrusteten Selbstverwaltungsstrukturen zum Sturm gegen die konservative Ärztekammerpolitik aufrief. Mit »Listen Demokratischer Ärzte« beteiligten sich Gruppen, deren politische Herkunft vor allem im gewerkschaftlichen Bereich (BgÄ) zu suchen war, an den Wahlen zu den Delegiertenversammlungen der Landesärztekammern. Und bereits bei den ersten Kandidaturen konnten sie ein unerwartet hohes oppositionelles Wählerpotential ansprechen und gewinnen. Ihre inhaltlichen Aussagen und Forderungen waren stark von den Auswirkungen der anhaltenden Wirtschaftskrise auf dem Gesundheits- und Sozialsektor geprägt. Im Mittelpunkt stand die Kritik am Sozialabbau.

Die sozialliberale Bundesregierung hatte nämlich angesichts der steigenden Kassenbeiträge Kostendämpfungsgesetze verabschiedet, die zu Rationalisierung und Privatisierungen führten, die direkte Kostenbeteiligung der Versicherten im Fall von Krankheit ausweiteten und schließlich zu erheblichen finanziellen Verschiebungen zwischen Kranken-, Renten- und Arbeitslosenversicherung führten. Da die kostentreibenden Ursachen insbesondere seitens der Leistungsanbieter dadurch nicht berührt wurden, war der angestrebte Erfolg auch nur gering. Vielmehr wurden die Staatseingriffe dazu benutzt, die öffentlichen Budgets und die Haushalte der Unternehmen zu entlasten. Der Staat zog sich zunehmend aus der Finanzierung und der Garantiehaftung sozialer Leistungen zurück und versuchte gleichzeitig über global steuernde Maßnahmen – wie die einnahmenorientierte Ausgabenpolitik, die Konzertierte Aktion im Gesundheitswesen und die Berücksichtigung wirtschaftlicher Eckdaten bei den Kassenausgaben – seinen Einfluß aufrechtzuerhalten. Die Kritik aus den »Listen Demokratischer Ärzte« richtete sich insbesondere gegen die wiederaufflammende Diskussion um die »Selbstbeteiligung« der Patienten, die vor allem von den Arbeitgebern und der FDP mit Unterstützung der ärztlichen Standesorganisationen gefordert wurde. Die Demokratischen Ärzte warnten vor einer wiedereinsetzenden Benachteiligung der Patienten unterer Einkommensgruppen. Statt dessen setzten sie auf Strukturveränderungen im Sinne des Ausbaus einer primären Prävention. Epidemiologische Untersuchungen bestätigten nämlich immer deutlicher, daß die gesundheitspolitisch relevanten Massenkrankheiten in einem engen Zusammenhang mit den Arbeits- und Umweltbedingungen zu sehen sind. Sie betonten das kostentreibende Element, vor allem den unkontrollierten Einfluß des medizinisch-industriellen Komplexes sowie das System der Einzelleistungshonorierung der Kassenärzte. Und schließlich kritisierten sie seit Beginn der achtziger Jahre die drastische Kürzung des Sozialetats zugunsten des Verteidigungshaushalts, die im Zuge des Aufrüstungsschubs mit nuklearen Trägerraketen unter dem Druck der Reagan-Administration offensiv gefordert wurde.

In den Ärztekammern selbst, in denen unter dem Deckmantel der »Kollegialität« unterschiedliche Positionen sich nur schwer eigenständig artikulieren konnten, bewirkte das Auftreten der demokratischen Ärzte eine deutliche Belebung des Diskussionsprozesses. Gleichwohl wurde jedoch von den Alteingesessenen in den meisten Kammern gegenüber den Neuen und Jungen eine Ausgrenzungsstrategie betrieben. Letztere wurden mit wenigen Ausnahmen systematisch aus der Arbeit in den Gremien ferngehalten. Dies führte dazu, daß formale demokratische Verfahrensweisen genauer beachtet werden mußten und nicht mehr allein dem Gutdünken von Vorsitzenden, Geschäftsführern oder Präsidien überlassen wurden. Dadurch konnte in den vergangenen zehn Jahren das muffigpatriarchale Klima des Standesklüngels in den Kammern ein Stück weit gelüftet werden. Hinzu kam, daß die Demokratischen Ärzte das abgeschlossene Innenleben der ärztlichen Selbstverwaltung nach außen durch öffentliche Stellungnahmen transparenter machten, und zwar nicht nur deshalb, weil es sich bei Fragen der Krankenversorgung um eine allgemeine, öffentlich interessierende Angelegenheit handelt, sondern auch um selbst in den Kammern besser bestehen zu können. Seit dem Einzug der Demokratischen Ärzte in die Ärztekammern hat sich aber auch Grundsätzliches geändert: Die Kammern als regionale Parlamente der Ärzte können nicht mehr, wie das traditionell üblich war, mit *einer* konservativen Stimme sprechen; sie lassen sich nicht mehr widerstandslos und ungebrochen für die Durchsetzung ärztlicher Privilegien und die Profitinteressen von Unternehmen gegen die Sozialversicherten und Gewerkschaften in Dienst nehmen. Das eröffnete in der bundesrepublikanischen Ärztepolitik erstmals neue Perspektiven.

Dieser Prozeß ging Mitte der siebziger Jahre von Ärztegruppen in Westberlin und Hessen aus. In Berlin war von Anfang an aufgrund der spezifischen Struktur des dort ansässigen Marburger Bundes eine Koalition zwischen diesem und dem Bund gewerkschaftlicher Ärzte in der Gewerkschaft ÖTV möglich. In Hessen konnte indessen – wie auch später in den anderen Bundesländern – ein solches Zusammengehen nicht erreicht werden, da der Marburger Bund hier von konservativen Chefärzten geführt wurde und wird. Die Kammerpolitik hatte in der starken Berliner Alternativszene zunächst eher nachgeordnete Bedeutung und wurde von den »Ärzten in der ÖTV« und dem in Opposition zu seinem Bundesverband stehenden örtlichen Marburger Bund betrieben. Die Ausbreitung der oppositionellen Ärztegruppen in den Ärztekammern des Bundesgebiets selbst wurde programmatisch von der hessischen Initiative geprägt, wenngleich sich auch hier regional unterschiedliche Akzente herausbildeten. Die Listen erreichten bei ihrer Erstkandidatur Stimmenanteile zwischen fünf und achtzehn Prozent, die bei den Wahlen 1986 bis auf über zwanzig Prozent anstiegen (siehe die Tabelle auf der folgenden Seite). Eine Ausnahme bildete die Westberliner »Fraktion Gesundheit«, deren

Wahlergebnisse der oppositionellen Ärztegruppen in den Ärztekammern

Jahr der Wahl	Namen der Wahlliste	Land/Bezirk	Stimmen absolut	Anteile in v.H. der abgegebenen Stimmen	Delegiertensitze
1974	Liste Marburger Bund und Liste Gewerkschaft ÖTV Liste Praxisärzte	Berlin-West	1516	28,5	21
1976	Liste Demokratischer Ärzte	Hessen	911	10,6	8
1977	Ärzte für ein soziales Gesundheitswesen	Westf.-Lippe/Arnsberg	285	8,0	3
	Liste Soziales Gesundheitswesen	Nordrhein/Köln	476	8,2	5
1978	Gemeinsame Liste Krankenhaus und Praxis	Berlin-West	1886	32,6	28
	Liste Demokratischer Ärzte	Hamburg	Aufgrund der reinen Persönlichkeitswahl in Hambg. erreichte die Liste keinen Sitz, sie stellte lediglich 2 Stellvertreter.		
1980	Liste Demokratischer Ärzte	Hessen	1173	12,6	10
1981	Liste Soziales Gesundheitswesen	Nordrhein/Köln	775	11,4	9
	Liste Demokratischer Ärzte	Westf.-Lippe/Arnsberg	—	7,5	3
	Unabhängige Liste Demokratischer Ärzte	Pfalz	195	12,9	7
	Unabhängige Liste Demokratischer Ärzte	Rheinland-Pfalz	181	3,7	3

Jahr der Wahl	Namen der Wahlliste	Land/Bezirk	Stimmen absolut	Anteile in v.H. der abgegebenen Stimmen	Delegiertensitze
1982	Liste Demokratischer Ärzte	Saarland	187	10,3	3
	Gemeinsame Liste Krankenhaus und Praxis	Berlin-West	2185	38,2	37
	Liste Demokratischer Ärzte	Würzburg	1263	18,4	1
	Hamburger Ärzteopposition	Hamburg	—	—	2
	Unabhängige Liste Demokratischer Ärzte	Nordbaden	—	—	3
	Liste Demokratischer Ärzte gegen den Atomtod	Nordwürttemberg	—	ca. 16	5
		Südwürttemberg	—	—	7
1984	Liste Demokratischer Ärzte	Hessen	1816	16,7	13
1985	Liste Soziales Gesundheitswesen	Nordrhein/Köln	1148	16,3	14
	Liste Soziales Gesundheitswesen	Nordrhein/Düsseldf.	999	11,9	12
	Liste Demokratischer Ärzte	Westf.-Lippe/Arnsberg	534	11,3	7
	Liste Demokratischer Ärzte	Westf.-Lippe/Detmold	406	13,6	5
	Liste Demokratischer Ärzte	Westf.-Lippe/Münster	357	10,1	4
	Gruppe Braunschweig der IPPNW	Braunschweig	Trotz eines hohen Stimmenanteils ist die Liste aufgrund des Persönlichkeitswahlrechts nicht vertreten		

Jahr der Wahl	Namen der Wahlliste	Land/Bezirk	Stimmen absolut	Anteile in v. H. der abgegebenen Stimmen	Delegiertensitze
1986	Liste Demokratischer Ärzte	Saarland	180	8,5	2
	Fraktion Gesundheit	Berlin-West	3578	48,4	45
	Liste Demokratischer Ärzte	Nordwürttemberg	30574*	22,0	14
	Unabhängige Liste Demokratischer Ärzte	Nordbaden	—	—	15
	Liste unabhängiger demokratischer Ärztinnen und Ärzte	Südbaden	—	—	20
	Demokratie im Gesundheitswesen/Ärzte gegen atomare Bedrohung	Südwürttemberg	—	—	12
	Liste Demokratischer Ärztinnen und Ärzte	München (ÄKBV)	93211*	26,6	18
	Liste Demokratischer Ärztinnen und Ärzte (München) und Demokratische Liste (Nürnberg)	Bayern (LÄK)	—	27,7	15
	Hamburger Ärzteopposition	Hamburg	—	ca. 22	12
	Fraktion Gesundheit in der Zahnärztekammer Berlin	Berlin-West	—	15,5	7

* Die hohen Stimmenanteile hängen mit dem spezifischen Wahlsystem zusammen.

beide Vorläufer 1974 gemeinsam bereits 27 Prozent und 1986 als Fraktion Gesundheit sogar über 48 Prozent erzielten. Sie erreichte damit die Hälfte aller Delegiertensitze. Am 29. Januar 1987 wurde von der Delegiertenversammlung der Ärztekammer Berlin mit Ellis Huber zum ersten Mal ein oppositioneller Arzt zum Präsidenten einer Ärztekammer gewählt. Bei Ellis Huber handelt es sich um einen Arzt, der aus der alternativen Strömung der Gesundheitsbewegung kommt. Er war einer der wesentlichen Initiatoren und Organisatoren des ersten Gesundheitstages 1980 in Berlin und hat sich dann auf Vorschlag der Alternativen Liste (Berlin) als parteiloser Berliner Bezirksstadtrat für Gesundheitswesen intensiver der parlamentarischen Arbeit zugewandt. Der Erfolg der Berliner Ärztekammer, der von erheblichem Stimmenzuwachs auch bei den Wahlen im Bundesgebiet begleitet wurde, fand weit über Berlin hinaus öffentliche Resonanz und erzeugte eine Aufbruchsstimmung in der oppositionellen Ärztepolitik, von der neue Impulse und Signale für die Verwirklichung einer patientenorientierten sozialen Medizin erwartet werden.

Bereits 1982 haben sich die oppositionellen Ärztelisten in Dortmund zu einer lockeren »Arbeitsgemeinschaft der Listen Demokratischer Ärzte in den Ärztekammern« zusammengeschlossen, die zusätzlich zu den Zeitschriften *Demokratisches Gesundheitswesen* und *Dr. med. Mabuse* eine überregionale Information ermöglichte und zu einer wirkungsvolleren Koordination der lokalen Aktivitäten führte. Daraus hervorgegangen ist 1985 der Verein Demokratischer Ärztinnen und Ärzte, der sich ein Jahr später auf seinem »Gründungskongreß« in Frankfurt der Öffentlichkeit vorstellte.

Ärzte gegen Atomkrieg

Aus der »demokratischen« und »alternativ-ökologischen« Medizin heraus entfaltete sich zu Beginn der achtziger Jahre unter Hinzugewinnung neuer, auch wertkonservativer Personenkreise eine breite Mobilisierung von Ärzten und anderen Gesundheitsberufen, die öffentlich vor der Gefahr eines Atomkrieges und seinen verheerenden Auswirkungen sowie einer schleichenden Militarisierung des Gesundheitswesens warnten. Diese Bewegung entstand auf dem Hintergrund der Debatte über das massive Wettrüsten in Ost und West, den Nato-Doppelbeschluß und die Stationierung von neuen Trägerraketen für atomare Sprengköpfe in der Bundesrepublik. Sie wurde nachhaltig beeinflußt von der emporkommenden Friedensbewegung und der Anti-AKW-Bewegung, die sich über die friedliche Nutzung der Atomkraft hinaus immer mehr deren militärischer Bedeutung zuwandte. Die Unruhe im Gesundheitswesen führte an vielen Orten, insbesondere an Universitätskliniken, wo die Gesundheitsbewegung traditionell verankert war, zur Bildung von zahlreichen »Friedensinitiativen im Gesundheitswesen«, in denen Ärzte, Pflegepersonal und Medizinstudenten bis heute zusammenarbeiten.

Die Grundlage ihrer Argumentation ist, daß zukünftige kriegerische Auseinandersetzungen in Europa nicht ohne Atomwaffen stattfinden werden. Im Fall einer solchen Katastrophe wird von der letzten Epidemie gesprochen, da medizinische Hilfe nicht mehr möglich ist. Die Friedensbewegung im Gesundheitswesen sieht sich verpflichtet, die Bevölkerung rückhaltslos über die Folgen von Massenvernichtungsmitteln aufzuklären und vor der Verharmlosung ihrer Auswirkungen zu warnen, da diese nicht selten als Legitimationsbasis für weitere Aufrüstung und die Militarisierung des Gesundheitswesens dient. Die präventive Alternative der Gesundheitsbewegung lautet: Verhinderung eines Atomkrieges durch den Abbau von Atomwaffen, Trägersystemen und traditionellen Feindbildern in Ost und West. Erkannt wird auch, daß durch die Umwidmung des enormen finanziellen Aufwands für Waffensysteme schon heute Krankheit, Hunger und Elend in vielen Teilen der Welt verringert werden könnten. Als bekannteste Gruppe kristallisierten sich die »Ärzte für die Verhütung des Atomkrieges« heraus. Sie wurde 1982 als Sektion Bundesrepublik Deutschland der »International Physicians for the Prevention of Nuclear War« (IPPNW) gegründet. Ihr weltweiter Verband erhielt für sein Engagement 1984 den UNESCO-Preis und 1985 den Friedensnobelpreis.

Gesundheitsbewegung

Insgesamt ist die Gesundheitsbewegung eine Bewegung mit unterschiedlichen Strömungen. In ihren Kerninhalten – wie die Berufung auf die Gesundheitsdefinition der Weltgesundheitsorganisation, die Ablehnung sozialer Ungleichheit in der Krankenversorgung, die entschiedene Zurückweisung der Kommerzialisierung des Gesundheitswesens, die Unterstützung der militärischen Abrüstung, die Beschäftigung mit der Medizin im deutschen Faschismus, die Demokratisierung der Arbeitsbedingungen sowie die Patientenzentrierung der Medizin – kann sie weitgehend auf historische Kontinuität verweisen. Ihre demokratischen, alternativ-ökologischen und friedenspolitischen Strömungen, die sich mit unterschiedlichen, ergänzenden und überschneidenden Problemfeldern beschäftigen, sich gegenseitig beeinflussen und überdies personell miteinander verflochten sind, können zusammen als eine Gesundheitsbewegung verstanden werden, die sich von den gruppenegoistischen Zielen medizinischer Standespolitik absetzt und dazu in Opposition steht.

Reaktionen der ärztlichen Standesorganisationen

Die Reaktionen konservativer ärztlicher Standesfunktionäre auf die oppositionellen Vorstellungen und Strömungen waren in der Regel barsch und unflexibel. Hilflos antwortete der Hartmannbund schon 1972 auf die Studie des Wirtschaftswissenschaftlichen Instituts der Gewerkschaften »Die Gesundheitssicherung in der Bundesrepublik Deutschland« und bezichtigte den hier zugrundeliegenden »Gesundheitsbegriff des totalitären Kollektivismus«. Darüber hinaus hieß es:

»Damit erweist sich bereits in der Ortsbestimmung der Gesundheitspolitik dieser WWI-Studie, daß die in ihr entwickelten Analysen und Vorschläge in diametralem Gegensatz zur Zielvorstellung einer Gesellschaft freier Menschen stehen. Sie stimmen mit den politischen Zielvorstellungen des Marxismus und Leninismus in der klassischen Prägung der Jahrhundertwende überein ... Es handelt sich lediglich um Vorschläge zur Änderung des Systems, und zwar aus der im Zeitalter der Romantik entwickelten Vorstellungswelt des utopischen Sozialismus.« (Der deutsche Arzt, Heft 1, 1972)

Auf der gleichen Linie lag auch die Reaktion des Hartmannbundes und des Deutschen Ärzteblattes auf den »Marburger Kongreß – Medizin und gesellschaftlicher Fortschritt« (1973), auf dem sich die »kritische Medizin« erstmals formierte. Die Berichterstattung darüber wurde unter dem Titel »Revolutionäre Traumtänzer« abgehandelt. (Der deutsche Arzt, Heft 3, 1973; Deutsches Ärzteblatt, Heft 5, 1973)

Und sieben Jahre später 1980 vor dem ersten Gesundheitstag in Berlin hagelte es wiederum wilde Beschimpfungen aus der Ecke des Hartmannbundes. So wurden die Initiatoren des Gesundheitstags als »Revoluzzerbund«, »Kryptogenetische Organisationen«, »unzufriedene revolutionäre Traumtänzer«, »medizinische APO« und »berufsmäßige Gesellschaftsveränderer« bezeichnet. (Der deutsche Arzt, Heft 4, 1980)

Auch in den achtziger Jahren wurde die Konfrontationspolitik der konservativen ärztlichen Standesfunktionäre fortgesetzt, wenngleich sich ihre Situation durch das Anwachsen der Gesundheitsbewegung – wie die explosionsartige Entwicklung der IPPNW mit ihren internationalen Kontakten, die auch in das konservative Lager hineinstrahlte, durch die Ausweitung und Stabilisierung der »Listen Demokratischer Ärzte« in den Landesärztekammern, die Gründung des Vereins Demokratischer Ärztinnen und Ärzte und die Wahl des ersten oppositionellen Kammerpräsidenten – deutlich verschlechtert hatte und sie zu moderateren Äußerungen anhielt. 1984 sah sich sogar der Präsident der Bundesärztekammer veranlaßt, am Gesundheitstag in Bremen teilzunehmen. Und im Juni 1987 überbrachte der Präsident der Landesärztekammer Nordrhein, Bourmer, persönlich ein Grußwort zur Zehnjahresfeier der »Liste soziales Gesundheitswesen«. Im Jargon der Kammer könnte man sagen: Sic tempora mutantur!

Konservative Gesundheitspolitik

Mit Beginn der achtziger Jahre kam es seitens des politisch konservativen Blocks zu massiven Angriffen auf den Sozialstaat. Ihre Kampagne der Sozialstaatskritik konzentrierte sich auf Schlagworte wie »Mißbrauch von Sozialleistungen«, »Anspruchsinflation«, »Hemmung der Leistungsbereitschaft«, »Luxusmedizin«, und die Bundesärztekammer ergänzte den Kanon um das Wort vom »Sozialbarock«. In dieser maßlosen Kampagne wurde der Sozialstaat selbst als Ursache ausgedeutet, der Mißbrauch provoziere und sich seine eigene Krise schaffe. Darüber hinaus wurden die von den sozialen Risiken der kapitalistischen Wirtschaftsordnung am härtesten Betroffenen, also die eigentlichen Opfer, zu Schuldigen abgestempelt. Die gesellschaftlichen Ursachen wurden dethematisiert und moralisch verklärt. Unfreiwillig Arbeitslose, chronisch Kranke und arme Alte schrieben sich zunehmend ihren sozialen Abstieg selbst zu. Es wurde eine öffentliche Stimmung erzeugt, die 1982 nicht nur zum Regierungswechsel beitrug, sondern auch danach zur Durchsetzung einer konservativen Sozial- und Gesundheitspolitik genutzt werden konnte. Jene Kräfte bekamen Auftrieb, die den Grundlagen der Marktwirtschaft – wie

Wettbewerb, Marktsteuerung, Unternehmerfreiheit, Eigenverantwortung und Risikobereitschaft – wieder zu größerer Bedeutung verhelfen wollten. Die Jahre 1983/84 waren folglich durch eine massive soziale Demontage gekennzeichnet, hinzu kam der zögernde Umbau in Richtung einer stärkeren Privatisierung.

Als Schlüssel für das neue konservative sozial- und gesundheitspolitische Konzept kristallisierten sich die sogenannte Selbstbeteiligung und das Prinzip der »Subsidiarität« heraus. Dabei handelt es sich freilich nicht um miteinander rivalisierende Strategien, sondern lediglich um zwei Seiten ein und derselben Medaille. Während die »Selbstbeteiligung« als der marktökonomische Hebel zur Amerikanisierung unseres Gesundheitswesens gilt, bildet die katholische Sozialethik allenfalls die ideologische Begleitmusik für jene, denen die harte Gesetze des Marktes im Gesundheits- und Sozialwesen zu rauh erscheinen.

In diesem Zusammenhang ergaben sich zeitweise auch enge Berührungspunkte mit den Vorstellungen eines Teils der Gesundheitsbewegung von Selbstverwirklichung, Selbsthilfe und Autonomie, was zu einem komplizierten und riskanten Balanceakt zwischen der Selbsthilfe als emanzipatorischer Unterstützung und der subsidiären Selbsthilfe als sozialem Integrationsinstrument geführt hat. In der Praxis zeigte sich nämlich schon bald – und zu denken ist dabei besonders an das Experimentierfeld Westberlin –, daß die Subsidiaritätspolitik mit ihrer Propagierung von Selbsthilfe und Eigenverantwortung als rigoroses Sparinstrument eingesetzt wurde.

Was die Gesundheitsbewegung zu beachten hat

Der Einfluß der Gesundheitsbewegung mit ihren verschiedenen Gruppen und Strömungen, die inzwischen auch mit der Metapher des Regenbogens und seiner unterschiedlichen Farben beschrieben wird, hat seit ihren Anfängen deutlich zugenommen. Innerhalb des Gesundheitswesens, in Versorgungseinrichtungen, gesundheitspolitischen Institutionen und wissenschaftlichen Bereichen hat sie Fuß gefaßt, zur Auflockerung verhärteter Bewußtseinsstrukturen beigetragen und in der öffentlichen Diskussion Resonanz gefunden. Ihre Forderungen, Vorschläge und Warnungen können nicht mehr mit dem Etikett »illusionär« versehen und ohne weiteres beiseite geschoben werden. Sie werden vielmehr inzwischen von Parteien,

Verbänden und Gewerkschaften aufmerksam und ernsthaft beobachtet. Die Herausbildung oppositioneller Inhalte in der Gesundheitspolitik entfaltete sich gegenläufig zu der allgemeinen Renaissance des Konservatismus in der Bundesrepublik und erfuhr im Zusammenhang mit dem Aufkommen der neuen sozialen Bewegungen und ihrer parlamentarischen Verankerung eine wichtige Unterstützung.

Angesichts dieser Situation stellt sich für die Gesundheitsbewegung heute deutlicher als bisher die Frage, inwieweit sie in der Lage ist, ihre transformierenden Inhalte weiter durchsetzen zu können, oder aber inwieweit sie sich als Integrations- und Stabilisierungsinstrument von konservativen Kräften benutzen läßt. Die wohlkalkulierten Versuche des konservativen Lagers, letzteres zu erreichen, zielen darauf ab, bei anhaltendem Sozialabbau unter dem Etikett der Subsidiarität Ränder der Gesellschaft abzuspalten und lückenfüllende Enklaven einzurichten, in denen nonkonformistische und alternative Lebensweisen toleriert, aber zugleich auch isoliert werden. Soziale Isolation allein genügt indessen nicht mehr zur Austrocknung des Protestes, denn solche subkulturellen Fluchtburgen können auch dazu dienen, Widerstandpotentiale zu regenerieren. Gelingt es sogar, diese Basis mit parlamentarischen Aktivitäten zu kombinieren und Koalitionen mit anderen relevanten Gesellschaftskräften einzugehen, so können sich neue gesellschaftsgestaltende Möglichkeiten herauskristallisieren. – Mit dem Eindringen in gesellschaftliche Herrschaftsbastionen entsteht allerdings auch die Gefahr, sich von den konkreten bewegenden Inhalten der Betroffenen abzulösen und sich auf Versuchungen einzulassen, deren identitätsverändernde Auswirkungen keineswegs zu unterschätzen sind. Die Gesundheitsbewegung und die Ärzteopposition ist davon noch ein Stück entfernt, solche Probleme bestehen allenfalls in marginalen Bereichen. In Zukunft könnten sie sich allerdings verstärken. Insofern ist es sicher hilfreich, sich damit rechtzeitig auseinanderzusetzen. Ob es also gelingt, die Gesundheitsbewegung oder Teile von ihr zu unterlaufen und schließlich zu integrieren, hängt nicht zuletzt davon ab, wie diese sich selbst dazu verhält. Überlegungen, wie eine solche ungewollte Einbindung verhindert werden kann, haben folgendes zu berücksichtigen:

1. Um einer schleichenden Integration entgegenwirken zu können, ist es zunächst erforderlich, die Strategien des konservativen Blocks zu

durchschauen und daraus eigene strategische Konsequenzen zu ziehen. Dies setzt die wissenschaftliche Analyse des politisch-ökonomischen und ideologischen Hintergrundes der herrschenden Interessen voraus, wobei die konkreten und praktischen Erfahrungen der Gesundheitsbewegung keineswegs vernachlässigt werden dürfen.

2. Es sind inhaltliche Alternativen – bis hin zu konkreten Modellen – zur bestehenden Gesundheitspolitik phantasievoll zu entwickeln und bestehende auszubauen. Zu denken ist dabei an die Präzisierung von primärer Prävention, Gesundheitsförderung, Benennung von konkreten Abrüstungsvorschlägen, neue Formen der Krankenversorgung, die Partizipation der Patienten, Selbsthilfe und demokratische Berufspolitik.

3. Ziel der Gesundheitsbewegung ist es freilich, diese alternativen Inhalte in die Praxis umzusetzen. Dies wird trotz der erzielten Erfolge nur unter dem massiven Druck der beharrenden gesellschaftlichen Kräfte möglich sein.

4. Deshalb ist das Widerstandspotential der Gesundheitsbewegung zu festigen. Die Beziehungen zwischen den verschiedenen Strömungen der Gesundheitsbewegungen sind zu diskutieren, ihre Gemeinsamkeiten schärfer herauszuarbeiten und übergreifende organisatorische Formen anzustreben, die die produktive Vielfalt lokaler Initiativen nicht lähmen. Die Kommunikation ist zu verbessern und eine Kultur des Widerstandes zu pflegen.

5. Um ihre Vorstellungen verwirklichen zu können, ist die Gesundheitsbewegung ferner angewiesen auf Bündnisse mit den Betroffenen und ihren Organisationen, die innerhalb und außerhalb des Gesundheitswesens agieren. Sie hat nach Bündnispartnern vor allem in anderen sozialen Bewegungen, den Gewerkschaften und Sozialversicherungen, aber auch in den Parteien und Verbänden zu suchen, mit denen sie ihre Vorstellungen gemeinsam vertreten kann. Dies ist freilich keine leichte, aber eine notwendige Aufgabe, wenn die Gesundheitsbewegung sich mit ihren Konzepten gesellschaftlich durchsetzen will. Es sind in den Organisationen Diskussionsprozesse in Gang zu setzen, die solche Bündnisse ermöglichen, in denen die Identität der Bündnispartner erhalten bleibt.

6. Das Ausloten solcher Bündnismöglichkeiten bei gleichzeitig anhaltendem Druck auf das konservative Lager insbesondere durch die Erosion

seines ideologischen Apparates sollte schließlich insgesamt zu einer politischen Kultur beitragen, in der auch ein humanes, demokratisches und soziales Gesundheitswesen als konkrete Utopie Platz hat.

Die Gesundheitsbewegung mit ihren unterschiedlichen Strömungen hat eine Chance, dem konservativen Druck ohne Identitätsverlust standhalten zu können. Ihre Erfolge in den Ärztekammern, ihr Beitrag zur »doppelten Null-Lösung« in den Abrüstungsverhandlungen und die zunehmende Akzeptanz von alternativen Versorgungsmodellen sprechen dafür. Aufgrund der massiven Einbindung von Gesundheit und Krankheit in allgemeine ökonomische, politische und gesellschaftliche Zusammenhänge bietet sich der Gesundheitsbewegung die Möglichkeit, einen gesamtgesellschaftlichen Demokratisierungsprozeß direkt unterstützen zu können. Dabei dürfen allerdings die gut getarnten Fallstricke nicht übersehen und sichtbare Barrieren nicht unterschätzt werden. Gelingt dies, so lassen sich im Verein mit anderen gesellschaftlichen Kräften auch scheinbar versteinerte Strukturen in Bewegung setzen.[36]

4

Fritjof Winkelmann

Ärzte gegen Atomkrieg

Wenige Wochen vor der Machtergreifung, im Dezember 1932, fand eine Plenarsitzung der Berliner Ärztekammer mit einem Referat zum Thema »Schutz vor Giftgas« statt. Die Gefahren wurden grob verharmlost, die Möglichkeit des gleichzeitigen Einsatzes mehrerer Giftgase mit der Folge notwendiger, einander ausschließender Therapiemethoden unterschlagen. Sonst wäre die Unmöglichkeit effektiver Hilfe offenbar geworden.

Mit großer Mehrheit wurde beschlossen: »Es ist daher die Pflicht jedes Arztes, sich mit dem Wesen und Wirkungen hierdurch bedingter Schäden sowie mit den Heilmaßnahmen vertraut zu machen, damit die Bevölkerung die beruhigende Überzeugung hat, daß sie zur rechten Zeit sachgemäße Hilfe bei den Ärzten findet.«

Eine Resolution des Vereins sozialistischer Ärzte unterlag bei der Abstimmung. Sie hatte u. a. folgenden Wortlaut:

»Auch wenn Milliarden von Mark für Luft- und Gasschutz ausgeworfen werden, so könnte dadurch die Sicherheit gegen den Einsatz von Kampfgas-, Flieger-, Brisanz- und Brandwaffen kaum nennenswert erhöht werden. Wenn die Ärzteschaft wirklich Dienst an der Volksgesundheit ausüben will, so muß sie

1. die Mitwirkung an den sogenannten › Luftschutzübungen ‹ ablehnen, um nicht der Illusion einer wirksamen Schutzmöglichkeit gegen moderne Kriegsmittel Vorschub zu leisten und um nicht ihrerseits kriegslüsternen Stimmungen gewisser Kreise Nahrung zu geben.

2. Aufklärung über die vernichtenden Folgen des aerochemischen Material- und Massenkrieges für die Volksgesundheit in allen Kreisen verbreiten.«[37]

Keine Fortbildung in Kriegsmedizin

Fünfzig Jahre später, im Frühjahr 1982, antwortete eine Gruppe westdeutscher Ärzte auf die von Landesärztekammern – meist unter Leitung von Sanitätsoffizieren – veranstalteten Fortbildungen zur Selektion von Verletzten im Krieg mit Einsatz atomarer Massenvernichtungsmittel und entsprechende Gesetzesplanungen zur Zwangsfortbildung darin mit folgender Selbstverpflichtung:

»Ich halte alle Maßnahmen und Vorkehrungen für gefährlich, die auf das Verhalten im Kriegsfall vorbereiten sollen. Ich lehne deshalb als Arzt jede Schulung oder Fortbildung in Kriegsmedizin ab und werde mich daran nicht beteiligen. Das ändert nichts an meiner Verpflichtung und Bereitschaft, in allen Notfällen medizinischer Art meine Hilfe zur Verfügung zu stellen und auch weiterhin meine Kenntnisse in der Notfallmedizin zu verbessern. Da ein Krieg in Europa nach überwiegender Expertenmeinung unter Benutzung der modernen Massenvernichtungswaffen geführt werden würde, muß er absolut unmöglich gemacht werden. Jede Vorbereitungsmaßnahme indessen, die von seiner Möglichkeit ausgeht, fördert indirekt die Bereitschaft, sich auf etwas einzustellen, was um jeden Preis verhindert werden muß. Deshalb erkenne ich als Arzt nur eine einzige auf den Kriegsfall bezogene Form der Prävention an, nämlich die Verhütung des Krieges selbst mit allen Anstrengungen, zu denen ich mein Teil beizusteuern entschlossen bin.«

Für den damaligen Geschäftsführer der Bundesärztekammer, Deneke, war dies »Propaganda zugunsten der vom sowjetischen Imperialismus militant gerüsteten sozialistischen Internationale«[38].

Die Verfasser der als Frankfurter Erklärung bekanntgewordenen Selbstverpflichtung gehörten der gerade gegründeten, in der Friedensbewegung als eher konservativ geltenden bundesdeutschen Sektion der Internationalen Ärzte für die Verhütung des Atomkrieges (IPPNW) an. Zwischen der 1932 in Berlin von der Ärztekammer abgelehnten Resolution und der in Frankfurt von einer überparteilichen, blockübergreifenden Ärztevereinigung beschlossenen Selbstverpflichtung liegen der Zweite Weltkrieg, die Wiederaufrüstung und das atomare Wettrüsten.

Wenn es auch vor 1980 in der Bundesrepublik keine Ärztefriedensbewegung gab, so konnte die Atomkriegswarnung der westdeutschen Ärzte doch auf eine breite Bewegung zurückblicken, die mit Protesten gegen oberirdische Atombombentests 1954 begann und zu der sich auch zahlreiche Ärzte bekannten. Die Kenntnis dieser Bewegung, ihrer Erfolge und ihrer Niederlagen, ihrer Höhepunkte und ihrer strukturellen Schwächen scheint mir auch für den inzwischen berufsgruppenorientierten Teil der Friedensbewegung wichtig zu sein. Deshalb soll darüber im folgenden berichtet werden.

Proteste Einsteins und Schweitzers

Besonders beachtet wurden die Proteste Einsteins und Schweitzers. 1955 unterzeichneten zahlreiche Wissenschaftler den Aufruf Russels zur Ächtung des Krieges. Darunter waren auch die Nobelpreisträger: B. Russel (Literatur), H. J. Muller (Physiologie und Medizin), L. Pauling und J. F. Joliot-Curie (Chemie), A. Einstein und M. Born (Physik).

Kampfbund gegen Atomschäden

Nach einer Protestkundgebung gegen Atomverseuchung auf der Grundlage des Russel-Aufrufs gründete der Detmolder Gynäkologe Bodo Manstein am 25. 7. 1956 den »Kampfbund gegen Atomschäden« als überparteilichen Zusammenschluß von Personen und Organisationen. Der Kampfbund forderte einen Atomteststop (wie die IPPNW heute), das Verbot der Herstellung und des Einsatzes von Atomwaffen und den Schutz der Bevölkerung vor radioaktiven Gefahren. Seinem wissenschaftlichen Ausschuß gehörten neben Medizinern Physiker, Meteorologen, Botaniker, Landwirte u. a. an. Seine Arbeit beschrieb der Kampfbund ähnlich wie die IPPNW: »Um so mehr wird der Kampfbund sowohl im eigenen Land wie auch in Zusammenarbeit mit anderen Ländern alle auf atomaren Krieg gerichteten Versuche bekämpfen, wobei insbesondere das Argument der Schutzlosigkeit aller – auch der Machthaber – beweiskräftig unterbaut werden muß. In diesem Zusammenhang wird der Aufklärung der Bevölkerung eine große Bedeutung beigemessen, weil nur dadurch international eine Verständigung erzielt werden kann.«[39]

Ebenfalls 1956 gründete der Münchener Arzt R. Trumpp die »Notgemeinschaft zur Verteidigung der Volksgesundheit« mit gleichen Zielen wie der Kampfbund, der Warnung auch vor der zivilen Atomindustrie und der Forderung, »Anschluß an die Massenorganisationen« zu gewinnen, »um eine breite Volksbewegung zu ermöglichen«.

Nach zahlreichen Protestkundgebungen in den großen Städten, der Gründung von Ortsgruppen und dem korporativen Beitritt von fast dreißig Organisationen wuchs der Kampfbund gegen Atomschäden auf mehr als eine Million Mitglieder an, darunter waren 2000 Ärzte, für die 1958 ein Ärztereferat eingerichtet wurde. Kontakte gab es zur Internationalen Anti-Atomliga in Lausanne und zur Welt-Union gegen die Atomgefahr in Biel/Schweiz.

Ärztegesellschaft zur Ächtung des Atomkrieges

Anfang 1957 gründete Fritz Katz die »Ärztegesellschaft zur Ächtung des Atomkrieges«, der sich 800 Ärzte anschlossen und die ein wissenschaftliches Mitteilungsblatt herausgab. Im Mai 1958 schloß sich die Ärztegesellschaft dem Kampfbund an. Außerdem gab die »Medizinische Klinik« sechs Sonderhefte zum Thema der atomaren Bedrohung heraus.

Göttinger Erklärung

Eine breite politische Diskussion der Atombewaffnung brachten damals Atomwissenschaftler mit der »Göttinger Erklärung« in Gang. Nach wiederholt in der Presse erscheinenden Berichten über das Interesse westdeutscher Politiker an der Entwicklung und dem Besitz von Atomwaffen (Adenauer auf der Bundespressekonferenz am 22. März 1957, Strauß in United Press vom 11. April 1957) verweigerten in der »Göttinger Erklärung« achtzehn deutsche Atomwissenschaftler öffentlich ihre Mitwirkung an der Herstellung, Erprobung oder dem Einsatz von Atomwaffen. Darunter waren auch die Nobelpreisträger Max Born, Otto Hahn, Werner Heisenberg und Max von der Laue[40].

Der 60. Deutsche Ärztetag (1957) widersprach dem Antrag, sich der »Göttinger Erklärung« anzuschließen, und hielt es für »dringend notwendig, die widerspruchsvollen Verlautbarungen über die Gefahren radioaktiver Verseuchung sowohl bei der Erprobung nuklearer Waffen wie auch bei der friedlichen Nutzung der Kernenergie einer unverzüglichen, von den besten Wissenschaftlern der Welt vorzunehmenden Klärung zuzuführen.«[41]

Fritz Katz fragte daraufhin zu Recht in seinem Artikel »Ärzteschaft und Atomgefahr«: »Waren sich die Verfasser der Entschließung bewußt, daß eine wissenschaftlich fundierte Klärung der widersprechenden Behauptungen über die Gefahren von Atomwaffenversuchen für die menschliche Erbgesundheit erst im Laufe von Generationen möglich ist …? Haben Grundforderungen ärztlicher Ethik hinter irgendwelche politische Erwägungen zurückzutreten?«[42]

Die Taktik der damaligen pseudowissenschaftlichen Verharmloser war übrigens bis in die Argumentation mit der natürlichen Strahlenbelastung und die unterlassene Differenzierung zwischen Strahlung und inkorporierten strahlenden Substanzen die gleiche, wie sie heute noch von den die Atomindustrie verharmlosenden Ärztevertretern benutzt wird.

Appell an die Menschheit

Neben der Göttinger Erklärung erreichte vor allem der »Appell an die Menschheit« des Friedensnobelpreisträgers A. Schweitzer eine breite Öffentlichkeit und war eine große Hilfe für die Friedensbewegung. Schweitzer rief darin über Radio Oslo zu Einstellung der Wasserstoffbombenversuche auf[43].

Doch ähnlich wie heute schien es, als hätte der Wunsch nach Abrüstung und Frieden keinerlei Konsequenzen für die Parlamentswahlen: Bei der Bundestagswahl gewann die CDU/CSU die absolute Mehrheit, obwohl in einer späteren Emnid-Umfrage (14. 3. 1958) 83 Prozent der befragten Westdeutschen sich gegen die von der NATO im Dezember 1957 beschlossenen Atomraketenstützpunkte aussprachen, sogar 71 Prozent der befragten CDU/CSU-Mitglieder. Die Anti-Atomtod-Massenkampagne aber wurde von der SPD organisiert, die vor allem auf Wählerstimmen sah.

Auf dem Höhepunkt der Bewegung gegen die Atombewaffnung tagten im März 1958 mehr als 300 Ärzte unter der Schirmherrschaft des Hamburger Gesundheitssenators unter dem Thema: »Keiner wird verschont – die Atomschädigungen und ihre Auswirkungen auf den Menschen.« Am 27. März 1958 warnten unter Berufung auf ihren hippokratischen Eid 936 Hamburger Ärzte die verantwortlichen Politiker vor der Stationierung von Atomwaffen in der Bundesrepublik[44]. Einer der Initiatoren dieses Aufrufs war K. Stapenhorst; seit 1986 ist er im Beirat der bundesdeutschen IPPNW-Sektion. Der geschilderte zeitliche Zusammenhang im traditionell SPD-regierten Hamburg legt den Schluß nahe, daß damals ein großer Teil der sonst eher konservativen Ärzte auch über ihre sozialdemokratische Orientierung zur nuklearpazifistischen Bewegung fand.

Vom 28. bis 30. April 1958 wandte sich A. Schweitzer mit drei Rundfunkansprachen wieder über Radio Oslo an die Weltöffentlichkeit, forderte die Einstellung der Atomwaffenversuche, wies auf den Rapacki-Plan hin und verlangte eine Gipfelkonferenz der Atommächte[45]. Nur der Hessische Rundfunk gab Schweitzers Rede im zweiten Programm wieder. Wie die IPPNW heute, so warnte bereits Schweitzer vor einem Atomkrieg »aus Versehen«. Er klärte geduldig auf und entlarvte Propagandalügen der Atomwaffenlobby.

Zu diesem Zeitpunkt war auch die Mehrheit der bundesdeutschen Ärzte gegen die Atombewaffnung, so daß der 61. Deutsche Ärztetag 1958 einen Atomteststop forderte mit der Begründung, »ärztliche Maßnahmen« seien »praktisch machtlos« gegenüber Atomwaffenwirkungen. Wir können den Worten des damaligen Vorsitzenden der Atomkommission der Bundesärztekammer, Eckel, über die praktische Nutzlosigkeit von Schutzbunkern, die weiträumige radioaktive Verseuchung und die Unmöglichkeit von Evakuierungen nach Atomangriffen sowie die Notwendigkeit eines Atomteststops heute noch zustimmen[46].

»Kampf dem roten Atomtod«

Wenige Wochen zuvor ließ die Bundesregierung in ihrer Angst vor Anti-Atomtod-Kampagnen zum 1. Mai 1958 in der gesamten Republik in Zeitungen Anzeigen drucken und Plakate kleben mit der Parole »Kampf dem Atomtod in der ganzen Welt«. Damit hatte sie sich zum Schein an die Volksbewegung gegen die Atombewaffnung angeglichen. Beim wenig später eröffneten Landtagswahlkampf in Nordrhein-Westfalen hieß dann die neue Parole: »Kampf dem roten Atomtod«. Oder später noch deutlicher: »Entschärft die Atombombe in der Hand der Sowjets«. Das Anknüpfen an den aus der NS-Zeit noch vertrauten Antikommunismus brachte der CDU/CSU einen weiteren Wahlerfolg. Nur zu verständlich klingen F. Katz' Worte heute noch: »Diese frömmelnden Atombombenchristen erregen Übelkeit.«[47]

Der DGB schreckte vor den möglichen Folgen eines politischen Streiks zurück, und auch die SPD schien die Unkontrollierbarkeit einer außerparlamentarischen Bewegung zu fürchten. Die Anti-Atomtod-Bewegung hatte ihr nicht die gewünschten Wählerstimmen gebracht. Dies trug wohl mit dazu bei, daß sich mit dem Godesberger SPD-Programm die Wehner-Linie einer Annäherung an die CDU durchsetzte. So zogen sich SPD und Gewerkschaften aus der Kampf-dem-Atomtod-Bewegung zurück, und damit waren dieser die Organisationsstruktur und eine breite Basis entzogen. SPD und DGB diffamierten weiterhin daran teilnehmende Mitglieder und bedrohten sie gar mit Ausschluß. Aus den verbliebenen Aufrechten formierte sich die Kampagne für Demokratie und Abrüstung (Ostermarschbewegung) der sechziger Jahre als Kern einer nunmehr parteiunabhängigen, außerparlamentarischen Oppositionsbewegung. Ärztegruppen nahmen daran nicht mehr teil. B. Manstein und F. Katz zählten aber zu den Organisatoren.

Oberirdischer Atomteststop

Ein wichtiges Teilziel der Anti-Atomtod-Bewegung, nämlich einen oberirdischen Atomteststop, haben ganz wesentlich US-amerikanische Ärzte durchgesetzt. Sie hatten sich im zeitlichen Umfeld der Kuba-Krise 1962 zu den Physicians for Social Responsibility (PSR) zusammengeschlossen. In umfangreichen Untersuchungen stellten sie eine massive Zunahme von radioaktivem Strontium in Kinderzähnen fest und sorgten für eine weite Presseveröffentlichung dieser Befunde. Damit schufen sie einen öffentlichen Meinungsdruck, der ganz wesentlich zum begrenzten Atom-Teststop-Vertrag zwischen den USA und der UdSSR beitrug.

Gründung der IPPNW

Die Aktivitäten der PSR gingen daraufhin zurück, so als hätte sie sich durch ihren großartigen Erfolg selbst abgeschafft. Im März 1979, einen Tag vor Erscheinen einer PSR-Anzeige über die Gefahren der Atomindustrie im *New England Journal of Medicine*, geschah im Kernkraftwerk Three Miles Island fast ein GAU. Es kam zu einer Welle von neuen Mitgliedsanträgen bei der PSR[48].

1979 sorgte eine Beinahe-Umkehrung der Kuba-Krise in Form des NATO-»Nachrüstungs«-Beschlusses für öffentliche Aufmerksamkeit auch unter den Ärzten. B. Lown, ein Mitbegründer der PSR, gewann seinen sowjetischen Fachkollegen, den Kardiologen J. Tschasow, zur Gründung einer blockübergreifenden Ärztevereinigung, der »International Physicians for the Prevention of Nuclear War« (IPPNW). Dies geschah 1980 in Genf. Die IPPNW beschränkt sich satzungsgemäß auf die Verhütung des Atomkriegs und verzichtet auf jede Unterstützung westlicher oder östlicher politischer Positionen.

Etwa gleichzeitig bildeten sich in der Bundesrepublik als Teil einer »Graswurzelbewegung« und ermuntert durch die Erfolge von Whyl Anti-AKW-Initiativen unter den Ärzten. Erster Ansatzpunkt für die Kritik war hier also die Atomindustrie. Die Entstehung berufsgruppenorientierter Initiativen war sicher zum Teil noch eine späte Auswirkung der achtundsechziger Bewegung und ihrer in Fachschaften und SDS gewonnenen Erfahrungen. Der Gesundheitstag in Berlin 1980 wurde für diese Basisinitiativen ein Kristallisationspunkt.

Gesundheits- und Ärztetag 1980

Auch die bereits 1958 von K. H. Stauder[49] geforderte Auseinandersetzung mit der verleugneten Schuld der Deutschen im Faschismus und deren gefährlicher Tendenz zum Umschlagen in neue militärische Abenteuer wurde auf diesem Gesundheitstag wie ein Kontrapunkt zum gleichzeitig in Berlin unter der Schirmherrschaft des Berliner Ärztekammerpräsidenten Heim, einem früheren SA-Arzt, stattfindenden Ärztetag begonnen. Nach diesem Gesundheitstag wurden in vielen Städten neue Gesundheitsläden und Ärzteinitiativen gegründet. So auch in München, wo im gleichen Jahr eine kritische Gegenveranstaltung zur Weltenergiekonferenz stattfand.

1981 veranstaltete die Münchener Initiative über mehrere Tage ein Symposium zum Thema »Kernenergie und Gesundheit« in der Universität.

Ähnlich wie die amerikanischen Kollegen der PSR, der Keimzelle der IPPNW, so begriffen allmählich auch die kritischen Ärzte der Anti-AKW-Gruppen, gewerkschaftlich organisierte Ärzte, Schwestern und Pfleger, bereits in der achtundsechziger Bewegung politisch aktive und viele inzwischen neu hinzugekommene Kollegen, welch unmittelbare Bedrohung viel größeren Ausmaßes in der drohenden Realisierung des »Nachrüstungs«-Beschlusses bestand.

Mit anderer politischer Zielsetzung verstand dies auch die Bundesärztekammer und benannte ihren Ausschuß »Ärztliche Versorgung bei Reaktorunfällen« in »Katastrophenmedizin« um. Sie mahnte immer lauter zur baldigen Verabschiedung des schon seit 1969 geforderten Notstandsgesetzes für das Gesundheitswesen. In der *Ärztlichen Praxis* (Nr. 89 vom 7. 11. 81) verlangte der Ausschußvorsitzende Generalarzt a. D. Rebentisch den Entzug der Approbation für Kollegen, die sich der kriegsmedizinischen Fortbildung nicht unterwerfen wollten.

»Ärzte warnen vor dem Atomkrieg«

Am 27. 8. und 1. 9. 1981 erschien ein von 2000 westdeutschen Ärzten unterzeichneter Aufruf »Ärzte warnen vor dem Atomkrieg« im *Deutschen Ärzteblatt* und in der Tagespresse. Er wies zugleich auf den am 19./ 20. 9. 81 in Hamburg stattfindenden Ersten Medizinischen Kongreß zur Verhinderung des Atomkrieges hin.

In Vorträgen und Arbeitsgruppen wurde über die physikalischen und medizinischen Atomwaffenwirkungen berichtet, der Stand der Kriegsvorbereitungen im Gesundheitswesen dargelegt und über Alternativen zur Atomkriegspolitik und Kriegsprävention nachgedacht[50]. Seither findet jährlich ein medizinischer Kongreß zur Verhinderung des Atomkrieges statt: Westberlin 1982, München 1983, Tübingen 1984, Mainz 1985, Köln 1986, Essen 1987.

Auf einem Westberliner Treffen mit dreihundert Initiativenmitgliedern nach dem Hamburger Kongreß 1981 bestand Konsens darüber, in den Initiativgruppen basisdemokratisch weiterzuarbeiten und keine Dachorganisation zu bilden.

Bundesdeutsche Sektion der IPPNW

Bei der Gründung der bundesdeutschen Sektion der Weltföderation IPPNW im Februar 1982 in Frankfurt und bei der Verabschiedung der eingangs zitierten Frankfurter Erklärung auf der ersten öffentlichen Versammlung zwei Monate später wurde die Eigenständigkeit der Basisinitiativen gegenüber der IPPNW von zahlreichen »Doppelmitgliedern« unterstrichen und akzeptiert. Gemeinsam mit den Basisinitiativen hat die bundesdeutsche IPPNW-Sektion die jährlichen Kongresse vorbereitet und durchgeführt. Den Rundbrief der Initiativen erhält jedes bundesdeutsche IPPNW-Mitglied. Vergleicht man Basisinitiativen und Regionalgruppen der IPPNW zahlenmäßig miteinander, so besteht ein deutlicher Trend zu einem Übergewicht der Regionalgruppen. In einigen Städten wurde wie in München auf eine Abgrenzung zugunsten integrierter Zusammenarbeit verzichtet.

Die geduldige Aufklärungsarbeit der bundesdeutschen IPPNW spiegelt sich im steten Anstieg ihrer Mitgliederzahlen (derzeit ca. 6500); international wurde die Weltföderation IPPNW durch den UNESCO-Friedenspreis 1984 und den Friedensnobelpreis 1985 ausgezeichnet.

Nach dem GAU in Tschernobyl hat die bundesdeutsche IPPNW eine Grundsatzdiskussion über die zivile Atomindustrie geführt und einen entsprechenden Arbeitskreis gebildet, um einen Beitrag zum Ausstieg aus der Kernenergie zu leisten. Zu einer konsequenten Ablehnung der Atomindustrie konnte sie sich im Gegensatz zur schweizerischen und irischen Sektion (noch) nicht durchringen.

Das Miteinander autonomer Ärzteinitiativen und der IPPNW-Sektion mit ihren Regionalgruppen führte manchmal zu produktiven Spannungen. Viele Kollegen gehören wie die meisten Münchner Initiativenmitarbeiter seit Jahren beiden Gruppen an.

Die IPPNW-Sektion hat den Vorteil größerer Öffentlichkeitswirkung und Medienwirksamkeit, breiter internationaler Anerkennung und Verbindungen und direkteren politischen Einflusses. Andererseits zentriert sie sich um einen Minimalkonsens, die Verhütung des Atomkrieges. Frieden bedeutet wesentlich mehr. Ihre Schwäche liegt in der Lähmung durch hierarchische Strukturen, professionalisiertes Funktionärstum, Passivierung und Verwaltung einer vorwiegend über Rundschreiben und Kongresse erreichten Mitgliederschaft.

Wer den mit der Atomkriegsprävention politisch zusammenhängenden Fragen der Atomindustrie, der Umweltvernichtung, des Sozialabbaus, der Zusammenarbeit mit Gewerkschaften, mit nichtärztlichen Mitarbeitern im Gesundheitswesen, der Standespolitik, faschistoiden Entwicklungstendenzen (z. B. Ausgrenzung von Asylsuchenden, Aids-Kranken) u. a. nachgehen, und seinem Denken nicht die unkreative Begrenztheit

eines Minimalkonsenses zumuten will, wird (gleichzeitig) in einer Basis-
initiative mitarbeiten.

Gründe für Rückschläge

In der Entwicklung seit den fünfziger Jahren habe ich die Gemeinsamkeit
der meisten Themen und Forderungen der Friedensbewegung damals und
heute geschildert. Es wurden in der damaligen Entwicklung auch Gefah-
renpunkte deutlich, die schon einmal zu starken Rückschlägen geführt
hatten:

– Eine zu starke Anbindung an Partei und Gewerkschaft führte nach
  1958 zum Entzug der Basis. Auch die Ärzte haben daraus wie die gesamte westdeutsche Friedensbewegung die Konsequenz der Überpar-
  teilichkeit gezogen. An dem 1958 erlittenen Verlust einer breiten Verbindung zur organisierten Arbeiterschaft trägt die Friedensbewegung
  immer noch schwer. Die meisten Ärztegruppen scheinen mir damals
  wie heute über dieses Problem akademisch hinwegzuschweben.

– Die korporative Anbindung an Vereine brachte nicht nur den Vorteil
  einer schnellen Breitenwirkung, sondern auch den Nachteil institutio-
  neller Erstarrung. In dem Miteinander einer Weltföderation und einer
  basisdemokratisch arbeitenden Initiativenbewegung und in den produktiven Spannungen zwischen beiden sehe ich eine heutige Chance.

– Das Engagement hervorragender Einzelpersönlichkeiten war zunächst sehr hilfreich. Später wurden gerade die bekanntesten jedoch
  als idealistische, weltferne Heilige abgetan (z. B. A. Schweitzer).

– Konkrete Ziele erleichtern die Mobilisierung, bergen jedoch die Gefahr kurzschlüssiger Effekt-Orientierung in sich. Soziale und politische Bewegungen sind Organisationsformen von Lernprozessen. Treten äußere Teilerfolge auf, solange solche Lernprozesse noch nicht
  stattgefunden haben, so können sie die Bewegung zurückwerfen. Dies
  beobachten wir in der US-Bewegung der PSR 1963 nach dem oberirdischen Atomteststop-Vertrag. Es war, als habe sich die PSR durch
  ihren großartigen Teilerfolg für eine Weile überflüssig gemacht.

Aufrechter Gang und langer Atem

Eine ähnliche Gefahr könnte für die heutige nuklearpazifistische Ärztebewegung mit dem Erreichen einer »doppelten Null-Lösung« in Verhandlungen zwischen den USA und der UdSSR eintreten. Dabei ist doch nicht
zu überhören, wie man sich schon heute um die dann wohl einsetzende
Substitution entfernter Waffen durch neue und andersartige bemüht.

Wir müssen das Abschreckungsdenken ändern und dazu eine Utopie
des Friedens als Zielvorstellung jenseits von Militärstrategien entwickeln.
Hierzu brauchen wir noch viele kluge Gedanken, weiterhin einen aufrechten Gang und einen langen Atem.

5

Udo Schagen

Der Bund gewerkschaftlicher Ärzte (BgÄ) in der ÖTV

Die hier erfolgende Darstellung soll einen ersten Einstieg in die Würdigung der Arbeit des Bundes gewerkschaftlicher Ärzte ermöglichen. Eine Aufarbeitung des gesamten Quellenmaterials, das bisher nicht gesammelt zur Verfügung steht, bedarf einer eingehenderen zukünftigen Arbeit.

Erste Diskussionen nach dem Krieg

Im Juli 1946 erschien die *Sanitätswarte* wieder[51]. Die »Not der Jungärzte« sowohl bezüglich ihrer dürftigen Ausbildung als auch ihrer aussichtslosen Situation, Stellen in den Krankenhäusern zu erhalten, ist bald Gegenstand einer Artikelserie[52]. Vom Schriftleiter der *Sanitätswarte* und Leiter der Fachgruppe Gesundheitswesen in Stuttgart, E. Fritz, wird vorgeschlagen, »daß eine Ärzteschaft *innerhalb* der Gewerkschaft schneller den Nachweis des guten Willens, am demokratischen Aufbau Deutschlands mitzuwirken, erbringen und das Vertrauen der Umwelt rascher gewinnen wird. ... Wenn wir jetzt an die stärkere Erfassung der Ärzte und an die Bildung einer Fachschaft dieser Berufsgruppe herangehen, wollen wir gleichzeitig einen Rechtstitel schaffen zur Vertretung der tarifrechtlichen, wirtschaftlichen und sozialen Interessen der Ärzteschaft. Die Gewerkschaft kann das, eine Standesvertretung nicht. ... Die Sozialisierung des Gesundheitswesens ist eine zwingende Notwendigkeit unserer Zeit, sie wird und muß kommen. Die Ärzteschaft kann nur in Zusammenarbeit mit allen übrigen Berufsgruppen des Gesundheitswesens in den Gewerkschaften ihr Ziel und Richtung geben und das Tempo beeinflussen.«

Im gleichen Artikel wird auf das berühmte Virchow-Zitat zurückgegriffen: »Die Ärzte sind die natürlichen Anwälte der Armen, und die soziale Frage fällt zu einem erheblichen Teil in ihre Jurisdiktion. Es tut der

SANITÄTSWARTE

Zeitschrift für das gesamte Personal im öffentlichen und privaten Gesundheitsdienst,
für Gesundheitsfürsorge und Wohlfahrtspflege mit amtlichen Bekanntmachungen

Schriftleitung: Emil Fritz, Leiter der Fachgruppe Gesundheitswesen, Stuttgart-Stammheim, Korntaler Straße 58
Verlag: Ferdinand Enke, Stuttgart W

| Heft 5—6 | STUTTGART, MAI—JUNI 1948 | Jahrgang 1948 |

An die Ärzte!

Die Ärzteschaft unserer Zeit steht in der Verbesserung, Erhaltung und Hebung der Volksgesundheit in Deutschland vor Aufgaben, wie sie zu keiner Zeit einem Berufsstand in solchem Ausmaße gestellt worden sind. Diagnostische Hilfsmittel, Medikamente und krankenpflegerische Bedarfsartikel fehlen in großem Umfange. Viele Kranken-, Heil- und Pflegeanstalten sind nach ihrer Zerstörung nur notdürftig wieder hergestellt, die Unterbringung der Kranken in vielen Fällen mangelhaft, Tuberkulose und Geschlechtskrankheiten nehmen in erschreckendem Umfange zu. Die Anfälligkeit, besonders der arbeitenden Bevölkerung, infolge der Unterernährung macht oft alle ärztliche Kunst zu Schanden. Die wirtschaftliche und soziale Lage des Volkes in dem verarmten, zerrissenen Deutschland ergibt eine ungünstige Prognose für die Zukunft.

Die Ärzte selbst ringen um ihre Existenz

Im Jahre 1933 gab es in Deutschland einschließlich der Zahnärzte rund 60 000 Ärzte. Nationalsozialismus und Krieg haben ihre Zahl auf rund 85 000 anschwellen lassen. Mindestens ein Drittel von ihnen steht als Beamte oder Angestellte im öffentlichen oder privaten Dienst. In Krankenanstalten und Kliniken arbeiten Ärzte in vorgeschrittenem Alter, verheiratet, mit Kindern, umsonst, nur um mit ihrer Ausbildung fertig zu werden. Hart hat unsere Zeit die Flüchtlingsärzte getroffen. Im Kampf um die Existenz sinkt die ärztliche Kunst in vielen Fällen zum Heilgewerbe herab.

Die Ärzteschaft muß den Weg zu den Gewerkschaften finden

sie muß sich im Rahmen der Fachgruppe Gesundheitswesen eine eigene gewerkschaftliche Organisation erstellen, die, gestützt auf die Kraft aller Arbeitnehmer in der parteipolitisch und religiös neutralen Gewerkschaften, ihr die Möglichkeit gibt zur Sicherung ihrer Existenz. Fast 10000 Ärzte haben sich in den deutschen Gewerkschaften bereits gefunden. Aus dem Volke wächst, wie Virchow einmal sagte, den Ärzten neue Kraft zu. Im Wege des Abschlusses von Tarifverträgen mit Staat, Gemeinden und Privatbetrieben können die Ärzte in den Gewerkschaften Einfluß nehmen auf ihre arbeitsrechtlichen und wirtschaftlichen Verhältnisse. Die Verhandlungen mit den Versicherungsträgern werden leichter sein. Es gilt Einfluß zu nehmen auf den zwingend notwendigen Ausbau des sozialärztlichen Dienstes. Neben der Krankenbehandlung muß die Beratung der Gesunden stärker in den Vordergrund gestellt werden.

Die Gemeinschaft der Ärzte mit dem ärztlichen Hilfspersonal

in der täglichen Arbeit muß ihren Ausdruck auch in der gemeinsamen Organisation finden, getragen von dem Willen gegenseitiger Unterstützung in der Erhaltung der Volksgesundheit und der eigenen Existenz. Dabei sollen die Ärzte unter eigener Führung ihre Geschicke in die Hand nehmen. Wir wollen keine Sozialisierung des Ärztestandes, wir halten an der freien Arztwahl fest, sie ist die Voraussetzung eines Vertrauensverhältnisses zwischen Arzt und Patient.

Schlagen wir aber auch eine Brücke vom geistig Schaffenden zum Arbeiter in einer gemeinsamen Organisation, wir brauchen einander in Zukunft mehr denn je.

Gewerkschaft der öffentlichen Betriebe und Verwaltungen
Fachgruppe Gesundheitswesen

Oberarzt Dr. Binsak, Goddelau, Heil- und Pflegeanstalt; Oberarzt Dr. Broß, Mannheim, Städt. Krankenhaus, Dr. Cremer, München, Landesarzt der Arbeiterwohlfahrt; Amtsarzt Dr. Curize, Tönningstedt, Gesundheitsamt; Dr. Eckstein, Nürnberg; Dr. Esser, Braunschweig, Landesvorsitzender der ASA; Ob.-Med.-Rat Dr. Fritz, München, Stadtarzt; Dr. Gohr, Köln, Dozent an der Univ.-Klinik; Professor Dr. Hirsch-Kaufmann, Detmold, Dr. Hofmann-Wölfling, Husum, Facharzt für Orthopädie; Dr. Karl, Flensburg, Organisationsvorsitzender der ASA; Dr. Kappes, Karlsruhe, Landesvorsitzender der ASA Württemberg-Baden; Oberarzt Dr. Knüchel, Karlsruhe, Städt. Krankenhaus; Dr. Langer, Schwarmstedt, Städt. Krankenhaus; Dr. Pape, Hannover, Städt. Krankenhaus; Dr. Pollier, Göppingen, Zentralkliniken der LVA; Dr. Reifenberg, Tübingen, Univ.-Nerven-Klinik; Med.-Rat Dr. Schmidt, Klingenmünster, Heil- und Pflegeanstalt; Dr. Schneider, Lüdenscheid (Westf.), Hygienische Untersuchungsstelle; Dr. Scholz, Wuppertal, Prov. Krankenhaus; Dr. Schreiber, Osnabrück, Außenstelle der LVA; Professor Dr. Störmer, München-Oberföhring, Chefarzt am Städt. Krankenhaus; Dr. Vogel, Wiesbaden, prakt. Arzt; Dr. Vorbauer, Hannover, Landesvorsitzender der ASA Niedersachsen; Professor Dr. Weber, München, Poliklinik; Dr. Weilbrecht, Stuttgart, Landesfrauenklinik; Dr. Werner, Mannheim, Städt. Krankenhaus; Dr. Wiegleb, Lübeck, Fürsorgeamt; Städt. Krankenhaus; Dr. Wiesner, Langenberg (Rhld.), Hirnverletzteninstitut; Dr. Wolf, Karlsruhe, stellv. Amtsarzt; Dr. Hoschek, Stuttgart, Gewerbearzt; Dr. Grimm, Marburg (Lahn), Landeskuranstalt.

Titelseite der *Sanitätswarte*, Jahrgang 1948 Heft 5-6

Würde der Wissenschaft keinen Abbruch, wenn sie den Kothurn verläßt und sich unter das Volk mischt. Aus dem Volke wächst ihr neue Kraft zu.«

Die Lage der Ärzte und erste Konkurrenz

»In Krankenanstalten und Kliniken arbeiten Ärzte in vorgeschrittenem Alter, verheiratet, mit Kindern, umsonst, nur um mit ihrer Ausbildung fertig zu werden. Hart hat unsere Zeit die Flüchtlingsärzte getroffen. Im Kampf um die Existenz sinkt die ärztliche Kunst in vielen Fällen zum Heilgewerbe herab.« (Abbildung Seite 68–69) Im Jahre 1935 gab es in Deutschland bei rund 60 Millionen Einwohnern 52 342 Ärzte. In den drei Westzonen sind bei 45 Millionen Menschen 57 000 Ärzte vorhanden[53].

Wiederholt wurden Angebote an den sich in diesen Jahren neben den Gewerkschaften als reine Ärzteorganisation bildenden Marburger Bund gemacht, geschlossen in die Fachabteilung Gesundheitswesen der Gewerkschaft Öffentliche Betriebe und Verwaltung einzutreten, da nur von einer gemeinsamen Interessenvertretung Erfolg für die Ärzte erwartet wurde.

Wie bekannt, ist der Marburger Bund diesem Angebot nicht gefolgt. Die Prognose war falsch, die öffentlichen Arbeitgeber in den drei Westzonen haben den Forderungen der auch von hergebrachten Standesorganisationen unterstützten besonderen Gruppe der Ärzte soweit nachgegeben, daß keine Notwendigkeit bestand, sich mit anderen Berufsgruppen gemeinsam zu organisieren und die eigenen Interessen mit Hilfe der anderen durchzusetzen. Der offensichtliche Erfolg des Marburger Bundes bei der Durchsetzung der speziellen Interessen der Ärzte legte den Grundstein für die weitere Entwicklung der Organisation angestellter und beamteter Ärzte.

Fachgruppe »Bund gewerkschaftlicher Ärzte«

Im Juni 1949 fand die erste westdeutsche Konferenz Gesundheitswesen in Bad Nauheim statt mit dem Ziel, die Hauptfachabteilung Gesundheitswesen in der Gewerkschaft Öffentliche Dienste, Transport und Verkehr zu bilden. »In einer Entschließung lehnte die Konferenz das Weiterbestehen der *Ärztekammern* als Zwangsorganisation ab, ebenso die bestehende Personalunion zwischen der Ärztekammer und der Kassenärztlichen Vereinigung Deutschlands, wie sie z. B. in Niedersachsen besteht.«[54]

Am Rand des 52. Deutschen Ärztetages im September 1949 in Hannover, der als »ein getreues *Spiegelbild* der Notlage der deutschen Ärzteschaft« und als »Einblick in die *ideologische Unsicherheit und Zerrissenheit* der deutschen Ärzte« geschildert wird, kam es zu einer Besprechung der verschiedenen Ärzteorganisationen. In einer gemeinsamen Erklärung wurden bestehende Differenzen in »organisationstaktischen Fragen« bei gleichzeitiger Einmütigkeit in der Beurteilung der wirtschaftlichen Probleme der Ärzteschaft festgehalten[55].

Die Differenz bezüglich organisationstaktischer Fragen bestand darin, daß die einen ausschließlich aus Ärzten bestehenden Organisationen zur Durchführung ihrer Forderungen größere Chancen einräumten, während der »Bund gewerkschaftlicher Ärzte« seinen Standpunkt vertrat, »daß einzig und allein in der großen Gewerkschaftsbewegung die erforderliche Schlagkraft erreicht werden könne, indem die Forderung der Ärzteschaft auf Sicherung ihrer wirtschaftlichen Existenz zur gemeinsamen Forderung weitester Kreise der erwerbstätigen Bevölkerung erhoben werde, die solidarisch für ihren Arzt und damit nicht zuletzt auch für sich selbst eintreten müßte.«[56]

Schon mit Beginn der Organisation von Ärzten in einer Gewerkschaft traten die Probleme offen zutage: Ärzte lassen sich zur Durchsetzung ihrer Sonderinteressen erheblich leichter in ständischen Verbänden organisieren. Die privilegierte Situation, die ja auch Ende des Krieges für die Mehrzahl der Ärzte aufgrund ihrer Herkunft und ihrer qualifizierten Ausbildung, wenn zeitweise vielleicht auch nicht so sehr aufgrund ihres überdurchschnittlich hohen Einkommens, bestand, konnte natürlich am besten aufrechterhalten werden, wenn diesen besonderen Interessen auch in besonderen Organisationsformen Wirkung gegeben wurde. Mit der Gründung der Bundesrepublik und unter der Regierung Adenauers entwickelte sich darüber hinaus die Förderung der Selbständigen auch zu einem bestimmenden Element staatlicher Politik.

Die spätere Realität gewerkschaftlicher Ärztearbeit

Nachdem Ende der vierziger, Anfang der fünfziger Jahre die größte Not ärztlicher unbezahlter Arbeit in den Krankenhäusern gelöst worden war und schrittweise auch auf gerichtlichen Druck Niederlassungsbeschränkungen aufgehoben werden mußten, waren die Hauptsorgen der Ärzte, die des eigenen Einkommens und die der sicheren Beschäftigung, zunächst gelöst, während sich ein breites gesundheitspolitisches Engagement noch nicht entwickelte. In den Wiederaufbaujahren der Bundesrepublik blieben Mängel der Organisation des Gesundheitswesens gegenüber anderen Problemen nachrangig. Probleme der mangelhaften Ausstattung der öffentlichen Gesundheitsdienste sowie der Gefährdungen durch die Arbeitswelt wurden kaum in größeren ärztlichen Zusammenhängen diskutiert.

Mitglieder der Gewerkschaft ÖTV blieben und wurden vor allen Dingen im öffentlichen Gesundheitsdienst und in Versicherungsanstalten tätige Ärzte[57].

Die Organisationsdiskussion innerhalb der Gewerkschaft

Auf den Gewerkschaftstagen begann Anfang der sechziger Jahre eine Diskussion über eine wirksamere berufsfachliche Betreuung der Mitglieder. Der niedrige Organisationsgrad vieler Berufsgruppen, die sich aber gleichzeitig ausschließlich berufsfachlich orientierten Verbänden anschlossen, war Anlaß, in der ÖTV darüber nachzudenken, wie eine bessere berufsfachliche Betreuung neben der arbeitsrechtlichen und tariflichen Vertretung der Mitglieder erreicht werden könne. Einen entsprechenden Beschluß faßte der fünfte ordentliche Gewerkschaftstag der ÖTV in Dortmund 1964. Eine neue Hauptabteilung Gesundheitswesen sollte aus folgenden Fachgruppen bestehen: Bund gewerkschaftlicher Ärzte, Bund freier Schwestern und Krankenpflegepersonal, Medizinische Heil-Hilfsberufe und Personal des hygienischen und sanitären Dienstes, Betriebs- und Verwaltungspersonal.[58]

Der Bund gewerkschaftlicher Ärzte 1964 bis 1967

Der Geschäftsbericht der ÖTV für die Jahre 1964 bis 1967 enthält zum ersten Mal eine Darstellung der Arbeit des Bundes gewerkschaftlicher Ärzte: Die Empfehlungen des Wissenschaftsrats zur Neuordnung des Studiums waren Gegenstand der Diskussion, wobei sich der BgÄ zusammen mit dem DGB-Bundesvorstand für die Einrichtung der Arbeits- und Sozialmedizin als eigenes Fachgebiet an allen Universitäten einsetzte. Weitere Forderungen bezogen sich auf den Ausbau des werksärztlichen

Dienstes. Im Jahr 1965 wurde ein Entwurf über Anhaltszahlen für die Besetzung der Krankenanstalten mit Ärzten und Apothekern erarbeitet, um der Deutschen Krankenhausgesellschaft qualifizierte Unterlagen zur Verfügung zu stellen. Die entsprechenden Bemühungen der DKG wurden 1967 als »brauchbare Empfehlungen« gewertet.

Exkurs zur Mitgliederentwicklung

MITGLIEDER DER ÖTV[59]			
Jahr	insgesamt	Gesundheitswesen	BgÄ
1955	843.680	—	—
1960	958.924	75.138	—
1966(63)	978.654	76.035	720
1971	—	76.789	1.822
1975	—	103.634	2.341
1980(79)	1.149.689	129.297	3.193
1985(83)	1.173.525	170.452	3.342

Der größte Anteil der Mitglieder der Hauptabteilung Gesundheitswesen wurde seit ihrem Bestehen jeweils von den Fachgruppen Krankenpflege/Pflegedienst einerseits und Betriebs-, Verwaltungs- und Wirtschaftsdienste andererseits gestellt, die beide zusammen jeweils etwa Dreiviertel des Gesamtmitgliederbestandes ausmachten. Während zunächst die Betriebs-, Verwaltungs- und Wirtschaftsdienste die eindeutig dominierende Fachgruppe mit fast doppelt so vielen Mitgliedern wie aus dem Bereich Krankenpflege/Pflegedienst war, kehrte sich der Trend langsam um. Im Jahre 1975 wurden erstmals mehr Mitglieder aus dem Bereich Krankenpflege/Pflegedienst gezählt als aus dem Bereich Verwaltungs- und Wirtschaftsdienste. Der Anteil der Ärzte an den aus dem Gesundheitswesen Organisierten überschritt nie zwei bis drei Prozent. Der Anteil der im Gesundheitswesen tätigen Mitglieder der ÖTV verstärkte sich im Verhältnis zur Gesamtmitgliederzahl allerdings von etwa acht auf ungefähr fünfzehn Prozent.

Neue Mitglieder und Gesundheitspolitik der Gewerkschaften

Ein verhältnismäßig starker Zuwachs von gewerkschaftlich organisierten Ärzten fand in den siebziger Jahren statt, in denen sich die Zahl organisierter Ärzte auf weit über dreitausend vervielfachte. Diese Entwicklung ist einmal auf den starken Anstieg der Krankenhausärzte-Zahlen zurückzuführen. Gleichzeitig begannen aber zahlreiche Ärzte ihr Berufsleben, die aktiv am Lernprozeß der Studentenbewegung teilgenommen hatten. Zahlreiche studentische Gruppen hatten in der Auseinandersetzung mit der alten akademischen Isolierung der Hochschulen (Elfenbeinturm) und der dadurch möglich gewordenen Einvernahme durch den deutschen Faschismus erkannt, daß Wissenschaft, will sie sich nicht gegen die Interessen des Volkes wenden, sich stärker in direkte Auseinandersetzungen mit gesellschaftlichen Interessen und Entwicklungen begeben muß. Hier ist nicht nur die Wissenschaft, sondern auch der Wissenschaftler im weiteren Sinne, natürlich auch jeder mit wissenschaftlichem Anspruch Ausgebildete, zur Klärung seiner Position und Stellungnahme verpflichtet. Dies galt damit als Forderung auch für die Ärzte.

Die Beschäftigung mit der eigenen beruflichen Stellung und Funktion weitete sich aus zu einer Beschäftigung mit Fragen der Organisation des Gesundheitswesens insgesamt. Andererseits waren die Probleme auch von den traditionell in diesen Bereichen tätigen gewerkschaftlichen Gliederungen, den Sozialreferaten und Ausschüssen der Einzelgewerkschaften und des DGB in Angriff genommen worden. Daraus entstand das gesundheitspolitische Programm des DGB 1972. Dieses wiederum gab den sich gewerkschaftlich organisierenden Ärzten die Grundlagen für die weitere Arbeit an spezifischen Forderungen zur Reform der Gesundheitsdienste an die Hand.[60]

1968 bis 1971

Der BgÄ begrüßte die im September 1969 von der DKG beschlossene Anhaltszahlen, da damit erstmals »offizielle Orientierungsdaten für die Versorgung der Patienten eingeführt worden seien«, auch wenn dabei den Vorstellungen des BgÄ nicht voll gefolgt worden war. Die Neugliederung des ärztlichen Studiums durch die Approbationsordnung von 1970 wurde positiv gesehen. Ein Gesetzentwurf zum Ausbau des arbeitsmedizinischen und technischen Gesundheitsschutzes im Betrieb wurde erarbeitet.

1972 bis 1975

Die im Januar 1972 beendeten Tarifverhandlungen, die mit Hilfe der ÖTV zu einem Abschluß gekommen waren, der die Situation der angestellten Ärzte erheblich verbesserte, enthielten folgende Regelungen: Einschränkung der Zahl der Bereitschaftsdienste und Rufbereitschaften, bessere Eingruppierungsmöglichkeiten für Ärzte mit besonderer Berufserfahrung und Spezialkenntnissen. Auf Initiative und nach inhaltlicher Vorbereitung durch den BgÄ erfolgte im August 1973 eine eingehende Stellungnahme des DGB Berlin zur Sozialmedizin an der Universität[61]. Die Frage des Rechtsstatus von Medizinstudenten im Praktischen Jahr wurde mit besonderer Aufmerksamkeit verfolgt und hatte regional auch zu verschiedenen Aktivitäten geführt. Die eindeutigen Bestimmungen der Approbationsordnung, daß das Praktische Jahr als Student und nicht als Praktikant zu absolvieren sei, nahm der ÖTV jegliche Möglichkeit einer Rechtsvertretung und einer Durchsetzung einer die praktische Tätigkeit ausgleichenden Vergütung. Die in den einzelnen Ländern aufgestellten Krankenhauspläne wurden aufmerksam beachtet und in aller Regel mit kritischen Stellungnahmen begleitet. Eine eigenständige Institution, die nach dem Prinzip der Selbstverwaltung aufgebaut werden müsse (regionale Gesundheitszentren) sollte bei einer Neuordnung der öffentlichen Gesundheitsdienste entwickelt werden. Zu den Aufgaben dieser Gesundheitszentren sollten gehören: Medizinalaufsicht, Gesundheitsschutz und -aufsicht, Gesundheitserziehung, Gesundheitspflege und Öffentlichkeitsarbeit, Gesundheitsvor- und -fürsorge, gerichtsärztlicher Dienst, Gutachterberatungs- und Rehabilitationsdienst, medizinische Koordinierungsaufgaben, Veterinäraufsicht, Lebensmittelaufsicht und -information sowie Dokumentation. Das Gesetz über Betriebsärzte, Sicherheitsingenieure und andere Fachkräfte vom 12. 12. 1973 wurde als Erfüllung einer Forderung der Gewerkschaft ÖTV für den Bereich der Arbeitsmedizin gewertet.

In diesem Zeitabschnitt fiel auch die große gesundheitspolitische Tagung der ÖTV, die im Mai 1974 auf Initiative des Hauptvorstandsmitglieds und Sekretariatsleiterin Gesundheitswesen, Hanna Simon, in Berlin stattfand und an der eine Reihe von BgÄ-Mitgliedern maßgeblich beteiligt war[62].

1976 bis 1979

Nach intensiver Vorbereitung, auch durch die BgÄ-Mitglieder, veröffentlichte die ÖTV auf ihrer gesundheitspolitischen Tagung im Oktober 1977 die vom neuen Vorstandsmitglied für das Gesundheitswesen verantworteten »Perspektiven der Gewerkschaft ÖTV zur Gesundheitspolitik«. Die darin erstmals verankerten Grundsätze »Prävention – Integration der Gesundheitseinrichtungen – Verantwortung der Betroffenen durch Selbstverwaltung« haben bis heute nichts an Aktualität eingebüßt.

Im März 1978 forderte die Gewerkschaft ÖTV den Gesetzgeber auf, den Gewerkschaften »wegen der Eigenart und der Besonderheit des Ausbildungsverhältnisses im Praktischen Jahr unverzüglich tarifvertraglich die Gestaltungsmöglichkeiten für die Arbeitsbedingungen und Ausbildungsinhalte der Absolventen einzuräumen«. Hierzu müsse es zu einer Gesetzesänderung kommen. Diese, wie viele andere Forderungen zum Medizinstudium, wurde durch das Gesundheitsministerium auf die ab Februar 1979 tagende Kleine Kommission abgewälzt, in der die Gewerkschaft ÖTV durch eines von über dreißig Mitgliedern vertreten war. Hier hat sich die ÖTV / BgÄ eindeutig gegen eine Verlängerung der Ausbildung um weitere Praxisphasen gewandt, blieb in der Eindeutigkeit der Ablehnung aber mit einigen Studentenvertretern allein. Sie kritisierte, »daß mit Mitteln der Bundespolitik gesundheitspolitische Steuerungsprobleme und Fragen der Niederlassung von Ärzten gelöst werden sollen, während wichtige bildungspolitische Akzentverschiebungen unterbleiben«.

Aufgrund der Sparmaßnahmen von Arbeitgebern und Krankenhausträgern überschritt die ärztliche Arbeitszeit durch Überstunden, Nacht- und Bereitschaftsdienste die Vierzig-Stunden-Woche bei weitem. Der Zunahme von Diagnostik und Therapie stand keine entsprechende Vermehrung der ärztlichen Planstellen gegenüber. Deshalb hatte die ÖTV die Klagen der Ärzte gegen ihre Arbeitgeber unterstützt, »um einen Abbau der monatlichen Bereitschaftsdienste auf ein arbeitsmedizinisch vertretbares Maß und mehr Freizeit für die betroffenen Ärzte durchzusetzen«. Ein sowohl die Öffentlichkeit mobilisierender wie in seiner Auswirkung wichtiger Rechtsstreit war der des BgÄ-Mitglieds und Arztes, Gerhard Limbrock, in Hamburg. Die Forderungen eines mit anderen Berufsgruppen gebildeten Arbeitskreises lauteten:

»1. Reduzierung der zu leistenden Bereitschaftsdienste auf vier Dienste im Monat bei obligatorischem Freizeitausgleich und gleichzeitiger Stellenvermehrung

2. Bewertung der noch zu leistenden Bereitschaftsdienste als Arbeitsbereitschaft ...«

Zur klinischen Vorprüfung von Arzneimitteln wurde gefordert, »zum Schutze der Versuchsperson jede neue Substanz, die erstmals am Menschen eingesetzt wird, einer sorgfältigen klinischen Überprüfung zu unterziehen«.

Weitere Forderungen waren die Einführung von Festgehältern für leitende Krankenhausärzte, eine rechtliche Absicherung der beruflichen Stellung von Psychologen bei der psychosozialen Versorgung wegen ihrer unverzichtbaren psychotherapeutischen Tätigkeit.

1980 bis 1983

Nach mehrjähriger Arbeit erschienen die »Vorschläge und Forderungen zur ärztlichen Aus- und Weiterbildung«[63], in denen »das Medizinstudium nicht als endgültig berufsqualifizierend, sondern als Studium mit erstem berufsqualifizierendem Abschluß« begriffen wurde. Das Ziel des Medizinstudiums sollte nicht sein, einen »fertigen«, sondern einen »weiterbildungsfähigen« Arzt heranzubilden. Voraussetzung für eine derartige Konzeption des Medizinstudiums sei allerdings, daß jeder Arzt – Allgemeinmediziner wie Facharzt – nach der Approbation eine Weiterbildung durchlaufe, die durch eine Prüfung abgeschlossen werde, bevor er selbständig bzw. alleinverantwortlich tätig werden könne. Diese Forderung ist häufig von Gegnern polemisch als Forderung nach einer Pflichtweiterbildung aufgenommen worden. Den Kritikern war entgangen, daß sich die Forderung nur auf diejenigen bezieht, die »selbständig bzw. alleinverantwortlich tätig werden« wollen. Darin ist nichts anderes als die Selbstverständlichkeit enthalten, daß der niedergelassene Arzt, der Hausarztfunktionen ausübt (Praktischer Arzt oder Allgemeinarzt), mindestens eine gleichlange und gleichwertige Weiterbildungsphase durchlaufen haben soll wie jeder Spezialist. Es kommt die Bedeutung zum Ausdruck, die die ÖTV der Tätigkeit des Hausarztes beimißt. Die durch den Hausarzt zu fällenden Entscheidungen haben in aller Regel erheblich größere Bedeutung für das gesamte weitere Leben des Patienten als die der ärztlichen Spezialisten. Es kann keine Frage sein, daß hierfür eine mindestens ebenso tiefgreifende Phase der Erfahrungsgewinnung und qualifizierenden Weiterbildung erforderlich ist. Für Ärzte, die eine entsprechende Tätigkeit nicht anstreben, braucht eine solche Forderung daher auch nicht erhoben zu werden. Die entsprechende Qualifikation muß bei Aufnahme der Tätigkeit vorliegen. Für den praktischen Arzt und Allgemeinarzt gilt daher, daß er seine besondere Qualifikation zum Zeitpunkt der Eröffnung seiner Praxis nachzuweisen hat, da anders ein Schutz der Patienten vor ungenügend qualifizierten Ärzten nicht erreicht werden kann.

Die nach wie vor durchaus zwiespältige Auffassung der ÖTV und des BgÄ zur Beteiligung an Kammerwahlen wurde deutlich durch die Festlegung, »daß kandierende Kolleginnen und Kollegen in die Abteilungsarbeit eingebunden sein müssen und ihre Arbeit nach erfolgter Wahl für die Organisation transparent sein muß. Wahlprogramme müssen auf der Grundlage gesundheitspolitischer Vorstellungen der Gewerkschaft ÖTV erstellt werden.«[64]

Berufsverbote

Besonderer Erwähnung bedarf die Berufsverbotediskussion der siebziger Jahre, da sie auch auf die gewerkschaftliche Arbeit im ärztlichen Bereich erhebliche Auswirkungen zeigte. Dabei ist die Haltung des DGB bzw. seiner Einzelgewerkschaften zu politisch oder anders motivierten Berufsverboten klar: Die Verteidigung der im Arbeitsrecht und in den Tarifverträgen durch die Gewerkschaften erkämpften Sicherungen gegen die Kündigung von Arbeitnehmern ist eine der wichtigsten Aufgaben der Gewerkschaften überhaupt.

Undeutlich wurde die Haltung der Gewerkschaften deswegen, weil es im scharfen Wind der Verfolgung und Kündigung politisch anders Denkender, insbesondere im öffentlichen Dienst, und der denunziatorischen Aktivitäten zahlreicher Medien und insbesondere des in Berlin angesiedelten Ablegers des Bundes Freiheit der Wissenschaft, der »Notgemeinschaft für eine Freie Universität«, offensichtlich häufig nicht mehr möglich war, zwischen »Berufsverboten« einerseits und Ausschlüssen aus der Gewerkschaft wegen gewerkschaftsschädigenden Verhaltens andererseits zu unterscheiden[65].

Zahlreiche Ärzte waren aufgrund ihrer Erfahrungen an den Universitäten Mitglieder, Sympathisanten oder Freunde von Gruppierungen geworden, die den von den Gewerkschaften als »gewerkschaftsfeindlich« betrachteten nahestanden. Dabei handelte es sich in aller Regel um besonders aktive Mitglieder des Bundes gewerkschaftlicher Ärzte. Einmal als richtig erkannte Forderungen und Aktionsformen wurden von ihnen auch dann weitergeführt, wenn die regionale Kreis- oder Bezirksleitung in der ÖTV diese Aktivitäten nicht unterstützte. Notwendigerweise kam es dann zu unterschiedlichen Vorstellungen über die Bedeutung und Notwendigkeit der Weiterführung solcher Aktivitäten. Nicht vergessen werden darf, daß in dieser Zeit die Kreis- und Bezirksleitungen der ÖTV in aller Regel sozialliberalen Regierungskoalitionen gegenüberstanden. Die engen Verflechtungen zwischen SPD und ÖTV-Spitze machten es den Gewerkschaftsleitungen schwer, Aktivitäten an der Basis zu dulden, die sich in der Mehrzahl der Krankenhäuser direkt oder indirekt auch gegen die jeweilige Regierung richteten. Aus der Sicht zahlreicher Mitglieder der Gewerkschaftsbasis mußte sich die Abwiegelung von oben als ein typischer Ausfluß gewerkschaftlichen »Bonzentums« darstellen.

Der sich in den siebziger Jahren entwickelnde Konflikt ist an folgenden Zahlen, die den jeweiligen Protokollen der Gewerkschaftstage der ÖTV entnommen sind, abzulesen:

Gewerk-schaftstag	Anzahl der Verfahren	davon statt-gegeben	Begründung, soweit mitgeteilt	
1968	keine Gewerkschaftsaus-schlüsse berichtet			
1972	28	25	14	NPD-Mitgliedschaft
1976	259	246	184	Tätigkeit für »linksextreme Gruppierungen«
			32	Tätigkeit als Streikbrecher
			30	gewerkschaftsschädigendes Verhalten
1980	466	435	294	»Verstoß gegen die Unvereinbarkeitsbeschlüsse«
1984	43	41	39	»Verstoß gegen die Unvereinbarkeitsbeschlüsse«

Auflösung des Bundes gewerkschaftlicher Ärzte

Der neunte ordentliche Gewerkschaftstag in Berlin 1980 beschloß, nachdem Entsprechendes bereits in einem Antrag 1978 auf dem achten Gewerkschaftstag diskutiert worden war:»Die berufliche und fachliche Mitgliederbetreuung ist arbeitsplatzbezogen zu organisieren. Die Gliederung der Abteilungen richtet sich grundsätzlich nach dem Betriebsprinzip.« Eine nähere Begründung findet sich im Geschäftsbericht.[66]

Für den Bereich Gesundheitswesen bedeutete dies, daß er ergänzt wurde um die früheren Abteilungen Sozialarbeit, Kirchen und Soziale Dienste und nun »Gesundheitswesen, Kirchen und soziale Einrichtungen« heißt. Die bisherigen fünf berufsgruppenbezogenen Abteilungen wurden aufgelöst und folgende neue eingerichtet: Krankenhäuser, Einrichtungen der Psychiatrie und Rehabilitation, Allgemeine Gesundheitsversorgung, Kirchen und ihre Einrichtungen einschließlich Caritas und Diakonie (ohne Krankenhäuser), Wohlfahrtspflege und Rettungsdienste.

Die Neugliederung der Abteilung hatte zur Folge, daß auf der regionalen Ebene und auch überregional eine speziell auf die Bedürfnisse der Ärzte bezogene Arbeit kaum mehr stattfindet. Im ÖTV-Kreis Frankfurt existiert allerdings die Zusammenarbeit von Ärzten in der ÖTV bis heute als Arbeitsgemeinschaft gewerkschaftlicher Ärzte weiter. Die Arbeit der Ärzte, deren übergroße Mehrheit nunmehr zur Abteilung Krankenhäuser zu rechnen ist, hat sich einzuordnen in die Arbeit der anderen Berufsgruppen der Krankenhäuser. Die Einrichtung besonderer Arbeitskreise, die sich speziellen Problemen ärztlicher Tätigkeit, etwa den besonderen Aus- und Weiterbildungsproblemen, aber auch den besonderen Beschäftigungsbedingungen, z.B. nach wie vor bestehender überlanger Bereitschaftsdienste, widmet, ist damit nicht aufgegeben.

6

Elisabeth Redler-Hasford und Renate Jackle

Gesundheitsläden und Gesundheitstage. Versuch einer Bilanz nach neun Jahren

Weder für alle achtzehn bestehenden Gesundheitsläden und Gesundheitsladeninitiativen noch für einzelne Läden ist geklärt, was sie sind und was sie wollen. So kann auch dieser Versuch, eine Bilanz nach neun Jahren seit der Gründung des ersten Gesundheitsladens zu ziehen, nur so aussehen, daß die Läden in ihrer Buntscheckigkeit und ihren Orientierungskrisen geschildert werden, statt ein Bild mit klaren, geglätteten Konturen zu zeichnen. Eine Gewähr für die Vollständigkeit der Darstellung kann überdies wegen der Dezentralität des Geschehens niemand, auch nicht die Autorinnen – Mitglieder des Münchner Gesundheitsladens –, übernehmen.

Welche andere Organisation stellt ihre Orientierungslosigkeit so offensiv zur Schau, wie dies die Gesundheitsläden tun? Die Einladung zum Bremer Gesundheitstag 1984, eine der öffentlichkeitswirksamsten Veranstaltungen der Gesundheitsläden, wurde eingeleitet mit dem Spruch des klapprigen Esels im Märchen von den Bremer Stadtmusikanten: »Wir wissen zwar nicht, wo wir hin wollen, aber wir werden als Erste dabeisein.«

Dieses Bekenntnis zu Widersprüchen und Unordentlichkeit wird von den einen als politische Leistung, von den anderen als politisches Defizit bewertet. Die Frage, ob die Bunte-Wiese-Mentalität bewahrt oder zugunsten einer inhaltlichen oder organisatorischen Vereinheitlichung aufgegeben werden soll, bestimmt seit Jahren die Debatte um die Perspektive der Gesundheitsläden, ist mindestens so prägend gewesen wie die vielfältigen (eben!) inhaltlichen Aktivitäten.

Eine kritische Bilanz soll auch Urteile enthalten. Diese fallen unterschiedlich aus, je nachdem, welche Kriterien angelegt werden: Was soll mehr ins Gewicht fallen, die Leistungsfähigkeit der Gesundheitsläden als

Sammelbecken zahlreicher Strömungen, als Nährboden für Ideen und Personen oder als Gegenöffentlichkeit und Korrektiv zu vorherrschenden Tendenzen, oder zählt allein ihre politische Schlagkraft?

Geschichte der Gesundheitsläden

Eine erste Annäherung an das, was Gesundheitsläden sind, soll über eine Chronik wichtiger Etappen und Ausdrucksformen der Gesundheitsladenbewegung versucht werden.

Der erste Gesundheitsladen wurde am 19. 7. 1978 in Berlin als Medizinisches Informations- und Kommunikationszentrum e. V. gegründet. Er stellte sich vor als eine Gruppe von Beschäftigten im Berliner Gesundheitswesen, die die »Unzufriedenheit über den Widerspruch zwischen den eigenen Vorstellungen einer sinnvollen patientenorientierten Medizin und der tatsächlichen Form, in der Medizin ausgeübt und verstanden wird« (Einladungsflugblatt zur zweiten Plenumssitzung) zusammengeführt hat. Überlegungen zu einem Zusammenschluß kritisch gesinnter »Gesundheitsbewegter« gab es auch in anderen Städten, und eine Gründungswelle neuer Gesundheitsläden überzog die Bundesrepublik, nachdem der erste Gesundheitstag, 1980 von dem Berliner Gesundheitsladen organisiert, etwa 10 000 Teilnehmer angezogen hatte. 1982 wurden 32 Läden und Initiativen mit etwa 2000 Mitgliedern gezählt; seither ist ein Schrumpfungsprozeß zu beobachten.

Die Kommunikation unter den lokalen Gruppen zwischen den Gesundheitstagen wurde durch mehrfach im Jahr stattfindende nationale Treffen intensiviert, und 1982 richteten die Läden als Diskussionsforum die unregelmäßig erscheinende Schriftenreihe »Infodienst der Gesundheitsläden« ein. Während in diesem Blatt die breite Diskussion um inhaltliche Perspektiven gepflegt wird, beschränkt sich die gleichnamige Rubrik in der Zeitschrift »Dr. med. Mabuse« meist auf Nachrichten aus den Gesundheitsläden.

Eine prägnante Strukturveränderung zeigt sich in der personellen Besetzung der Büros. Mit der Etablierung der Vereine und der Vorbereitung und Durchführung längerfristiger Projekte setzte in den größeren Läden die Beschäftigung hauptamtlicher Mitarbeiterinnen und Mitarbeiter ein, die zunächst aus Eigenmitteln, später aus öffentlichen Quellen finanziert wurden.

Einige dieser größeren Projekte sollen genannt werden, die die Gesundheitsläden ins Leben riefen:

Der Berliner »Verlag Gesundheit« ging ähnlich wie das ambitionierte Zeitschriftenprojekt »Gesundheit!« von hochgegriffenen Zahlen gesundheitsbewegter Menschen und damit potentieller Kunden (80 000 bis 100 000) aus. Sie hatten sich verkalkuliert; der Verlag meldete den Konkurs an, die Zeitschrift gedieh mangels Startkapital nicht zur Druckreife.

In einigen Läden entstanden Patientenstellen, das sind unabhängige Anlaufstellen für Bürger mit gesundheitsbezogenen Fragen und Problemen. Hiermit versuchen Gesundheitsladenmitglieder, ihre alternativen Vorstellungen von Patientenberatung für Bürger nützlich werden zu lassen, ihnen anders, d. h. offen, solidarisch, mit Blick auf den ganzen Menschen, zu begegnen und sie in ihrer meist schwachen Position gegenüber dem Gesundheitswesen zu stärken. Wenige dieser Initiativen überlebten die erste Krise, wenn sich Frustration darüber verbreitete, daß der politische Anspruch schwer mit den Mühen der Einzelberatung zu verbinden war. Einige Läden (u. a. Hamburg, München und Bielefeld) halten an dem Projekt fest, zum Teil mit Hilfe professioneller, über Arbeitsbeschaffungsmaßnahmen finanzierter Beschäftigter.

Das Thema Selbsthilfe war jahrelang ein Schwerpunkt der Gesundheitsläden. Der Münchner Laden engagierte sich so weit, daß er die Koordination der Selbsthilfegruppen bei den Verhandlungen mit Parteien und Behörden und vorübergehend die Trägerschaft des neugeschaffenen Selbsthilfezentrums übernahm.

Kennzeichnend ist für Gesundheitsläden die lockere Organisationsform. Die Ablehnung rigider Strukturen, zum einen in den ärztlichen Standesvertretungen, zum anderen in den Gewerkschaftshierarchien und in dogmatischen linken Gruppierungen, war eines der stärksten Motive, die zur Gründung von Gesundheitsläden führten. Die Lockerheit soll eine bestimmte Form politischer Kultur darstellen, die früher wie heute oft romantisierend beschworen wird mit Begriffen wie »Förderung von Wildwachstum«, »Verbindung von Verstand und Gefühl«, »produktive Form von Unruhe«, »humanes Miteinanderumgehen im Gesundheitswesen«.

Gesundheitsläden haben sich über Jahre gegen eine Straffung und Zentralisierung gesperrt, sie beharren auf ihrer antihierarchischen Ausrichtung. Obwohl sie angewiesen sind auf die »Macher«, d. h. Leute, die kontinuierlich das Notwendige im Büro erledigen und die Ideen generieren, herrscht dennoch ein grundsätzlich egalitäres und gegenüber »Gurus« und »Karrieristen« mißtrauisches Klima.

Mitglieder- und Organisationsstruktur

In den Anfangsjahren stellten Medizinstudenten und -studentinnen sowie junge Ärzte und Ärztinnen die stärkste Gruppe der Mitglieder und Aktiven. Durchaus im Einklang mit einer Vorstellung von Gesundheit, die nicht auf Medizin beschränkt ist, wurden in den Gesundheitsläden dann mehr und mehr Sozialwissenschaftler und Sozialpädagogen aktiv, die hier berufsnahe Diskussionen, Praktikumsplätze, Praxisfelder und mitunter sogar Arbeitsstellen fanden. Als Themen in den Mittelpunkt der Arbeit rückten, die nicht von Ärzten definiert wurden und mit deren Arbeitsfeldern nur noch wenig zu tun hatten (z. B. die kommunale Selbsthilfeförderung), ging für die Mediziner die Bedeutung der Gesundheitsläden als Selbsthilfeeinrichtung zurück, und viele verlegten ihre Aktivität in mittlerweile entstandene Gruppen der ärztlichen Friedensbewegung und Antiatomkraftbewegung oder in die oppositionellen Ärztekammerlisten, wo neben konkreteren, berufsnahen Themen auch der Plausch unter Kollegen lockte.

Die Ausdünnung der ärztlichen Aktivisten ist auch den beruflichen und privaten Karrieren geschuldet, die zu Zeitnot und bei einigen zum Arrangement mit den früher kritisierten medizinischen Institutionen führten.

Dem sich aus der aktiven Mitarbeit im Gesundheitsladen zurückziehenden Mitglied steht der »Multifunktionär« gegenüber: Angestellter in einem Krankenhaus, Betriebsrat, Gesundheitsladenmitglied, Mitglied bei den Grünen, Aktivist in der Friedensbewegung und in einer Stadtteilinitiative . . . Auf der Integrationskraft derartiger Persönlichkeiten beruht nicht selten die Vernetzung der Gesundheitsläden mit anderen Initiativen; aber auch die räumliche Verbindung fördert die Kommunikation, so in Hamburg und Berlin, wo die Gesundheitsläden ihre Räume in alternativen Zentren haben.

Typisch für Gesundheitsläden ist ein Dreigestirn von Arbeitsformen: Eine variable Kerngruppe, in größeren Läden mittlerweile unterstützt von Hauptamtlichen, organisiert die Bürodienste und trifft sich zwei- bis viermal monatlich zur Besprechung der laufenden Geschäfte; themenbezogene Arbeitsgruppen, die nur zu einem Teil von dem aktiven Kern des

Ladens initiiert sind, treffen sich regelmäßig in den Räumen, und darüber hinaus werden Veranstaltungen zu aktuellen Themen für die Mitglieder und die breitere Öffentlichkeit durchgeführt. Die kleinen Läden und Initiativen können sich wegen geringer Personenzahl und Finanzen keine Ausdifferenzierung leisten. Die Frankfurter sind beispielsweise auf eine Stammtischgruppe zusammengeschrumpft, die in dieser Form, d. h. als Selbsthilfegruppe, sehr stabil und bei den Teilnehmern hochgeschätzt ist.

Finanzen

Die finanzielle Basis wird durch sozial gestaffelte Mitgliedsbeiträge gelegt. Somit entscheidet die Mitgliederzahl zunächst einmal darüber, ob sich ein Laden Räume für das Büro und die Versammlungen leisten kann und ob er Honorare für Hauptamtliche zahlen kann.

Jede kontinuierliche Serviceleistung für Mitglieder oder Bürger, jede größere Veranstaltung, jeder politische Vorstoß in der Kommune läßt das Spannungsverhältnis zwischen der Feierabend-Aktivität Gesundheitsladen und einem Arbeitsprogramm, das einen großen Zeitaufwand und eine längerfristige Festlegung verlangt, deutlich werden. Die sinkende Lust an unbezahlter Eigenarbeit und die bei der Beschäftigung von Hauptamtlichen chronisch werdende Finanznot ließen die Bereitschaft, öffentliche Gelder anzunehmen, steigen. Anfangs waren alle anfallenden Arbeiten (Bürodienste, Renovierung, Öffentlichkeitsarbeit etc.) in Eigenarbeit geleistet worden; dann setzte sich etappenweise die Nutzung bezahlter Arbeitskräfte durch: zunächst knappe Honorare für einige Stunden pro Woche, heute reguläre Gehälter gemäß BAT.

Die größeren Läden haben inzwischen Erfahrungen gesammelt als Arbeitgeber von Beschäftigten, die über Arbeitsbeschaffungsmaßnahmen oder über die lokale Initiativenförderung öffentlich finanziert werden, und sie gestehen ein, daß sie ohne Hauptamtliche nicht überlebensfähig wären.

Debatten um »Staatsknete«

Dies ist der pragmatische Schlußpunkt oft heftiger Debatten um die Professionalisierung und »Staatsknete«, in der auf der einen Seite Unabhängigkeit, Radikalität, Spontaneität und nicht zuletzt die Verdrängungseffekte für die Freiwilligenarbeit als Argumente eingebracht wurden, auf der anderen Seite Kontinuität, Fachkompetenz und die Kritik an der Selbstausbeutung. Die weitestgehende Perspektive in dieser Richtung sieht Gesundheitsläden als »öffentliche Dienstleistungseinrichtungen in Selbstverwaltung«, die »für diese Arbeit öffentliche Unterstützung reklamieren und alles in Anspruch nehmen [sollten], was zur finanziellen Absicherung einer unabhängigen Arbeit erreichbar ist: Gelder für Gutachten, Projekte, Auskünfte und Informationsschriften, Spenden, Forschungsgelder, Zuschüsse von Gewerkschaften, Krankenkassen, Öko-Fonds, Personalmittel über Zuschüsse, ABM, Praktikantengelder u. ä.«[68] Ob sich Gesundheitsläden als Zuwendungsempfänger derartiger Einrichtungen nach außen wirklich noch als unabhängig darstellen können, erscheint fraglich.

Mutige finanzielle Drahtseilakte waren die Gesundheitstage, deren Etats in die Hunderttausende gingen und die trotz Kreditaufnahme, günstigen Raummietkonditionen und Selbstausbeutung der Organisatoren stets absturzgefährdet waren. Überschüsse wie Verluste wurden bis zum Bremer Gesundheitstag, der mit einem Defizit abschloß, unter den Läden umverteilt. Wie die Defizite des vierten Gesundheitstags in Kassel 1987, dessen Teilnehmerzahl mit 3000 bis 4000 weit hinter den Erwartungs- und Erfahrungswerten zurückblieb, ausgeglichen werden, ist nach dem vorhergehenden Streit unter den Läden über die Sinnhaftigkeit eines erneuten Gesundheitstags noch offen (siehe den Abschnitt »Gesundheitstage«).

Inhalte

Idealiter verfolgen die Läden das lokale gesundheitliche Geschehen und schaffen eine kritische Gegenöffentlichkeit durch Stellungnahmen, Veranstaltungen und Aktionen. Daneben bieten sich Gesundheitsläden an als Drehscheibe für Informationen und als Vermittler zwischen Gruppen mit speziellerer Ausrichtung. Schließlich sind noch die Serviceleistungen zu erwähnen, etwa die Patientenstellen, die Aids-Beratung im Hamburger Gesundheitsladen oder Beiträge zu Veranstaltungen anderer Gruppen.

Realiter entscheiden die Interessen und Arbeitskapazitäten der Aktiven, welche Themen aufgegriffen werden. Wichtige Themen gehen so mitunter verloren. »Wie finden uns die Themen?« war folglich eine wichtige Frage, die in der Perspektivediskussion der Gesundheitsläden auf dem Kasseler Gesundheitstag aufgeworfen wurde.

An Vielfalt mangelt es den Themen nicht, die in speziellen Arbeitsgruppen, in Sitzungen der Laden-Teams und in öffentlichen Veranstaltungen behandelt wurden. Das Spektrum reicht von berufsbezogenen Fragen (z. B. Studienbedingungen oder Alternativen der ambulanten Pflege) über Gesundheits- und Sozialpolitik (z. B. Kommunalpolitik, Gesundheitssicherstellungsgesetz, Sozialabbau, Arbeit und Krankheit) bis zur Alternativmedizin (Heilkräuter, Akupunktur usw.) und zur Selbsthilfebewegung. Die großen Protestbewegungen (Ökologie, Antiatomkraft und Frieden) führten auch in Gesundheitsläden Gruppen zusammen bis hin zu Sanitätsgruppen, die sich auf die Versorgung verletzter Demonstranten vorbereiten. Diese bei den »Demosanis« besonders deutliche Verwobenheit mit Gruppen und Aktionen, die zunehmend kriminalisiert werden, macht Gesundheitsläden mitunter zum Objekt der Aufmerksamkeit der Staatsschützer, während sie in anderem Zusammenhang, z. B. im Bereich der Selbsthilfeförderung, akzeptierte Verhandlungspartner und Zuwendungsempfänger öffentlicher Körperschaften geworden sind.

Selbsthilfe

Wir dürfen annehmen, daß es nicht das öffentliche Geld war, was die Läden am Thema »Selbsthilfe« so stark interessierte. Selbsthilfegruppen wurden als politische Gegenstruktur (wenn auch mehr Gegenkultur als Gegenmacht) gegen das etablierte Gesundheitswesen angesehen. Einige, in deren Köpfen radikalere Gegenentwürfe noch lebendig waren, warnten davor, Selbsthilfe zu mystifizieren und die öffentliche Förderung als uneigennützig anzusehen; doch das Pferd »Selbsthilfe« wurde in vielen Läden gesattelt. Selbsthilfe wurde als zentrales Thema diskutiert oder als vermeintlich subversiver Ansatz praktiziert, indem Selbsthilfegruppen initiiert und die öffentliche Selbsthilfefinanzierung gefordert wurden.

Die Beschäftigung mit den genannten Themen dient vorwiegend der eigenen – alternativen – Fortbildung, seltener der Vorbereitung politischer Aktionen. Und auch von Gesundheitstagen ist zu sagen, daß ihre Stärke in der Verbreitung von Informationen und Ideen unter Interessenten, nicht in der Verabschiedung von Stellungnahmen einer mit einer Stimme sprechenden Gesundheitsbewegung liegt.

Dies hat sich allerdings in der Geschichte der Gesundheitstage allmählich zu einem Nachteil entwickelt und soll deshalb im nächsten Abschnitt ausführlich dargestellt werden.

Gesundheitstage

Der Berliner Gesundheitstag 1980 war als Gegenveranstaltung zum gleichzeitig in der Stadt stattfindenden 83. Deutschen Ärztetag konzipiert, der mit der Diskussion um das »Blaue Papier« (Gesundheitspolitische Vorstellungen der deutschen Ärzteschaft) eine neue Runde in den Angriffen auf das Solidarsystem der gesetzlichen Krankenversicherung eingeläutet hatte. Der Gesundheitstag sollte bewußt die Grenzen des Ärztestandes überwinden und andere Professionelle und Betroffene des Gesundheitswesens einbeziehen. Und er suchte gezielt die Konfrontation mit der herrschenden Standes- und Gesundheitspolitik und ihren Machtstrukturen. Dies gelang vor allem mit dem Thema »Medizin und Nationalsozialismus. Tabuisierte Vergangenheit – Ungebrochene Tradition?«[69]. Nach fünfunddreißigjährigem Schweigen wurde eine Diskussion über die Rolle der Medizin und vor allem der Ärzteschaft im Nationalsozialismus in breiterem Rahmen eingeleitet.

Schon die unerwartet hohe Zahl von rund zehntausend Teilnehmern verursachte eine euphorische Aufbruchstimmung; der Beweis war geliefert, daß die bundesdeutsche Ärzteschaft kein monolithischer Block war und daß sich neben der offiziellen Schulmedizin eine lebendige Vielfalt von Alternativen eingenistet hatte.

Das Experiment Gesundheitstag wurde bundesweit in Hamburg 1981 (rund 15 000 Teilnehmer) und in Bremen 1984 (knapp 10 000 Besucher) wiederholt, auf Länderebene fanden begrenzte Gesundheitstage statt. Sowohl der Hamburger »Jahrmarkt der Möglichkeiten« als auch der Bremer Gesundheitstag wurden von den Teilnehmern unterschiedlich beurteilt.

In Hunderten von Einzelveranstaltungen sahen die einen den erfreulichen Ausdruck der Buntheit der Gesundheitsbewegung; andere kritisierten das Überangebot an Veranstaltungen über »alternative« Heilmethoden, während eine offensive Auseinandersetzung mit den drängenden gesundheits- und sozialpolitischen Fragen in den Hintergrund geraten sei.

Nach dem Bremer Gesundheitstag nahm allerdings die Kritik über-
hand, und unter den Gesundheitsläden herrschte eigentlich Konsens,
keine solche Mammutveranstaltung mehr zu planen.

Trotzdem fand in Kassel im Mai 1987 ein vierter Gesundheitstag statt,
der von dortigen Gesundheitsläden organisiert worden ist.

Die Teilnehmerzahl blieb deutlich hinter den Erwartungen der Veranstalter zurück. Der gesamte Gesundheitstag wurde überschattet von der
Diskussion darüber, daß die Kasseler ausgerechnet Julius Hackethal die
Gelegenheit geben wollten, in der Stadthalle im Alleinauftritt seine »Erlö-
sungstodvorstellungen« zur aktiven Sterbehilfe darzustellen, die er sonst
in der *Bild-Zeitung* und anderen Boulevardblättchen zum besten gibt.
Diese Einladung war zumindest naiv, getragen von der Hoffnung, daß
Hackethal einigen Medienrummel verursachen und die Stadthalle füllen
würde. Den Veranstaltern wurde vorgeworfen, daß die Diskussionen auf
den vorherigen Gesundheitstagen zur Medizin im Nationalsozialismus
und zur Euthanasie entweder an ihnen vorbeigelaufen waren oder die Dis-
kussionsergebnisse nicht von ihnen geteilt worden sind, da sie in der Person Hackethals den prominentesten Vertreter der neuen »Euthanasiebe-
wegung« in der Bundesrepublik eingeladen hatten. Obwohl die Kasseler
Hackethal nach einigem Hin und Her schließlich, nach Beginn des Gesundheitstags, wieder ausluden, sagten zahlreiche Referenten ihre Veranstaltungen ab.

Kassel zeigte darüber hinaus deutlich, daß es »die« Gesundheitsbewegung nicht gibt, daß sich der bunte Fleckerlteppich des Programms, in dem
alles mehr oder weniger gleichwertig und damit verwirrend unüberschau-
bar nebeneinandersteht, wieder einmal zum inhaltlichen Nachteil ausge-
wachsen hat. Es gab gut vorbereitete Veranstaltungen, z. B. zum Thema
»Arbeitsplatz und Gesundheit«, doch waren diese teilweise aus dem Ge-
lände der Gesamthochschule – dem Hauptort des Geschehens – ausgela-
gert und damit auch nicht mehr so repräsentativ für den Gesundheitstag.

»Renner« waren die Veranstaltungen über Spiritualität, in denen New-
Age-Vertreter ihre Utopie einer schönen neuen Welt darstellten. In diesen
Kreisen war »analytisches Denken« verpönt; wer kritisch nachfragte, was
denn eigentlich das New Age sei, wurde als »Altlinker« abgestempelt. Von
diesen Diskussionen um inhaltliche Punkte einmal abgesehen, gab es auch
in Kassel wieder zahlreiche Teilnehmer und Teilnehmerinnen, die den Gesundheitstag nutzten, um alte Bekannte zu treffen und neue Mitstreiter

kennenzulernen, um Erfahrungen auszutauschen, zu diskutieren und zu spüren, daß man nicht alleine ist. Es gab Besucher, die zum ersten Mal auf einem Gesundheitstag waren und dieses Forum nutzten, um sich überhaupt einmal zu informieren – und das als sehr positiv empfanden.

Während aber die Gesundheitstage Berlin (Medizin und Nationalsozialismus) und auch noch Hamburg (Militarisierung des Gesundheitswesens) in zentralen Einführungsveranstaltungen hochbrisante politische Themen aufgriffen und zu einem Votum der Versammelten vor der Öffentlichkeit machten, wurde diese Chance in Kassel zugunsten einer Kulturveranstaltung vertan. Dabei hätte sich beispielsweise das Thema Aids angeboten. Zwar gab es dazu zahlreiche, gut besuchte Einzelveranstaltungen, in denen Teilnehmer ihre Empörung über die bayerischen Beschlüsse zur Aids-Politik äußerten. Eine wirklich zentrale Diskussionsveranstaltung, die zu einer Resolution des Gesundheitstags gegen den bayerischen Maßnahmenkatalog hätte führen können, fand aber nicht statt.

Das organisatorische Chaos in manchen Bereichen sprach für eine vollkommene Überforderung der Veranstalter. Wenn es überhaupt weitere Gesundheitstage in dieser Größenordnung geben sollte, dann müssen sie offensiv zentrale Themenschwerpunkte der gesundheitspolitischen Diskussionen in der Bundesrepublik Deutschland aufgreifen und Gegenvorstellungen diskutieren und entwickeln. Kassel hat mit seiner bunten Themenvielfalt niemandem wehgetan; ohne Hackethal wäre in den Zeitungen wahrscheinlich kaum eine Schlagzeile erschienen.

Wer sind wir? Was wollen wir?
Die Probleme mit der Programmatik

Eine Leerstelle ist bei aller Aktivität und Themenvielfalt eine konsensfähige Programmatik, was viele als Grundproblem der Gesundheitsladenbewegung ansehen, einige aber durchaus als Vorteil: E. Göpel (Gesundheitsladen Bielefeld) verlangte in Kassel für das von ihm anvisierte »Kulturprojekt Gesundheitsbewegung« den *Schutz* vor einer einheitlichen Programmatik.

Erkennbare Versatzstücke einer konsensfähigen Programmatik sind sehr vage. Da ist von einer »ganzheitlichen, ökologischen Sichtweise von Gesundheitsproblemen und deren Bewältigung« die Rede und von der Idee, »aus dem Krankheitswesen ein Gesundheitswesen zu machen«.

Die Gesundheitsläden waren angetreten mit der Vorstellung, das Nebeneinander von Personen und Gruppen, die bei Kapitalismuskritik, Berufspraxis oder alternativen Heilweisen ansetzen oder hauptsächlich die Geselligkeit suchen, miteinander vereinbaren zu können. Zunächst gab es die Idee, die Kritik an den herrschenden Verhältnissen sei der gemeinsame Nenner, der ausreiche, um gemeinsames Handeln zu ermöglichen. Das Sprechen mit einer Zunge, die Einigung auf ein gemeinsames Programm ist aber den Läden nicht gelungen. Die Mehrheit gefällt sich besser als »bunte Wiese«, auf die viele bunte Blumen blühen.

Trotz dieser Stimmung gibt es Ansätze zu einer Vereinheitlichung der Diskussion, die langfristig zu einer gemeinsamen Perspektive führen soll. Dazu gehören insbesondere die nationalen Treffen und der überregionale »Infodienst der Gesundheitsläden« mit ihren Schwerpunktthemen. Die einzelnen Läden sind aufgefordert, dafür Beiträge zu liefern, stöhnen aber oft unter dieser Arbeitslast, zumal Mitglieder die Theorie- bzw. Kopflastigkeit kritisieren. In der Intellektualisierung der Arbeit bei gleichzeitig fernerrückenden politischen Zielen, was mit der Wende zum CDU/CSU-Staat, der Raketenstationierung, den ökologischen und Atomkatastrophen, der ökonomischen und Arbeitsmarkt-Krise nur kurz angedeutet werden soll, liegt sicher auch ein Grund für die Ausdünnung der Schar der Aktivisten. Denn nicht nur Wissensdurst führte sie zum Gesundheitsladen, und nach anstrengenden Arbeitstagen war der Kopf nicht immer aufnahmebereit für komplizierte Sachverhalte und Diskussionen. Der Austausch von Alltagserfahrungen und Nachrichten aus dem lokalen Gesundheitswesen hatte die Gesundheitsläden als Selbsthilfeeinrichtung von Beschäftigten attraktiv gemacht.

Daneben gab es immer Diskussionen über den politischen Standort der Gesundheitsläden, vor allem über die Fragen: Wie verhalten wir uns zur offiziellen Ärzteschaft? Wo stehen wir in der Gesundheitsbewegung?

Eines der Gründungsmotive der Gesundheitsläden war die Opposition zur Ärztekammer. Vielfältige von den Standesorganisationen tabuisierte oder einseitig behandelte Themen wurden diskutiert: offiziell nicht anerkannte Arzneimittelschäden, alternative Formen ärztlicher Praxis, das Gesundheitssicherstellungsgesetz und anderes mehr. Aber es fehlte die in die Öffentlichkeit getragene direkte Konfrontation mit den ärztlichen Standesfunktionären, wie sie mit den oppositionellen Kammerlisten stattfindet.

Die Gesundheitsläden verstanden und verstehen sich gern als Ursprung und Zentrum der Gesundheitsbewegung, die es schaffen, verstreute Gruppen (Selbsthilfegruppen, Psychiatriegruppen, Medienprojekte usw.) zu überschauen und durch eine lockere Form der Vernetzung politisch mächtiger zu machen. Das Modell des lockeren Zusammenschlusses, das für die Binnenstruktur gilt, leitet also auch das Selbstbild von der Stellung der Gesundheitsläden in der Gesundheitsbewegung. Nicht zuletzt die quantitativ so erfolgreichen Gesundheitstage nährten den Mythos vom Kern der Bewegung, doch alle Bemühungen um die Vernetzung lokaler Initiativen waren bisher zum Scheitern verurteilt. Die schwächeren, selbstgenügsamen Initiativen haben Ängste, doch irgendwann in dem Netz zu zappeln; die selbstbewußten, bereits in einer Teilöffentlichkeit wirksamen Projekte kooperieren nur punktuell.

Fazit

In den Gesundheitsläden liegen alte und neue Identitäten im Streit. Vor allem die Gründungsmitglieder versuchen, die alte Identität als Selbsthilfegruppe zu bewahren trotz geringerer Basisbeteiligung, trotz Professionalisierung, trotz veränderter Mitgliederstruktur und, last not least, trotz persönlicher Veränderung. Die Hauptamtlichen indessen, die oft vergeblich nach der breiten Basis ausspähen, deren Aktivitäten sie unterstützen, deren Interessen sie fördern sollen, sind dabei, an einer neuen Identität zu basteln, die nicht auf die Beteiligung der Mitglieder angewiesen ist. Förderung der Selbsthilfebewegung und Stadtteilbezug sind Stichworte zu diesen neuen Orientierungen. Wenn die Hauptamtlichen keine Gesundheitsarbeiter sind, droht die Auseinandersetzung mit den etablierten Einrichtungen des Gesundheitswesens zu verflachen oder ganz abzubrechen.

Zum Abschluß noch einige Worte zu Offenheit, Vielfalt und egalitärer Struktur. Diese werden gespeist von einem positiven Bild pluraler politischer Kultur, andererseits aber auch von einer manchmal irrational anmutenden Angst vor Vereinnahmung oder individuellen Karrieremotiven. Genauso wie jedes »Machtstreben« einzelner in den Läden erstickt wird, setzen sich auch keine Machtmotive gegenüber der politischen Umwelt durch. Die Bedeutungslosigkeit regt weniger auf als die Gefahren, die mit dem Umbau der Organisation zu einer politisch schlagkräftigen Vereinigung verbunden sein könnten.

Die positiven Seiten der Offenheit liegen vor allem darin, daß ein Gesundheitsladen ein organisatorischer Rahmen ist, in dem Personen und Ideen sich ungehindert von zentralen Vorgaben oder gar Dogmen entfalten – wenn auch nicht immer durchsetzen – können. Als »Durchlauferhitzer« für Personen, die im Gesundheitsladen politische Erfahrungen sammelten und in formelleren Organisatoren einflußreiche Positionen übernahmen (z. B. in der Grünen Partei oder in den oppositionellen Ärztekammerlisten), und von Ideen, die sich in modellartigen Projekten konkretisierten und dann von anderen Trägern übernommen werden können (z. B. Selbsthilfeförderung, Patientenstellen) haben sich Gesundheitsläden als sehr fruchtbar erwiesen. Und auch die Tatsache, daß Gesundheitsläden ihre »Kinder« loslassen können (Gruppen, die sich in ihren Räumen trafen und sich typischerweise gerade dann, wenn sie erfolgreich wurden, lösten), zeugt von der Produktivität einer offenen Struktur.

7

Die Opposition in den Ärztckammern

7.1

Hans-Ulrich Deppe, Winfried Beck, Renate Jäckle, Udo Schagen

Warum Kammeropposition?

Als sich das kritische Potential in der Ärzteschaft Mitte der siebziger Jahre entschloß, in den Ärztekammern mitzuarbeiten, kam es zu vielen Fragen, die keineswegs vorab geklärt werden konnten, die sich zum Teil sogar erst im Laufe der Zeit als reale Probleme herausschälten. Es wurde immer wieder danach gefragt, ob es sich überhaupt lohnt, in den Kammern aktiv zu werden, ob dies nicht zeitaufwendige Tätigkeiten erfordert, die von wichtigeren politischen Aufgaben ablenken, oder ob solche bürokratischen Institutionen nicht sogar die Eigenschaft an sich haben, Protestpotentiale integrieren und lahmlegen zu können. Darüber hinaus bestand große Unsicherheit und Unkenntnis darüber, was Ärztekammern eigentlich sind, was der Unterschied beispielsweise zwischen der Bundesärztekammer und Landesärztekammern ist und welche gesundheitspolitischen Funktionen sie haben. Da solche Inhalte bei der Entstehung und der Entwicklung von ärztlichen Oppositionslisten immer wieder eine Rolle spielten, soll eingangs auf einige übergreifende Aspekte hingewiesen werden, bevor die Einzeldarstellungen folgen.

Was sind die Ärztekammern?

Die regionalen Ärztekammern begannen schon früh nach Kriegsende bei freiwilliger Mitgliedschaft auf Länderebene weiterzuarbeiten. Bereits 1946 kam es schon wieder zur Gründung der ersten Landesärztekammer als einer Körperschaft des öffentlichen Rechts. Diese Entwicklung wurde Anfang der sechziger Jahre abgeschlossen. Seitdem sind die Landesärztekammern Rechtspersönlichkeiten mit Rechten und Pflichten, die im eigenen Namen vor Gerichten auftreten können. Sie sind ein mitgliedschaftlich organisierter Verband, der staatliche Aufgaben mit hoheitlichen Mitteln unter staatlicher Aufsicht wahrnimmt. Die Mitgliedschaft in den Landesärztekammern ist für Ärztinnen und Ärzte Zwang, sie verwalten sich selbst, und die Finanzierung erfolgt über jährliche Beiträge zwischen 200 und 1000 DM pro Mitglied. Die vorgeschriebenen Selbstverwaltungsaufgaben konzentrieren sich auf: die Überwachung der Berufspflichten der Kammerangehörigen, die ärztliche Fortbildung, die Schlichtung von Streitigkeiten zwischen Berufsangehörigen, Beratungsaufgaben, die Unterstützung des öffentlichen Gesundheitsdienstes, Stellungnahmen zu Gesetzentwürfen, die Unterstützung in Not geratener Berufsangehöriger, Gutachterstellen für Schwangerschaftsunterbrechung zu unterhalten und insbesondere auf die ärztliche Weiterbildung und die Führung von Versorgungswerken zur Sicherung der ärztlichen Altersversorgung. Oberstes staatliches Aufsichtsorgan ist die Gesundheitsbehörde eines Bundeslandes, die unterschiedlichen Ministerien zugeordnet ist.

Die Landesärztekammern haben darauf zu achten, daß die Ausübung des ärztlichen Berufs in einer Weise erfolgt, die der Allgemeinheit dienlich ist und eine Schädigung oder Gefährdung der Volksgesundheit ausschließt. Die mit Zwangsmitgliedschaft und Zwangsbeiträgen verbundene Beschneidung von Grundrechten ist nur deshalb zulässig, weil gruppenspezifische, berufsständische Fragen in den Hintergrund zu treten haben und dem Gemeinwohl dienende Aufgaben die Tätigkeit der Kammern bestimmen sollen. Es ist ihnen daher auch untersagt, Funktionen auszuüben, welche dem Staat verschlossen und freien Gruppierungen vorbehalten sind. Daraus ergibt sich der grundsätzliche Unterschied zu den ärztlichen Berufsverbänden, welche lediglich den Interessen der Mitglieder, nicht jedoch dem Gemeinwohl verpflichtet sind (Stuby, G., Zum Recht auf organisierte Opposition in den Ärztekammern und zu den prozessualen Möglichkeiten seiner Durchsetzung, Gutachten erstellt im Auftrag des Vereins Demokratischer Ärztinnen und Ärzte, Dezember 1986).

Bis Mitte der siebziger Jahre haben die Kammern offen oder verdeckt über ihre vorgeschriebenen Grenzen hinaus Themen aufgegriffen und zur Unterstützung konservativer Gesellschaftsgruppen öffentlich Stellung genommen. Seit dem Auftreten der Ärzteopposition ist den Kammern die Wahrnehmung eines allgemeinen politischen Mandats gerichtlich untersagt, was zwar ihre herkömmliche Praxis nicht grundlegend veränderte aber immerhin erheblich abschwächte. Insgesamt handelt es sich bei den Landesärztekammern um Einrichtungen, die relevante berufspolitische Aufgaben der Ärzte in Selbstverwaltung wahrnehmen.

Was ist die Bundesärztekammer?

Nach Kriegsende wurde die »Reichsärztekammer«, die von den Nationalsozialisten 1936 errichtet worden war, von der Alliierten Kontrollbehörde aufgelöst. 1947 begannen die damaligen Landesärztekammern bereits wieder auf überregionaler Ebene als »Arbeitsgemeinschaft der westdeutschen Ärztekammern« zu kooperieren. Diese Arbeitsgemeinschaft wurde später in »Bundesärztekammer« umbenannt. Die Bundesärztekammer ist keine öffentlich-rechtliche Körperschaft, sondern ein Verein, der von seinen Mitgliedern entsprechend der Satzung auch aufgelöst werden kann. Darüber hinaus können Mitglieder austreten. Gleichwohl verfügt die Bundesärztekammer über die Autorität und Macht der Spitzenorganisationen der Ärzte. Sie wird von diesen im wesentlichen auch finanziert. Ihre jährliche Hauptversammlung, der Deutsche Ärztetag, der gelegentlich als das »Parlament der Ärzte« bezeichnet wird, verstärkt die Machtposition der Bundesärztekammer. Im Präsidium des Deutschen Ärztetages sind nämlich alle ärztlichen Körperschaften sowie die wichtigsten Verbände vertreten. Darin drückt sich die integrative Funktion der Bundesärztekammer aus. Dennoch haben die Beschlüsse des Deutschen Ärztetages für die konkrete ärztliche Tätigkeit keinen verbindlichen Charakter. Es sind lediglich Empfehlungen, die von den Delegiertenversammlungen der Landesärztekammern bestätigt werden müssen. Auch der Bundesärztekammer ist als privatrechtlicher Vereinigung die Wahrnehmung eines politischen Mandats untersagt, da sie als Zusammenschluß von Landesärztekammern nicht über deren Betätigungsgrenzen hinausgehen darf. (Stuby, G.) Diese verfassungsrechtlich abgesicherte Konstruktion schließt eine Beitragsverweigerung durch die Mitglieder sowohl für die Landes- als auch für die Bundesärztekammer aus.

Lohnt es sich in den Kammern mitzuarbeiten?

Die Kritik an der Medizin und die Opposition in der Medizin hat sich Ende der sechziger Jahre vor allem an den Universitäten außerparlamentarisch entwickelt. Sie stand in einem engen Zusammenhang mit der damaligen Studentenbewegung. Ein Teil der Studentenbewegung kam nach einer ausführlichen Parlamentarismuskritik dennoch zu der Auffassung, daß der »Marsch durch die Institutionen« politisch sinnvoll sei. Die Alternative, entweder parlamentarische oder außerparlamentarische Arbeit, löste sich auf, und die Erkenntnis setzte sich durch, daß beides – sinnvoll miteinander kombiniert – eine Erweiterung des Politisierungsprozesses bedeuten kann. Dabei wurden parlamentarische Aktivitäten als ein Moment der politischen Bewegung angesehen, die den aktuellen Bedürfnissen und Möglichkeiten der außerparlamentarischen Opposition eine Form der Konfrontation mit den etablierten Kräften bot. Konsens bestand deshalb auch in der Distanzierung von den sozial Privilegierten und ihren Herrschaftsinstrumenten. Die eigene Vorgehensweise setzte sich davon durch ihre fundamentale Offenheit ab. Solche Überlegungen spielten auch bei den ersten Versuchen, sich an der ärztlichen Kammerpolitik zu beteiligen, eine Rolle. Doch es bestand eine erhebliche Unsicherheit darüber, ob diese Ansprüche auch eingelöst werden können. Denn von Anfang an war klar, daß man sich nicht auf eine privilegiensichernde Standespolitik einlassen werde.

Kammern: Nur Ärzte!

Ein weiterer Gesichtspunkt, der die Beteiligung an der Kammerarbeit problematisch machte, war der Sachverhalt, daß die Kammern allein Ärztinnen und Ärzte organisieren. Dieses berufsständische Element widersprach den Vorstellungen der meisten von uns. Es war klar, daß sich Gesundheitspolitik nicht auf die »Halbgötter in Weiß« beschränken darf, sondern darüber hinaus auch die anderen Gesundheitsberufe gleichberechtigt einzubeziehen hat. Schließlich wurde auch an die Partizipation der Patienten als Betroffene gedacht. Diese Vorstellungen bremsten von Anfang an den Sturm auf die Kammern. Die Zweifel an zunächst nur ärztlichen Aktivitäten schlugen sich u. a. in den Namen verschiedener Listen nieder wie »Soziales Gesundheitswesen«, »Kammeropposition« oder »Fraktion Gesundheit«. Dennoch setzte sich die Einsicht im Laufe der Zeit durch, daß das Feld der Ärztepolitik, in dem die Kammern eine wichtige Funktion haben, nicht allein den konservativen Ärzten zu überlassen ist. Und die Arbeit in den Kammern bestätigte später, daß die konservative gruppenegoistische Interpretation und Nutzung der Kammerpolitik ein Stück weit geändert werden kann, daß Ärztepolitik nicht losgelöst von den Problemen anderer Gesundheitsberufe, ja darüber hinaus von allgemeinen politischen und ökonomischen Gesellschaftsentwicklungen zu sehen ist.

Ängste und Ärger beim ersten Schritt

Obwohl sich viele Ärzte seit langem nicht mehr von ihren Ärztekammern vertreten fühlten, konnte sich dieses Potential in den Kammern nicht als Opposition formieren. Bei den ersten Schritten, mit denen der außerparlamentarische Protest in die Kammern getragen wurde, wurden bei vielen massive Ängste mobilisiert. Nicht nur bei den Etablierten, die das bisher nicht gewohnt waren, die nun zwar nicht mehr unter sich waren, aber noch jahrelang über satte parlamentarische Mehrheiten verfügten, sondern vor allem bei denen, die die Kritik in den Kammern vortrugen. Meist junge Ärztinnen und Ärzte, die sich einer grauhaarigen Phalanx von älteren Männern gegenübersahen, waren unbeholfen im Umgang mit der Generation ihrer Väter. Sie stießen einerseits auf schroffe Ablehnung, wurden beschimpft und ausgetrickst und bekamen gleichzeitig hinter vorgehaltener Hand zu hören: Gut daß ihr da seid – endlich tut sich etwas! Der gemeinsame Ärger über solche Widersprüche, Unaufrichtigkeiten und gebrochenes Rückgrat war so stark, daß die frustrierende Situation gerade noch ertragen werden konnte. Zugleich hatten die Neuen und Jungen auch Ängste, daß sie dann, wenn sie freundlich behandelt wurden, eine Alibifunktion ausfüllten. Sie fürchteten, integriert zu werden und ihre ursprünglichen Vorstellungen schleichend zu verlieren.

Unterschiedliche Wahlsysteme

Aufgrund des föderalistischen Aufbaus der Bundesrepublik haben sich in den Bundesländern unterschiedliche Wahlsysteme herausgebildet. Entsprechend sind bei den Wahlen zu den Landesärztekammern auch zwei Haupttypen anzutreffen: das Mehrheits- oder Persönlichkeitswahlsystem und das Verhältniswahlsystem. Zwischen ihnen gibt es Mischformen. Nach dem Mehrheits- oder Persönlichkeitswahlsystem ist der gewählt, der die Mehrheit der Stimmen auf sich vereinigt. Die Stimmen für die anderen Kandidaten werden nicht berücksichtigt. Dadurch werden die großen Gruppen im Parlament begünstigt, die kleinen – und das sind meist auch die neuen – benachteiligt oder gar vernichtet. Bei der Verhältniswahl werden den Gruppen Parlamentssitze in dem Verhältnis zugeteilt, in dem Stimmen für sie abgegeben worden sind. Nach dem Verhältniswahlsystem gewählte Parlamente repräsentieren ein gerechteres Spiegelbild der vorhandenen gesellschaftlichen Kräfte. Diese Wahlsysteme spielten bei der Entwicklung der Ärzteopposition eine nicht unerhebliche Rolle. So konnte die Ärzteopposition zuerst in den Ländern Fuß fassen, wo das Verhältniswahlsystem vorgeschrieben war. Später folgten die anderen. In München (1986) und in Bremen (1987) wurde sogar auf Initiative der oppositionellen Ärztinnen und Ärzte das Wahlsystem geändert.

Bündnisse

Der Ärzteopposition in und außerhalb der Kammern war von Anfang an klar, daß ihre Reduktion auf Ärztepolitik früher oder später zu einer neuen Standespolitik führen müsse. Darüber hinaus wurde auch gesehen, daß die Durchsetzung eigener gesundheitspolitischer Vorstellungen im Bündnis mit anderen Gesellschaftskräften wirkungsvoller gestaltet werden kann. Aufgrund ihrer politischen Herkunft und aufgrund allgemeiner politischer Vorstellungen hat die Ärzteopposition Kontakt und inhaltliche Beziehungen zu den neuen sozialen Bewegungen, den Gewerkschaften und den fortschrittlichen Teilen von Parteien. Diese Bündnispolitik ist ausgesprochen kompliziert und bewegt sich zwischen Berührungsängsten einerseits und den Ängsten vor Majorisierung andererseits.

Bündnisarbeit findet aber auch innerhalb der Kammerparlamente statt. Sie scheitert allerdings bis auf wenige Ausnahmen an der durchgängig ständisch verhafteten Politik aller anderen Listen, vom Marburger Bund über den Verband der niedergelassenen Ärzte (NAV) bis hin zum Hartmannbund. Eine Ausnahme stellt die Berliner Ärztekammer dar. Hier gelang es der selbst als Bündnis auftretenden Fraktion Gesundheit, für die Wahl des Vorstandes bzw. der Präsidenten die Stimmen einzelner Delegierter anderer Listen zu gewinnen.

Solche Bündnisse können nur Bestand haben, wenn die inhaltlichen Gemeinsamkeiten klar formuliert werden, wenn die darüber hinaus bestehenden Abweichungen gegenseitig nicht zur Ablehnung führen und wenn in einem verbündeten Vorgehen die Identität der einzelnen aufrecht erhalten werden kann. Gelingt dies, dann wird auch die Kammerpolitik mit demokratischen Inhalten gestaltet werden können, und die Gefahr einer Verselbständigung im Sinne einer ärztlichen Standespolitik tritt in den Hintergrund.

7.2

Udo Schagen

Vom Kritiker zum Standesfunktionär?

*Die Berliner Kammeropposition und die
Fraktion Gesundheit*

Oppositionelle Listen in der Berliner Ärztekammer kandidierten zum ersten Mal im Dezember 1974. Daß es bereits vorher zu einiger Unruhe unter den Westberliner Ärzten gekommen war, läßt sich auch daran absehen, daß dieses Mal zehn gegenüber bis dahin sechs bis sieben Listen um die Stimmen der 8000 Ärzte warben. Von diesen zehn Listen unterschieden sich aber drei in ihren Wahlaussagen grundsätzlich von den anderen. Hierzu gehörten die »Klinikerliste des Marburger Bundes« (mb), der »Bund gewerkschaftlicher Ärzte in der ÖTV« und die »Praxisärzte«. Diese drei Listen lassen sich auch auf unterschiedliche gesundheitspolitische Strömungen in der Westberliner Ärzteschaft zurückführen[70].

*Erster Schritt: Berliner Ärzte gehen in Opposition
zum »Marburger Bund«(esverband)*

Die Bereitschaft Westberliner Krankenhausärzte zu Kampfmaßnahmen in den Auseinandersetzungen um die Verbesserung der Regelungen für Nacht- und Bereitschaftsdienste im Jahre 1971 war hochentwickelt. Bezüglich der Ausweitung, Intensität und Dauer gab es von Beginn an daher auseinandergehende Vorstellungen zwischen Berliner und Bundes-

»Streikleitung«. Obwohl die vom Marburger Bund selbst veröffentlichten Prozentzahlen bei Abstimmungen unter den angestellten Ärzten über die Bereitschaft zu Kampfmaßnahmen nicht nur in Berlin, sondern in allen Bundesländern zwischen 96 und 100[71] lagen, war der Bundesvorstand in der Frage, diese Bereitschaft auch flächendeckend für die Erhöhung des Druckes auf die öffentlichen Arbeitgeber zu nutzen, erheblich zurückhaltender. Wilde Streiks in Berlin, Hessen und Baden-Württemberg konnten durch den Bundesvorstand »nur noch mit Mühe abgebremst werden«[72]. In den Folgemonaten entwickelten sich unterschiedliche Einschätzungen zwischen den Vertretern der Berliner Ärzte und des Bundesvorstands, die an der Haltung von zwei Personen deutlich werden: des Zweiten Vorsitzenden des Berliner Marburger Bundes und gleichzeitig des Bundesverbandes, des »Bundesstreikleiters« Heinz Salbach, und des Sprechers der Berliner Klinikärzte und Berliner »Streikleiters« Roderich Nehls. Entgegen dem Beschluß der großen Tarifkommission des Marburger Bundes vom 10. Juni 1971 in Frankfurt/Main, Kampfmaßnahmen einzuleiten, setzten das Bundesstreikkomitee und der Bundesvorstand »im Einvernehmen mit den meisten Landesverbänden eine Eskalation von Kampfmaßnahmen ... aus«. In Protest zu diesem Vorgehen kam es im Herbst 1971 zur Abwahl des bisherigen Berliner mb-Vorstandes, des Ersten Vorsitzenden und Kammerpräsidenten W. Schmidt und des Zweiten Vorsitzenden und »Bundesstreikleiters« Heinz Salbach. Neuer Berliner Landesvorsitzender wurde R. Nehls.

Die im Berliner Bund gewerkschaftlicher Ärzte der ÖTV und die im Marburger Bund organisierten Assistenten der Kliniken sympathisierten mit vielen Aktionen linker politischer Gruppierungen in der Berliner Medizinstudentenschaft. Dort wurden in Diskussionen und Aktionen Inhalte und Formen der Ausbildung problematisiert, einer Ausbildung, die die Assistenten ebenfalls noch in kritischer Erinnerung hatten und deren fehlende Orientierung an der sozialen und krankheitsbestimmenden Wirklichkeit ihrer Patienten sie ebenfalls beklagten. Die damals wichtigsten Studentengruppen waren die ADSMED, Aktionsgemeinschaft Demokratischer und Sozialistischer Mediziner, das KOSOMED, Kollektiv Sozialistischer Mediziner, und der KSV, Kommunistischer Studentenverband Medizin, die sich aus der Roten Zelle Medizin und verschiedenen Basisgruppen gebildet hatten. Jeder, auch der Marburger Bund, der mit diesen Studenten gemeinsame Probleme bearbeitete, riskierte, im Falle

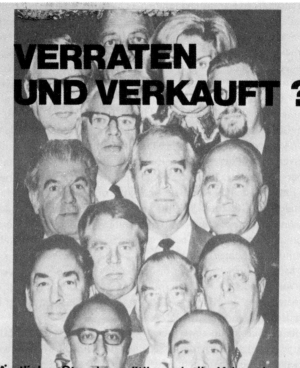

Arbeitsgemeinschaft unabhängiger Ärzte Deutschlands.
Titel der Broschüre »Verraten und verkauft?«, Berlin 1974

des mb sicher zu Unrecht, als Sozialist oder schlimmer in der damaligen aufgeregten Öffentlichkeit als Kommunist angesehen zu werden. Von diesen Studentengruppen, Berliner Assistenzärzten des Marburger Bundes und der ÖTV sowie den gewerkschaftlichen Betriebsgruppen und sogenannten Basisgruppen der Beschäftigten Berliner Krankenkäuser gingen zahlreiche Aktionen im Berliner Gesundheitswesen aus. Überregional am bekanntesten wurden:

- die Abwehr der Kampagne gegen den Aufbau eines Zentralinstituts für Soziale Medizin an der FU sowie
- die Aktionen für die Einrichtung einer Kinder-Poliklinik im Gebäude des früheren Krankenhauses Bethanien.

(Beide Aktionen scheiterten im übrigen in ihren Hauptzielen, trugen aber wesentlich zur Politisierung großer Teile der Gesundheitsberufe und der Medizinstudenten bei.)

Aus der Erkenntnis, daß wichtige Veranstaltungen der Studentengruppen zu gesundheitspolitischen Fragen mit bis zu zweitausend Teilnehmern von der Presse praktisch nicht registriert wurden, entwickelte sich bei einigen Assistenzärzten die Vorstellung, daß öffentlichkeitswirksame Aktionen anders organisiert werden müßten. Rechtzeitig vor dem im Juni 1974 in Berlin stattfindenden Deutschen Ärztetag hatten Berliner Assistenzärzte, angeführt von Hans Halter, Frank Matakas und Roderich Nehls, zu einer Pressekonferenz eingeladen, auf der sie die Gründung einer »Arbeitsgemeinschaft unabhängiger Ärzte Deutschlands« bekanntgaben, die mehr als dreitausend Sympathisanten vertrete. Diese über alle Medien verbreitete Meldung, die von der AUÄ verteilten Materialien, insbesondere ihre Broschüre »Verraten und verkauft?« (siehe Abbildung S. 108), vor dem Deutschen Ärztetag einschließlich eines groß angelegten »Go-in«, sorgten für einen erheblichen Wirbel in den Etagen der Funktionäre ärztlicher Berufsverbände. Die eher marginale Tatsache, daß der Marburger Bund Berlin in seinen Räumen (über einen ordentlichen Mietvertrag) der AUÄ Platz für die Vorbereitung ihrer Aktionen, die zu Recht als gegen die damaligen Vertreter der »gesamten Ärzteschaft gerichtet« empfunden wurde, eingeräumt hatte, führte auf der kurz vor dem Ärztetag stattfindenden Hauptversammlung des Marburger Bundes zum Versuch, den Berliner Landesverband auszuschließen. Ein solcher mit nicht der Satzung des Marburger Bundes entsprechenden, also illegalen Mitteln eingeleiteter und sogar von der Mehrheit der Bundesdelegierten gebilligter Versuch mußte allerdings an dem von der Gerichtsbarkeit für den Landesverband Berlin entschiedenen Einspruch scheitern[73]. Dieser, nach den Aktionen im Zusammenhang mit den Ärztestreiks 1971/72, zweite Eklat zwischen Bundes- und Landesorganisation führte zu der bis heute andauernden kritischen Position der Berliner mb-Mitglieder gegenüber einer reinen Standespolitik.

Zur im Dezember 1974 stattfindenden Kammerwahl in Berlin kandidierte erstmals eine oppositionelle »Klinikerliste des Marburger Bundes« mit den Schwerpunktforderungen:

1. Interessenvertretung der Krankenhausärzte in der Kammer.
2. Eröffnung der gesundheitspolitischen Diskussion in der Kammer, unter der u. a. eine »Entflechtung von Bundesärztekammer und Pharmaindustrie und strenge Vorschriften zur Arzneimittelsicherheit« und »Diskussion mit den jeweils Betroffenen, statt anmaßender Vorurteile (Beispiel § 218)« verstanden wurde.
3. Diskussion über Aufgaben und Grenzen der Ärztekammer mit einer »Abschaffung der Entschädigungen für Funktionäre« sowie »eine entspannte Diskussion über den gesetzlichen Rahmen und die Grenzen der Kammern sowie die Zwangsmitgliedschaft«.

Die Liste erhielt auf Anhieb 17,6 % der Stimmen, die Liste des abgewählten früheren Vorstandsmitgliedes des Marburger Bundes, Heinz Salbach, und des bis dahin im Amt befindlichen Kammerpräsidenten Wolfgang Schmidt, die einen neuen »Berufsverband Arzt in Krankenhaus und Behörde (AKB)« gegründet hatten, erhielt 6,8 %. Sogar das Ergebnis beider Listen zusammen (24,4 %) lag unter dem Wahlergebnis des »alten« Berliner Marburger Bundes aus dem Jahre 1970 mit 26,8 %.

Zweiter Schritt: Gewerkschaftlich organisierte Kammergegner
kandidieren zum Standesparlament.
Der Bund gewerkschaftlicher Ärzte (BgÄ) in der ÖTV Berlin

Aus den bereits mehrfach erwähnten Gründen sowie der Erkenntnis, daß eine langfristig angelegte Gesundheitspolitik zur Verbesserung der Situation unterprivilegierter Bevölkerungsgruppen von Ärzten nur dann mitgestaltet werden kann, wenn sie sich in die Organisation der abhängig Beschäftigten eingliedern, war die Zahl der in Berlin gewerkschaftlich organisierten Ärzte Ende der sechziger bis zur Mitte der siebziger Jahre auf mehrere hundert angewachsen. Sowohl in den Krankenhaus-Betriebsgruppen wie in der Abteilung »Bund gewerkschaftlicher Ärzte« der ÖTV wurden mit den positiven und negativen Erfahrungen und dem Wissensstand der Studentenbewegung vertraute Ärzte aktiv. Denk- und Verhaltensweisen solcherart geprägter Ärzte, das einmal als richtig Erkannte immer »sofort« und möglichst auch »alles« auf einmal verwirklicht zu sehen, führten häufig auch zu innergewerkschaftlichen Auseinandersetzungen mit langjährig erfahrenen Kollegen anderer Berufsgruppen. Diese konnten die Möglichkeiten, Bewegung in die Mehrzahl der an den Krankenhäusern Beschäftigten zu bringen, häufig richtiger einschätzen als die jungen Ärzte. Auch die mit der Berliner SPD und ihrer spezifischen Frontstadtgeschichte eng verbundenen Gewerkschaftsfunktionäre – noch 1967 waren bei der Anti-Schah-Demonstration der Studentenbewegung Angehörige des öffentlichen Dienstes in Berlin zur Unterstützung der Polizei gegen die Studenten im Hof des ÖTV-Gebäudes mit Knüppeln ausgerüstet worden – standen den nicht aus den traditionellen Rekrutierungsfeldern der Gewerkschaftsbewegung kommenden neuen Mitgliedern häufig mißtrauisch und noch häufiger hilflos gegenüber. Studentischer Diskussionsstil trug nicht dazu bei, die Annäherung aneinander im Hinblick auf gemeinsame Zielsetzungen konfliktfreier zu gestalten (siehe auch das Kapitel »Der Bund gewerkschaftlicher Ärzte in der ÖTV«).

Nach langen, kontroversen Diskussionen erfolgte im August 1974 aufgrund eines Beschlusses der Mitgliederversammlung des BgÄ ein Aufruf an die BgÄ-Mitglieder, sich an einer eigenen Wahlliste zu den Kammerwahlen zu beteiligen. Im Brief an die Mitglieder hieß es: »Keinesfalls wird die Tätigkeit in der Standesvertretung zu einem bestimmenden Teil unserer Arbeit werden! Schwerpunkt bleibt selbstverständlich die gewerkschaftliche Tätigkeit, und Hauptziel muß es sein, auf die Auflösung der Kammern hinzuarbeiten. Die Arbeit in den Kammern muß neben der Sichtbarmachung fortschrittlicher sozialpolitischer und gesundheitspolitischer Gewerkschaftsforderungen wie Einrichtung frei zugänglicher Polikliniken, Verwirklichung einer einheitlichen Renten- und Krankenversicherung unter wirksamer Kontrolle der Versicherten, Ausbau und Entwicklung der Arbeits- und Sozialmedizin ... auf Nahziele wie ... Aufhebung der Zwangsmitgliedschaft ... ausgerichtet sein.«[74]

111

Ärztekammerwahl 74

Ärzte in der ÖTV — warum ?

Die Ärzte der ÖTV sind im DGB organisiert, dessen gesundheitspolitisches Programm für die Zukunft des deutschen Gesundheitswesens richtungsweisend ist. Dieses Programm vertritt das Interesse der Versicherten an einem wirkungsvollen, zeitgemäßen Gesundheitswesen.

Die Ärztekammer versucht dagegen, die Privilegien eines Teils der Ärzteschaft gegen die Interessen der Bevölkerung auf Dauer zu konservieren. Deshalb hat die Ärztekammer bislang alle fortschrittlichen Forderungen abgelehnt.

ÖTV-ÄRZTE in die Kammer — warum ?

Unsere Vorstellungen dürfen nicht länger diskriminiert und verfälscht werden. Wählen Sie gewerkschaftliche Ärzte in die Kammer, damit fortschrittliche Forderungen in Zukunft nachhaltiger vertreten werden können!

Dies fordern wir von der Kammer:

 o Aufhebung der Zwangsmitgliedschaft
 o Austritt aus der Bundesärztekammer
 o Senkung der Mitgliedsbeiträge
 o Öffentlichkeit und Rederecht auch für Nichtärzte
 o Abschaffung der Ämterhäufung

Dies fordern wir in der Gesundheitspolitik:

 o Schaffung von Polikliniken und Ambulanzen!
 o Einheitliche Kranken- und Rentenversicherung, von den
  Versicherten wirksam kontrolliert!
 o Ausbau des werksärztlichen Dienstes
 o Schaffung von Fort- und Weiterbildungsgängen, die von
  Pharma- und apparativer Industrie unabhängig sind!
 o Keine Streichung von Planstellen!
 o Entwicklung eines Bettenbedarfsplans, der eine ausreichende
  stationäre Versorgung der Bevölkerung sichert.

Wählen Sie: Bund gewerkschaftlicher Ärzte

in der ÖTV — Liste 7 ⊗

Wahlaufruf des Bundes gewerkschaftlicher Ärzte in der ÖTV
zur Ärztekammerwahl 1974

In den Wahlaufrufen[75] hieß es u. a.: »Die Freiheit des Patienten, den Arzt seines Vertrauens wählen zu dürfen, bleibt eine inhaltsleere Forderung, wenn nicht einmal eine ausreichende medizinische Versorgung gesichert ist, wie in den Arbeiterbezirken der Stadt und den Haftanstalten. Wichtiger als die ökonomische › Freiheit des Arztes ‹ gegenüber anderen Bevölkerungsgruppen ist eine ausreichende medizinische Versorgung überall und nicht nur in den › besseren ‹ Bezirken.« Bei den gesundheitspolitischen Forderungen wurde, vom Programm des DGB aus dem Jahre 1972 ausgehend, die Aufhebung der Trennung zwischen stationärer und ambulanter Versorgung, die Schaffung von Polikliniken und Ambulatorien in allen Bezirken, die Bildung einer Einheitsversicherung, der Ausbau des werksärztlichen Dienstes mit einer Kontrollmöglichkeit durch den Betriebsrat, die Einrichtung gemeindenaher psychiatrischer Versorgungsbereiche, eine drastische und generelle Senkung der Preise sowie Produktion und Vertrieb von Arzneimitteln ausschließlich nach den Grundsätzen der Sicherheit, Wirksamkeit und Notwendigkeit sowie die Inkraftsetzung der überfälligen gesetzlichen Regelung für eine Liberalisierung des Schwangerschaftsabbruches mindestens im Sinne der Fristenregelung mit einer Sicherung der fachgerechten Durchführung legaler Schwangerschaftsabbrüche in öffentlich geförderten Krankenanstalten gefordert.

Dieser ersten von der ÖTV unterstützten und von BgÄ-Mitgliedern gebildeten Liste zur Wahl einer Ärztekammer gehörten u. a. Hubert Bacia, einer der wirksamsten, aber auch umstrittensten Propagandisten einer Gesundheitspolitik mit sozialistischer Perspektive, Helmut Becker, erster linker Vizepräsident einer westdeutschen Ärztekammer (1983 für ein Jahr), Marno Braunsdorf, Mitinitiator der Medizin-Seminare der Kritischen Universität, Hans-Helmut Euler, später Senatsdirektor für Gesundheit in Bremen, Ernst Fuchs, jetzt Carlos Vanzetti in Nicaragua, und eine Reihe inzwischen als leitende Ärzte tätige Kollegen an. Die Liste erreichte auf Anhieb 9,5 % und 492 der abgegebenen 5274 Stimmen.

Dritter Schritt:
Auch »Praxisärzte« opponieren gegen Kammerfunktionäre

Neben den angestellten und beamteten Ärzten gab es auch eine große Anzahl bereits niedergelassener oder kurz vor der Niederlassung stehender Ärzte, die sich als neue Opposition verstanden. Ihr Hauptversprechen:

113

»Wir werden keinen einzigen Pfennig Aufwandsentschädigung bewilligen oder annehmen.« Sie beriefen sich dabei auf Rudolf Virchow mit dem Zitat: »Ein Ehrenamt darf keine Pfründe sein«. Die Kammer müsse gesundgeschrumpft werden, es solle eine offene Diskussion darüber in Gang gesetzt werden, ob die unfreiwillige Mitgliedschaft sinnvoll sei. Gefordert wurde eine Urabstimmung aller Berliner Ärzte über die Zwangsmitgliedschaft in der Ärztekammer bei gleichzeitig als selbstverständlich betrachtetem Fortbestehen der Ärzteversorgung. Dem bisherigen Präsidenten und beamteten Medizinaldirektor Schmidt wurde vorgeworfen, in den vergangenen acht Jahren mehr als 100 000 DM »Entschädigung« als Funktionär kassiert zu haben. Dieser Liste gehörten u. a. der Mitinitiator der »Arbeitsgemeinschaft unabhängiger Ärzte« und spätere Spiegel-Redakteur Hans Halter sowie der Begründer des Arzneimittel-Telegramms, Ulrich M. Moebius, an. Die Liste erhielt 115 und damit 1,4 % der abgegebenen Stimmen.

Wahl und Wahlergebnis 1974

Auf Anhieb erhielten alle drei eindeutig erkennbar gegen bisherige Standespolitik gerichteten Listen zusammen 28,5 % der Stimmen und damit 21 von 74 Sitzen in der Delegiertenversammlung. Die im wesentlichen durch die Ereignisse um den Deutschen Ärztetag 1974 beeindruckten alten Standesvertreter waren in der Vorgeschichte dieser Kammerwahl bereits so verunsichert, daß es auch unter ihnen zu unterschiedlichen Einschätzungen bezüglich der Frage, wie am besten die eigenen Interessen in der Kammer vertreten werden könnten, gekommen war: Neben den drei oppositionellen Listen gab es daher weitere sieben Wahlvorschläge. Die auf drei verschiedenen Listen kandidierenden niedergelassenen Fachärzte, die traditionell den am eindeutigsten an ständischen Forderungen orientierten Kurs vertraten, mußten knapp fünf Prozent an die sogenannte Chefarztliste abtreten. Mit der Wahlkampfparole: »Gruppeninteressen in der Ärztekammer? Wir sagen: Berliner Ärzte an *einen* Tisch!« erreichte die im wesentlichen von Chefärzten dominierte Liste als einzige der die Ärztekammer grundsätzlich befürwortenden und ihre Politik vertretenden Listen einen Zugewinn von knapp fünf Prozent, insgesamt 20,3 %. Sie stellte dann auch für die folgenden beiden Wahlperioden (1978 vergrößerte sie ihren Stimmanteil noch einmal um 6 % auf 26,5 %

zu Lasten der anderen traditionellen Gruppierungen) den Kammerpräsidenten mit dem im Ruhestand befindlichen Chefarzt der Chirurgie, Wilhelm Heim. Er wurde mit den Stimmen aller anderen gegen die oppositionellen Listen gewählt.

Eine genaue Übersicht über die zahlenmäßige Entwicklung der einzelnen Listen findet sich als »Anhang« zu diesem Beitrag.

Gesundheitspolitik 1974 bis 1986

Trotz der kontinuierlichen Zunahme des relativen Stimmenanteils der Kammeropposition von 28,5 % (1974), 33,7 %(1978), 38,2 % (1982), die sich in großen Sprüngen vollzog, kam es nur zu einer teilweisen Integration der oppositionellen Delegierten in die Kammerarbeit. Bis auf ein kurzes Zwischenspiel im Jahr 1983, auf das noch eingegangen wird, war die Opposition nicht im Vorstand vertreten. Die Mitarbeit einer Reihe von Vertretern der Opposition in den Ausschüssen der Kammer half, die Arbeit der Kammer reibungsloser abzuwickeln und auf mehrere Schultern zu verteilen, war aber nicht geeignet, speziellen gesundheitspolitischen Anliegen zur Durchsetzung zu verhelfen. Die in dieser Arbeit erworbenen Kenntnisse und Erfahrungen sind allerdings für die Beratung der die Kammerbürokratie kaum durchschauenden Kollegen außerhalb von erheblicher Bedeutung.

Die von den meisten Ärzten als nach wie vor unverzichtbar betrachteten Aufgaben der Ärztekammer, vor allem das eigene Versorgungswerk, die Weiterbildung, die Berufsgerichtsbarkeit, wird von den Berliner Ärzten in Ausschüssen der Kammer organisiert und entschieden, denen die hauptamtlichen Beschäftigten der Kammer zuarbeiten. Nach den mir vorliegenden Informationen werden in zahlreichen westdeutschen Kammern Entscheidungen in erheblich größerem Umfang von hauptamtlichen Beschäftigten der Kammern gefällt als in Berlin.

Die Delegiertenversammlung tagt etwa achtmal im Jahr, manche Ausschüsse häufiger. Sitzungsgelder wurden auf Initiative der oppositionellen Listen vor Jahren abgeschafft.

Aufwandsentschädigungen erhalten im wesentlichen nur Vorstandsmitglieder und einige Vorsitzende der Weiterbildungsausschüsse.

Im Unterschied zu den meisten westdeutschen Ärztekammern setzte sich die Delegiertenversammlung der Berliner Ärztekammer von Anbeginn entsprechend den auf die einzelnen Listen entfallenden Stimmenanteilen, also nach dem Verhältniswahlrecht, zusammen. Zusätzlich konnten die Wähler auf der von ihnen gewählten Liste bis zu zwei Kandidaten direkt ankreuzen und ihren Listenplatz damit nach oben verbessern. In aller Regel gaben die Listen ihren bekanntesten Kandidaten die Spitzenplätze und forderten in den Wahlaufrufen auch zur Wahl dieser Kandidaten auf. Erst mit dem Entstehen oppositioneller Listen ab 1974 wurde von diesen die alphabetische Reihung eingeführt, um das Votum, wer die Wähler in der Delegiertenversammlung vertreten sollte, allein den Wählern zu überlassen. Auch dieses Wahlverfahren ist nicht ganz problemlos: Bei sehr langen Listen (bis zu 250 Kandidaten) lesen offensichtlich viele Leser nicht bis zum Ende des Alphabets, sondern machen ihre Kreuze an den am Beginn des Alphabets stehenden, ihnen bekannten Kandidaten; nicht selten kommt es auch zur Wahl von Personen, die im wesentlichen aus Solidarität mit der Liste kandidieren, dann für die eigentliche Arbeit in der Delegiertenversammlung aber nicht zur Verfügung stehen können und deshalb von ihrem Mandat zurücktreten.

Liberalere Umgangsformen, auch mit standes- bzw. gesundheitspolitischen Gegnern, als in manchen westdeutschen Kammern zeigen sich auch am Verfahren der Entsendung von Delegierten für den Deutschen Ärztetag. Von Beginn der Existenz der Berliner Ärztekammer an wurden die Berliner Delegierten aufgrund des d'Hondtschen Verteilungsprinzips entsprechend der Stärke der Listen in der Delegiertenversammlung benannt und jeweils einstimmig von ihr bestätigt.

1974 bis 1982

Während der Wahlperiode 1974 bis 1978 kam es zu einer weitgehenden Zusammenarbeit der Delegierten der drei oppositionellen Listen, die sich dann in der Vorbereitung der Wahl Ende 1978 zu einer »Gemeinsamen Liste Krankenhaus & Praxis« zusammenschlossen. Das erklärte Ziel dieser Liste war, Gesundheitspolitik an die Stelle der Standespolitik zu setzen. Als konstruktiv bewerteten die Mitglieder der Liste 1978 aus ihrer bisherigen Arbeit Beschlüsse in der Berliner Ärztekammer zur Psychiatriereform, zum Praktischen Jahr, zur Arzneimittelkontrolle und zu Drogenfragen, die teilweise auch in Entschließungen des Deutschen Ärztetages eingingen. Die sicher auch unter dem Eindruck der Berufsverbotsdiskussion der siebziger Jahre stattgefundene Entpolitisierung der Forderungen drückt sich auch in den Wahlinformationen der Liste[76] aus. Alle Forderungen, die Assoziationen an eine Sozialisierung des Gesundheitswesens hervorrufen könnten, wie etwa »Polikliniken« und »Einheitsversicherung«, finden sich nicht mehr. Im Vergleich zu den Forderungen der anderen Listen bleibt aber eine Orientierung an Problemkomplexen außerhalb rein ärztlicher Interessenpolitik deutlich: Frauenreferat, Sozial- und Arbeitsmedizin, betriebliche Gesundheitssicherung, Transparenz der Arzneimittel, Präventivmedizin und Umweltschutz. Der Wahlvorschlag vom Dezember 1978 hatte dabei an Zahl und Breite erheblich zugenommen: Ärztinnen und Ärzte aus allen Bereichen, Klinik und eigener Praxis, Hochschule und Behörde. Er enthielt 172 Kandidaten und bekam zum ersten Mal als einheitliche Liste im Vergleich zu den anderen Listen die größte Zahl abgegebener Stimmen (1886) und damit 28 von 83 Sitzen.

1982 bis 1986

Im Wahlvorschlag 1982 kandidierte zum ersten Mal einer der Organisatoren des Berliner Gesundheitstages 1980, der über die Alternative Liste Berlin gewählte Stadtrat für das Gesundheitswesen des Bezirks Wilmersdorf, Ellis Huber. Neben den Wahlslogans »Die Kammer ist für alle da«, »Medizin in Bewegung – die Kammer ruht!« stand folgende Wahlaussage der Gemeinsamen Liste Krankenhaus & Praxis, die sich nun aus Mitgliedern des Marburger Bundes, der Gewerkschaft ÖTV, der Aktion Gesundheit des Gesundheitsladens, der Gesellschaft für Soziale Psychiatrie und nicht organisierten Ärztinnen und Ärzten zusammensetzte: »Die Ärztekammer darf nicht der verlängerte Arm von Standesorganisationen und deren Funktionären sein.«

Gegen den massiven Widerstand der anderen Listen waren die Themen Katastrophenmedizin, Atomtod, Hochsicherheitstrakt zum Diskussionsgegenstand in der Kammer gemacht worden. »Wir werden weiterhin für die nukleare Abrüstung in Ost und West und für eine konsequente Friedenspolitik eintreten. Wir verstehen uns damit als Teil der ganze Welt umspannenden Bewegung der Kriegsgegner.« Perspektiven und Alternativen wurden in einer »kollegialen und vorurteilsfreien Zusammenarbeit aller Sozial- und Heilberufe«, in Gesundheitszentren und Gemeinschaftspraxen, im Aufbau von prä- und poststationären Versor-

117

gungsmöglichkeiten, in der Förderung von Gesundheits-Selbsthilfegruppen und Gesundheitstagen und auch in alternativen Therapiekonzepten wie der Ganzheitsmedizin und der Naturheilkunde gesehen. Der Stimmenanteil der Liste vergrößerte sich 1982 auf 38,2 %.

Der Wahlkampf 1982 wurde von den zahlreichen Listenmitglieder organisierenden Verbänden, der Gewerkschaft ÖTV und dem Marburger Bund in Berlin auch materiell unterstützt.

Nach zwei Wahlperioden unter der Präsidentenschaft von Wilhelm Heim, dem man zwar eine faire Verhandlungsführung in den Delgiertenversammlungen zugestand, der aber gleichzeitig als Repräsentant der Berliner Ärzte aufgrund seiner früheren Mitgliedschaft in der NSDAP und der SA abgelehnt wurde, drängte das Wahlergebnis zu einer Alternative. Gemeinsam mit der Liste der Amtsärzte und der Praktischen Ärzte, deren Berufsverbandsvorsitzender kurz zuvor in der Kassenärztlichen Vereinigung von der Position des Vorsitzenden durch die Fachärzte hinausgedrängt worden war, wurde eine Absprache zur Wahl eines gemeinsamen Vorstands aus diesen Listen getroffen. Die Absprache reichte aus, um den neuen Präsidenten, Peter Krein, Vorsitzender des Berufsverbandes der Praktischen Ärzte, den Vizepräsidenten Helmut Becker der bisherigen Kammeropposition sowie den Ersten und den Zweiten Beisitzer (vorgeschlagen von den Amtsärzten und der bisherigen Kammeropposition) zu wählen. Bei den weiteren Wahlgängen setzte sich die Angst vor den »Linken« durch. Ein Teil der Amtsärzte und Praktischen Ärzte wählte die Kandidaten der Gemeinsamen Liste Krankenhaus & Praxis nicht mehr mit, so daß sie nicht mehr entsprechend ihrer Mandatszahl mit weiteren Vorstandsmitgliedern vertreten war.

Zu der in diesen Wahlgängen zum Ausbruch kommenden, bereits vorher gefühlten neurotisierten Atmosphäre hatten die rein ständisch orientierten Listen schon im Wahlkampf beigetragen. Die »Liste der Fachärzte von Berlin« warb mit der Frage »Wollen Sie ein sozialistisches Gesundheitswesen? Wollen Sie Pleitewellen auch in unseren Praxen? Wollen Sie eine ruinöse Konkurrenz unter Ärzten? ... Gegen die schleichende Sozialisierung unseres Gesundheitswesens, gegen die Gefahr der Majorisierung der Ärztekammer Berlin durch linke Gruppierungen wie ÖTV/ Marburger Bund Berlin.« (Abbildung S. 119) Die Chefärzte stellten in ihrer Wahlwerbung gar die ÖTV/MB als wuchernde Rachenmandel dar, die »saniert« werden müsse, da sie sich »gegen Obstruktion einerseits, ge-

Wahlvorschlag Liste Nr. 4

LISTE DER FACHÄRZTE VON BERLIN

Wollen Sie ein sozialistisches Gesundheitswesen?

Wollen Sie Pleitewellen auch in unseren Praxen?

Wollen Sie eine ruinöse Konkurrenz unter Ärzten?

Die Liste der Fachärzte von Berlin kämpft

- • für die Freiheit der ärztlichen Berufsausübung
- • für die Stärkung der ärztlichen Selbstverwaltung
- • für die wirtschaftliche Sicherung unserer Praxen zur Erhaltung einer optimalen Patientenversorgung

- – gegen die schleichende Sozialisierung unseres Gesundheitswesens
- – gegen die Gefahr der Majorisierung der Ärztekammer Berlin durch linke Gruppierungen wie ÖTV / Marburger Bund-Berlin
- – gegen jede Einschränkung der freien Arztwahl wie z. B. die Einführung eines Hausarztscheines

Wir sichern damit auch die berufliche Zukunft der heute noch angestellten Ärzte.

Verantwortlich:
Dr. Gerhard Raudszus   Dr. Dr. Mariantonius Hofmann

Die Wahlvorschläge stellen sich vor

Wahlvorschlag Liste Nr. 5

^{Praxis}/_{Klinik} **UND** ^{Klinik}/_{Praxis} **UND** ^{Praxis}/_{Klinik} **UND** ^{Klinik}/_{Praxis} **UND** ^{Praxis}/_{Klinik} **UND** ^{Klinik}/_{Praxis} **UND** ^{Praxis}/_{Klinik}

Unabhängige Liste aus Praxis UND Klinik

Angesichts der Gefährdung unserer Selbstverwaltung und der ärztlichen Unabhängigkeit durch staatlichen und jenen gewerkschaftlichen Dirigismus, wie ihn Ärzte in der ÖTV und im gleichgesinnten Landesverband Berlin des Marburger Bundes vertreten, sowie bereits bestehender und weiterhin drohender Arbeitslosigkeit von Ärzten gilt unsere Forderung

Ärzte an einen Tisch

unverändert. – Sie ist wichtiger denn je!

Die Präsidentschaft von

Wilhelm Heim

hat die Gültigkeit des Primats der Gemeinsamkeit in der Vielfalt unseres Berufes unter Beweis gestellt. Alle Ärzte sind aufgerufen, weiterhin gemeinsam an der Lösung der schwierigen Probleme zu arbeiten.

● Ärzte in der Praxis UND in der Klinik,
● Ärzte für Allgemeinmedizin UND mit spezieller Weiterbildung,
● Assistenz-, Oberärzte UND leitende Ärzte,
● praktische Ärzte UND Belegärzte,
● Werksärzte UND Hochschullehrer,
● Ärzte der Pharmaindustrie UND beamtete Ärzte,
● Ärzte in der Weiterbildung UND im Rentenalter,
● Kolleginnen UND Kollegen,
die eine Majorisierung durch Vertreter von Gruppeninteressen gleich welcher Prägung sowie alle Spaltungsversuche der Ärzteschaft ablehnen.
Auch die Mitglieder des Berufsverbandes „Arzt in Krankenhaus und Behörde (AKB)" unter Vorsitz des Kollegen Dr. Heinz Salbach haben sich unserem Wahlvorschlag angeschlossen.

Helfen auch Sie mit, eine klare Mehrheit zu schaffen!

HAUSÄRZTE

FACHÄRZTE

ÖTV MB

„KAMMERTON AAH "

Für beidseitige Sanierung

Gegen

Obstruktion einerseits,

gegen

Spaltung andrerseits,

für

allseitigen Abbau

sachwidriger

Spannungen.

Prüfen Sie bitte sorgfältig unser gesondert übersandtes Programm und die Liste unserer Kandidaten.
Wenn Sie diese Kolleginnen und Kollegen wählen, delegieren Sie Ärzte, die mit Sachverstand, Überzeugungskraft und nicht aus Ideologie oder Gruppeninteressen handeln.

Wahlvorschlag Liste Nr. 5
Verantwortlich: Dr. Walter Scheffler

^{Praxis}/_{Klinik} **UND** ^{Klinik}/_{Praxis} **UND** ^{Praxis}/_{Klinik} **UND** ^{Klinik}/_{Praxis} **UND** ^{Praxis}/_{Klinik} **UND** ^{Klinik}/_{Praxis} **UND** ^{Praxis}/_{Klinik}

DBÄ 10/1982

825

gen Spaltung andererseits, für allseitigen Abbau sachwidriger Spannungen« einsetze (Abbildungen S. 120, 123 und 124).

Nicht zuletzt zur Abwehr solcher und zukünftig erwarteter Angriffe verbesserte die Liste ihre interne Struktur: Ab 1983 nannte sich die frühere Gemeinsame Liste Krankenhaus & Praxis nach innen und außen »Fraktion Gesundheit in der Ärztekammer Berlin«. Ärztekammermehrheit und Geschäftsführung versuchten, auch mit rechtlichen Mitteln, diese Namensgebung zu verhindern. Begründung war: Nach außen dürften Listen der Delegiertenversammlung überhaupt nicht auftreten, da möglicherweise der Eindruck erweckt werden könne, hier spräche jemand für die Ärzteschaft der Stadt. Dies stünde lediglich dem Vorstand zu. Der Rechtsstreit ging zugunsten der Fraktion Gesundheit aus. Ebenfalls seit 1983 organisierte die Fraktion Gesundheit die Kommunikation untereinander und mit einem Teil der interessierten Wählerschaft durch einen eigenen Rundbrief, der seitdem regelmäßig erscheint, derzeit vierzehntägig als »Mittwoch-Rundbrief der Fraktion Gesundheit in der Ärztekammer Berlin«.

Nach einem Jahr der Arbeit des neuen Vorstandes hatten sich die ständischen Interessen bereits wieder soweit zusammengefunden, daß es auch zur Abwahl des von der Gemeinsamen Liste Krankenhaus & Praxis gestellten Vizepräsidenten Helmut Becker kam. Trotz der Nichtbeteiligung an der Vorstandsarbeit konnte sie die Veranstaltung einer Fortbildungsreihe zur psychosomatischen Medizin und Umweltproblematik durchsetzen, einen Beschluß zum Verbot von Experimenten mit menschlichen Embryonen herbeiführen, die Umweltmedizin als Schwerpunktthema des 89. Deutschen Ärztetages und den Beschluß für einen Atomwaffenteststop durch den Deutschen Ärztetag erreichen, die Debatte über und erste Erfolge zur besseren Honorierung der ärztlichen Beratungsleistungen in Berlin wesentlich mitgestalten, eine etwas verbesserte Anerkennung von Teilzeitarbeit auf die Weiterbildungszeiten durchsetzen sowie die Aufklärung über die gesundheitlichen Folgen der Katastrophe von Tschernobyl kräftig unterstützen. Zahlreiche gesundheitspolitische Themen wurden auf Druck der starken Opposition wiederholt diskutiert, ohne daß es bei den endgültigen Abstimmungen zu etwas anderem als einer staatsfrommen Haltung der Kammer insgesamt gekommen wäre; der Krankenhausplan des Senats wurde mit knapper Mehrheit befürwortet, der Einführung des Arzt-im-Praktikum mit knapper Mehrheit zugestimmt, eine gerechtere Staffelung der Kammerbeiträge, die bisher die weniger verdienenden Ärzte im Vergleich zu den viel verdienenden stark benachteiligt hatte, abgelehnt.

Wahlsieg 1986 und weiter?

Im Dezember 1986 erreichte die »Fraktion Gesundheit« bei einer erhöhten Wahlbeteiligung einen Stimmenanteil von 48,4 % und damit 45 von 91 Sitzen in der Delegiertenversammlung. 3578 Berliner Ärzte, also 1393 mehr als im Jahr 1982, stimmten für das Wahlprogramm der »Fraktion Gesundheit« (zur Stimmenverteilung der einzelnen Listen siehe den »Anhang« zu diesem Beitrag).

Die Fraktion Gesundheit erhob als stärkste Fraktion und diejenige Gruppe, die den bei weitem stärksten Stimmenzuwachs erzielen konnte, unmittelbar nach Abschluß der Wahl den Anspruch auf das Amt des Präsidenten, erklärte aber ausdrücklich und wiederholt in Gesprächen und Briefen an die anderen Fraktionen ihre Bereitschaft zu einer Koalition, um den Vorstand der Ärztekammer auf eine möglichst breite Basis stellen zu können. Inhaltliche Berührungspunkte bestanden insbesondere mit der Liste »Öffentliche Medizin«, da sich die Fraktion Gesundheit wie diese für eine Stärkung der Prävention, des Umweltschutzes und der Sozialen Medizin eingesetzt hatte. Breite Interessenidentität gab es auch mit den »Praktischen Ärzten und Ärzten für Allgemeinmedizin«, da die Förderung der Allgemeinmedizin ein wesentlicher Bestandteil der Wahlaussagen der Fraktion Gesundheit war. Entsprechendes galt für die (kleine) »Liste der Kinderärzte Berlins«.

Trotz der wiederholten Angebote kam es bis zur konstituierenden Sitzung der Delegiertenversammlung im Januar 1987 lediglich zu einer Koalitionsabsprache mit den Kinderärzten, die in einer Versammlung ihrer Mitglieder ein einstimmiges Votum zur Koalition mit der Fraktion Gesundheit gaben. Die »Praktischen Ärzte und Allgemeinärzte« waren in ihrer Mehrheit offenbar vor allem auf Druck der überregionalen Führung des Berufsverbandes (Vorsitzender: der Präsident der Hessischen Ärztekammer Klotz) von Beginn an gegen eine Koalition mit der Fraktion Gesundheit. Sie hatten sich dann an einem langen und erbittert geführten Streit aller anderen Listen um einen gemeinsamen Gegenkandidaten für das Amt des Präsidenten beteiligt und dabei wiederholt ihr Mitglied, den

L P D Aus dem Abgeordnetenhaus - 7 -   7. Dezember 1982

Kleine Anfrage Nr. 1595 des Abgeordneten Manfred Rabatsch (AL) vom
5.11.1982 über Anzeige im offiziellen Organ der Ärztekammer Berlin
(Körperschaft des öffentlichen Rechts) im Abgeordnetenhaus von Berlin:

1. Ist dem Senat eine Anzeige im offiziellen Organ der Ärztekammer
   Berlin vom 3. Oktober 1982, Heft 10, Seite 825, bekannt?

2. Teilt der Senat die Auffassung, daß dort mit einer Zeichnung
   Hausärzte, Fachärzte und Ärzte des Marburger Bundes und der ÖTV
   als eitrige Abzesse innerhalb der Ärztekammer karikiert werden,
   die es beidseitig zu sanieren bzw. chirurgisch zu entfernen gilt?

3. Ist dem Senat bekannt, daß nach 1933 mehr als 60% der Berliner
   Ärzte tatsächlich aus Praxis und Klinik entfernt wurden?

4. Ist dem Senat bekannt, ob der derzeitige Präsident der Ärztekammer
   Berlin, Herr Professor Dr. Wilhelm Heim, Mitglied der NSDAP, der
   SA oder anderer Organisationen des damaligen Regimes war?
   Wenn ja, in welcher Funktion und in welchen Zeiträumen?

5. Teilt der Senat unsere Ansicht, daß die Zeichnung des Wahlvor=
   schlags Liste Nr. 5, deren Spitzenkandidat Professor Wilhelm
   Heim ist, Ausgrenzungsideologien un Ausmerzungsphantasien als
   Mittel der politischen Auseinandersetzung benutzt?

6. Wie beurteilt der Senat Stil und ethische Grundlage einer solchen
   Wahlkampfpropaganda?

7. Hat der Senat auf diese Verunglimpfung der Mehrheit der Berliner
   Ärzteschaft durch den derzeitigen Präsidenten der Ärztekammer
   Berlin als zuständige Aufsichtsbehörde über die Ärztekammer
   gem. dem Gesetz über die Kammern und die Berufsgerichtsbarkeit
   der Ärzte, Zahnärzte, Tierärzte und Apotheker (Berliner Kammer=
   gesetz) vom 27. Juli 1967, zuletzt geändert durch Gesetz vom
   26. November 1974, in irgend einer Form reagiert?

Antwort des Senats (Schlußbericht) vom 23.11.1982 (eingeg.b.Abghs.
26.11.):

Zu 1.:Ja.
Zu 2.:Nein.

                                                              -2-

Zu 3.: Dem Senat sind die Studien von Tennstedt und Leibfried sowie ihrer Schüler über die Berufsverbote in der NS-Zeit bekannt. Amtli= che Unterlagen, die genaue statistische Aussagen über die Entfer= nung von Ärzten aus Praxis und Klinik zulassen, liegen nicht vor. Der spätere "Reichsführer" Conti führte in einer Rede 1938 aus, daß am 1. Januar 1933 "von den 1.028 städtischen Ärzten 458 Juden, das sind 44,55 % v.H." waren. Man wird davon ausgehen müssen, daß sie durch die nationalsozialistischen Machthaber bis spätestens 1935 aus dem Amt entfernt wurden. Von den am 1. Januar 1933 ca. 3.600 zuge= lassenen Kassenärzten wurden allein bis zum 31. Dezember 1933 1.144 ausgeschlossen (Leibfried). Für die Zeit danach liegen keine präzisen Zahlen vor. In den folgenden Jahren verstärkten sich jedoch die Verfolgungsmaßnahmen, bis im Jahre 1938 allen jüdischen Ärzten die Approbation entzogen wurde. Die Verhältnisse in den Krankenhäu= sern waren sehr unübersichtlich, so daß eine globale Aussage nicht gemacht werden kann. Insgesamt ist festzustellen, daß der Aus= schluß von Amt oder Beruf in einigen Bereichen über den in der Frage genannten 60 %, in anderen darunter lag.

Zu 4.: Gründe der Amtsverschwiegenheit stehen der Beantwortung der Frage entgegen.

Zu 5.: Nein.

Zu 6.: Der Senat hat keine Veranlassung, sich in den laufenden Wahlkampf zu den Kammerwahlen wertend einzuschalten.

Zu 7.: Der Senat hat keinen Anlaß, im Rahmen der der Aufsichtsbehör= de obliegenden Staatsaufsicht (Sicherstellung der Rechtmäßigkeit und des geordneten Ganges der Verwaltung) gegen die Ärztekammer Berlin vorzugehen.

bisherigen Präsidenten P. Krein, ins Gespräch gebracht. Dieser wurde aber weder von dem »Block freie Praxis« (KV-Führung, niedergelassene Fachärzte, Hartmannbund) noch demjenigen der Chefärzte akzeptiert. Das Verhalten der Praktischen Ärzte ist auch deshalb bemerkenswert, da der bisherige Kammerpräsident vier Jahre zuvor ja aufgrund einer Koalitionsabsprache mit Hilfe der Stimmen der Fraktion Gesundheit gewählt worden war. Zu einer entsprechenden Haltung unter umgekehrten Vorzeichen waren die Praktiker aber nicht bereit.

Auch die Amtsärzte (»Öffentliche Medizin«) erklärten von Anbeginn, daß sie zu einer Koalition allein mit der Fraktion Gesundheit nicht bereit seien. Bei der Einbeziehung weiterer Listen könne dies aber denkbar werden. Andererseits waren die Amtsärzte aber auch nicht bereit, einem gegen die Fraktion Gesundheit gebildeten Vorstand zuzustimmen.

Bis zum Beginn der Wahlgänge blieb daher alles offen. Erst die Auszählung schuf Klarheit: 46 Stimmen für den Kandidaten der Fraktion Gesundheit und der Kinderärzte, E. Huber, gegen 41 Stimmen für den gemeinsamen Kandidaten der vier anderen Listen, Heinz Salbach, bei zwei Enthaltungen, einer ungültigen und einer nicht abgegebenen Stimme. Da die – versehentlich! – nicht abgegebene Stimme von der Fraktion Gesundheit stammte, kann davon ausgegangen werden, daß mindestens ein weiteres Mitglied einer der anderen Listen seine Stimme, entgegen dem Vorschlag seiner Listenführung, in der geheimen Wahl für Huber abgab und entsprechend zwei Delegierte (wahrscheinlich der Liste »Öffentliche Medizin«) durch Enthaltung und einer durch Abgabe einer ungültigen Stimme die überraschend deutliche Mehrheit ermöglichten. In den folgenden Wahlgängen für die Vizepräsidenten sowie die neuen Beisitzer des Vorstandes war der Stimmenvorsprung der von der Fraktion Gesundheit aufgestellten bzw. unterstützten Kandidaten noch deutlicher und betrug bis zu sechzehn Stimmen.

Der Vorstand der Berliner Ärztekammer insgesamt: Präsident Ellis Huber, Vizepräsidentin Rieke Alten (Ärztin für Innere Medizin und Rheumatologie), Hans Herrmann (niedergelassener Arzt für Allgemeinmedizin von der Liste der Praktischen Ärzte und Ärzte für Allgemeinmedizin, der gegen das Votum seiner Gesamtliste kandidierte), Helmut Becker (Arzt für Innere Medizin), Heinrich Hundt (niedergelassener Kinderarzt von der Liste der Kinderärzte), Horst Spielmann (Pharmakologe und Professor am Bundesgesundheitsamt), Cyrus Arasteh (Arzt für Lungen- und Bronchialheilkunde), Eva Müller (Krankenhausärztin in der Anaesthesie), Hannelore Burmeister (Privatdozentin und niedergelassene Ärztin für Innere Medizin), Rüdiger Brand (niedergelassener Arzt für Innere Medizin), Gunhild Kühn (Krankenhausärztin in der Inneren Medizin).

Entgegen ihrer Vorstellung konnte die – mehrheitlich als links einzuordnende – Fraktion Gesundheit wegen des irrationalen und ausgrenzenden Verhaltens der anderen Listen trotz ihres ausdrücklichen Angebots eine breitere Beteiligung bei der Bildung des Vorstands nicht erreichen.

Dieses gelang dann in der zweiten Sitzung der Delegiertenversammlung doch auf einer anderen Ebene, nämlich der Ebene der Ausschüsse. Die vorher ausgegrenzte Fraktion Gesundheit verhielt sich anders als die Mehrheiten in früheren Wahlperioden und beteiligte gemäß ihrem Demokratieverständnis alle Listen bei der Besetzung der Ausschüsse. Die Verbändelisten bissen in den für sie sauren Apfel und gaben nun ihre Boykottpolitik auf. Die die Sacharbeit der Kammer tragenden Ausschüsse (Weiterbildung/Facharztanerkennung, Berufsordnung, Akademie für Ärztliche Fortbildung usw.) wurden den neuen Mehrheiten entsprechend gemeinsam besetzt und im Konsens aller gewählt.

Mit der Wahl in den Vorstand sind die bis dahin oppositionellen Mediziner nun auch in den Gremien der Bundesärztekammer und des Deutschen Ärztetages vertreten. Die Koalition benannte für die sieben ihr zustehenden Delegierten für den Ärztetag 1987 in Karlsruhe sieben Frauen.

Gründe für den Erfolg ...

Der Wahlerfolg der Fraktion Gesundheit hat im wesentlichen drei Gründe: Unter dem Schlagwort »Gesundheits- statt Standespolitik« konnte sie inhaltliche Alternativen zur bisherigen verknöcherten und phantasielosen Politik der Verbände aufzeigen. Sie hatte die besseren Kandidaten. Die anderen Listen haben keine überzeugende Alternative.

1. *Kammerarbeit als Teil gesundheitspolitischen Engagements:* Ausschlaggebend war die langjährige fruchtbare Zusammenarbeit der in der ÖTV organisierten Ärzte mit den Ärzten des Berliner Marburger Bundes, der gegenüber dem Bundesverband die Orientierung an nur ständischen Interessen seit langem aufgegeben hatte. Jüngster Schwer-

punkt der gemeinsamen Arbeit waren z. B. die Herausgabe einer Tschernobyl-Broschüre mit über 20 000 verkauften Exemplaren, einer Liste ersetzbarer Sandoz-Präparate, aber auch die eindeutige Ablehnung der alle Gruppen im Krankenhaus demnächst belastenden Arzt-im-Praktikum-Konstruktion. Die breite Einbeziehung niedergelassener Kollegen als Kandidaten (50 von 240) führte zur wichtigen Erweiterung der Wählerbasis. Hinzu kam die Unterstützung der Wahl durch die Berliner Mitglieder der IPPNW und der Ärzteinitiativen gegen den Atomkrieg.

Die größten Erfolge erreichten die aktiven Mitglieder der früheren Gemeinsamen Liste Krankenhaus & Praxis und der jetzigen Fraktion Gesundheit durch ihre Arbeit außerhalb der Kammer. Die bereits im Wahlkampf 1974 erklärte Einstellung der ÖTV-Mitglieder des Bundes gewerkschaftlicher Ärzte, die Kammerarbeit zwar auch, aber niemals zu Lasten anderer gesundheitspolitischer Aktivitäten zu leisten, ist für den Erfolg der Fraktion Gesundheit letztlich konstituierend. Die Mitarbeit aller überdurchschnittlich aktiven Delegierten an wichtigen gesundheitspolitischen Projekten außerhalb der Kammer hat sich für die Gewinnung von Stimmen in den Wahlkämpfen über die Jahre überdurchschnittlich bezahlt gemacht. Dies läßt sich nicht nur am Stimmengewinn der Liste insgesamt, sondern auch an den von den Wählern zu vergebenden zusätzlichen Kreuzen an bis zu zwei Kandidaten der Liste abmessen. Mitglieder der Fraktion Gesundheit waren wesentlich und mitentscheidend an folgenden überregional die gesundheitspolitische Diskussion befördernden Projekten beteiligt: Reihe Kritische Medizin im Argument, Forum für Medizin und Gesundheitspolitik (1977 bis 1981), Ärztegruppe Westberlin für eine ausreichende medizinische Versorgung in den Haftanstalten[77], Gründung des ersten Gesundheitsladens, Gesundheitstage 1980 Berlin, 1981 Hamburg, 1984 Bremen, 1987 Kassel, Vorschläge und Forderungen der Gewerkschaft ÖTV zur ärztlichen Aus- und Weiterbildung in der Bundesrepublik Deutschland (1982), IPPNW, Ärzteinitiativen gegen den Atomtod, Friedensinitiativen in Westberlin.

2. *Überzeugende personelle Alternativen:* Mit Ellis Huber verfügte die Fraktion Gesundheit über einen gesundheitspolitisch ausgewiesenen Präsidentschaftskandidaten, doch auch die anderen Kandidatinnen

und Kandidaten der Liste standen für Kompetenz auf bestimmten Gebieten und für die Wünsche der Wähler für die zukünftige Arbeit der Ärztekammer. Als Beispiel seien genannt Barbara Hövener, Vorstandsmitglied der IPPNW, und Harald Abholz, bekannt durch zahlreiche Publikationen zur Bedeutung der Medizin für die Gesundheit. Sie erhielten die meisten Stimmen der Fraktion Gesundheit.

3. *Die programmatische und argumentative Ödnis konservativer Berufsverbände:* Besiegt wurde eine noch in vielen westdeutschen Ärztekammern und der Bundesärztekammer etablierte Politik mit dem Hauptziel der Bewahrung von besonderen Privilegien für Ärzte, die in der gesellschaftlichen Wirklichkeit keine Begründung mehr finden: etwa des fast uneingeschränkten Verfügungsrechts über die personellen und monetären Ressourcen für die Gesundheit oder von Einkommen, die weit über denen anderer Berufsgruppen mit vergleichbarer Verantwortung liegen. Politik dieser Art kann auch bei den Ärzten keine Zukunft mehr haben, da sie nicht einmal im positiven Sinne konservativ, also humanistische Grundwerte bewahrend ist. Der bekannteste Indikator solcher Standespolitik ist etwa die Position, die sich einer besonderen ärztlichen Vorbereitung auf den atomaren Ernstfall verpflichten zu müssen glaubt.

... Probleme

Eine Verbreiterung der Wahlaussagen mit dem Ziel, breitere Wählergruppen anzusprechen, führt notwendigerweise auch zu einer Verallgemeinerung. Am deutlichsten wird dies an einem zentralen Wahlslogan: »Wenn wir fünfzig Prozent bekommen, nimmt die Kammer IHRE Interessen wahr.« Eine solche Aussage steht notwendigerweise in der Gefahr, von jedem Wähler so verstanden werden zu können, wie es ihm gerade einfällt – dies auf dem Hintergrund, daß dort, wo sich bisher Interessen der Ärzte (also »ihre« Interessen) artikulieren konnten, wie sie sich eben gerade nicht in Richtung auf eine Politik für mehr Gesundheit von allen niedergeschlagen haben. Auch Aussagen wie: »Die Fraktion Gesundheit, das sind die, die sich für eine humanere Krankenversorgung einsetzen. Keine Amts-, Chef- und Luxusärzte, nicht die KV-Fürsten, sondern einfach Ärzte, denen es um die Gesundheit geht, um ärztliche Ethik, um mehr Selbstbestimmungsmöglichkeiten, ärztliche Friedensarbeit und – und –

den meisten Wählern anderer Listen auch unterschrieben werden. Dem Leser, der in das gesamte Programm und alle Wahlaussagen ebenso wie in die früheren Aussagen der Mitglieder der Fraktion Gesundheit einsteigt, wird selbstverständlich der deutliche Unterschied zu den anderen Listen nicht verborgen bleiben. Die Größe des Wahlerfolges und die übernommenen Aufgaben erzwingen eine intensivere Diskussion unter den Mitgliedern der Fraktion Gesundheit. Sie ist offen genug dafür, daß unterschiedliche Standpunkte zum gleichen Problem, etwa der Frage der Schwerpunktsetzung bei der Bekämpfung der Arbeitslosigkeit von Ärzten, auf zweierlei Weise beantwortet werden können: Während eine prominente Vertreterin und Funktionsträgerin mehr Teilzeitarbeitsplätze anzielt, wird dies von einem ebenso prominenten Funktionsträger verurteilt, da die Beschäftigung von mehr Teilzeitärzten eine intensivere Nutzung ihrer Arbeitskraft ermögliche und dadurch die Forderung nach Erweiterung des Stellenplans hintertreibe.

Die beiden Beispiele sehr allgemeiner Wahlaussagen und konträrer Standpunkte in einer wichtigen gesundheitspolitischen Frage sollen folgende These stützen: Der in der Breite des Wahlerfolgs liegenden Drohung einer Verflachung gesundheitspolitischer Aktivität kann nur begegnet werden, wenn die Tagespolitik von einer langfristig angelegten inhaltlichen Arbeit mit der Entwicklung einer eigenständigen und gemeinsamen Position zu *allen* wichtigen Fragen der Gesundheitspolitik begleitet wird. Daß die Kammern Standespolitik machen können, haben sie in den dreißig vergangenen Jahren mit Erfolg bewiesen. Daß mit ihrer Hilfe auch eine Politik für mehr Gesundheit gemacht werden kann, ist noch nicht bewiesen.

Trotzdem

Trotzdem: Die Berliner Fraktion Gesundheit hat mit ihrem Wahlsieg ein Signal gesetzt und kann Vorreiter für Veränderungen in den westdeutschen Ärztekammern sein. An Versuchen, sie auseinander zu dividieren, wird es nicht fehlen. Da wenig zu der Hoffnung berechtigt, daß die derzeitigen Spitzenfunktionäre westdeutscher Ärztekammern eine andere Politik als bisher vertreten werden, und alle Wahlen einen steilen Aufwärtstrend der bisher oppositionellen Listen zeigen, werden die nächsten Jahre über den Trend in der gesamten westdeutschen Ärzteschaft Auskunft geben.

Anhang

Ein genauerer Überblick über die Sitzverteilung und die Entwicklung der einzelnen Gruppierungen innerhalb der Berliner Ärzteschaft ist der folgenden Tabelle »Ärztekammerwahlen in Berlin« zu entnehmen.

Um möglichst viele Fakten unterzubringen, wurde eine Darstellungsform gewählt, die ein Einlesen insbesondere der Erläuterungen zu den Spalten erforderlich macht. Das Lesen von links nach rechts entspricht, bei notwendiger grober Vereinfachung, auch dem politischen Spektrum. Ausgehend vom Wahlergebnis 1986: in Spalte 1 die Fraktion Gesundheit, in Spalte 3 die sie unterstützende Liste der Kinderärzte, in Spalte 4 die Liste der Praktischen und Allgemeinärzte, mit der es bezüglich der Allgemeinmedizin weitgehend inhaltsgleiche Forderungen gibt, aus der ein Mitglied im Vorstand mitarbeitet, ohne daß die Liste aber insgesamt den neuen Vorstand mitgewählt hätte. In Spalte 5 die beamteten Ärzte, mit denen es bezüglich des öffentlichen Gesundheitsdienstes ebenfalls viele inhaltlich ähnliche Forderungen gibt. Spalte 7 die Chefarztgruppierung und in Spalte 10 die weitgehend mit Hartmannbund und speziell der Kassenärztlichen Vereinigung identische Facharztliste »Block freie Praxis«. Die in der linken Spalte unter c) angegebene Zahl der Delegierten ist aufgrund von Änderungen des Kammergesetzes unterschiedlich. Um die Delegiertenversammlung nicht allzu groß werden zu lassen, enthielt das Kammergesetz jeweils aktuell geänderte Bestimmungen über die Zahl der Delegierten, die von der Gesamtzahl wahlberechtigter Ärzte abhängig war und ist: 1:60 bis 1:120.

Wegen des starken Anstiegs der Gesamtzahl Berliner Ärzte (Verdoppelung von 1962 bis 1986) repräsentieren die Prozentzahlen natürlich unterschiedliche Absolutzahlen von abgegebenen Stimmen. Die für die gesamte Bundesrepublik charakteristische Situation der Praktischen Ärzte und Ärzte für Allgemeinmedizin in Verhältnissen zu anderen Arztgruppen wird z.B. daran deutlich, daß der Stimmenanteil von 16,5% im Jahre 1966 535 absolute Stimmen und der Anteil von 9,6% 1986 710 Stimmen repräsentiert. Die Wahlbeteiligung ist über die Jahre relativ konstant bei 64% bis 71%. Gegenüber einem leicht fallenden Trend, wie er bei einer Zunahme der Gesamtzahl der Wahlberechtigten auch erwartet werden kann, steht für die letzte Wahl wahrscheinlich aufgrund des intensiven Wahlkampfes der Fraktion Gesundheit ein neuer Höchststand.

Ärztekammerwahlen in Berlin
Stimmenanteil der einzelnen Listen in Prozent

Jahr	1	2	3	4	5	6	7	8	9	10
1962 a) 5189 b) 64,4 c) 86	—	—	—	11,9	s. 6	42	s.6	23,1	—	23
1966 a) 5432 b) 69,9 c) 91	—	—	—	16,5	8,8	28,6	13,2	—	6,6	21,4
1970 a) 6527 b) 64 c) 108	—	—	—	15,7	7,4	26,8	15,7	0,9	15,7	17,6
1974 a) 8081 b) 65,3 c) 74	9,5	17,6	1,4	13,5	5,4	6,8	20,3	12,2	2,7	10,8
1978 a) 8651 b) 66,9 c) 83	33,7	s. 1	1,2	12,1	4,9	2,4	26,5	12,1	—	7,2
1982 a) 9449 b) 63,2 c) 94	38,2	s. 1	—	12,3	3,9	s. 7	24,6	s. 10	—	21,3
1986 a) 10783 b) 70,6 c) 90	48,4	s. 1	1,5	9,6	4,4	s. 7	14,7	0,3	s. 11	21,1

Erläuterungen:

Hinweise, z. B. »s. 1«, verweisen darauf, daß die hier bei einer früheren Wahl kandidierende Liste inzwischen mit einer anderen Liste in der bezeichneten Spalte gemeinsam kandidiert.

131

Spalte *Jahr*   Unter den Jahreszahlen ist jeweils angegeben
a) die Zahl der Wahlberechtigten
b) Wahlbeteiligung in Prozent
c) Anzahl der Sitze ohne den zusätzlichen Sitz für einen Vertreter
der medizinischen Fachbereiche der Freien Universität Berlin.

Spalte 1   1974 Bund gewerkschaftlicher Ärzte, 1978 und 1982 Gemeinsame
Liste Krankenhaus & Praxis, 1986 Fraktion Gesundheit. 1983 stellt
diese Liste für ein halbes Jahr den Vizepräsidenten (H. Becker).
1987 stellt sie die Mehrheit des Vorstandes (mit einzelnen Mitgliedern der Listen in Spalte 2 und 4, wobei die letztere den Vorstand
insgesamt nicht stützt.

Spalte 2   1974 Marburger Bund (s. auch Spalte 6), 1978, 1982, 1986 (s. Sp. 1).

Spalte 3   1974 Praxisärzte, 1978 Kassenarztinitiative, 1986 Kinderärzte.

Spalte 4   Unter wechselnden Bezeichnungen (etwa 1962 Arbeitsgemeinschaft
Praktische Ärzte, 1986 Praktische Ärzte und Ärzte für Allgemeinmedizin) ist hier die bei allen Wahlen kandidierende Liste der Praktischen Ärzte und Ärzte für Allgemeinmedizin, zeitweise auch
»Hausärzte«, aufgeführt, deren Spitzenkandidaten im wesentlichen mit den jeweiligen Vorständen des Berufsverbandes der Praktischen Ärzte identisch sind. Der Spitzenkandidat P. Krein wird
1983 aufgrund eines Bündnisses mit den in den Spalten 1 und 5 aufgeführten Listen zum Kammerpräsidenten gewählt.

Spalte 5   Seit 1966 gibt es eine regelmäßig kandidierende Liste, die von den
Ärzten des Öffentlichen Gesundheitsdienstes, Vertrauensärzten
und anderen Medizinalbeamten (etwa der Sozialversicherungsträ-
ger) gebildet wird (Amtsärzte).

Spalte 6   1962 Einheitsliste des Marburger Bundes, der beamteten und der
Chefärzte, 1966 und 1970 Liste des Marburger Bundes (MB), der mit
W. Schmidt ab 1971 auch den Kammerpräsidenten stellt. Nach Abwahl des bisherigen Vorstandes und gesundheitspolitischer Rich-
tungsänderung wird der MB ab 1974 in Spalte 2 aufgeführt. 1974 und
1978 ist in Spalte 6 die Liste eines neu gegründeten Berufsverbandes
»Arzt in Krankenhaus und Behörde« aufgeführt. Dieser Berufsverband wurde im wesentlichen von den abgewählten früheren Vorstandsmitgliedern des Marburger Bundes gegründet. Ab 1982 kandidierten diese mit der in der Spalte 7 aufgeführten Liste gemeinsam.

Spalte 7   Hier ist die seit Bestehen der Kammer zu allen Wahlen kandidierende, im wesentlichen von Chefärzten getragene »Unabhängige Liste

132

aus Praxis und Klinik« aufgeführt, die 1974 und 1978 mit ihrem Spitzenkandidaten W. Heim auch den Kammerpräsidenten stellt.

Spalte 8 1962 zusammengefaßtes Ergebnis mehrerer kleiner Listen vor allem niedergelassener Ärzte. 1970 Moabiter Assistentenliste. 1974 und 1978 Interessengemeinschaft Berliner Kassenärzte und NAV-Landesverband Berlin; diese Liste geht ab 1982 in der in Spalte 10 aufgeführten Liste auf. 1986 »Vereinigung unabhängiger liberaler Ärztinnen und Ärzte«.

Spalte 9 1966 bis 1974 eine Liste vor allem niedergelassener Ärzte unter Führung von W. Werner, die sich vor allem durch Aufrufe zur Sparsamkeit der Kammer hervortat.

Spalte 10 1962 zusammengefaßtes Ergebnis von drei Listen niedergelassener Fachärzte mit dem ersten Kammerpräsidenten H. Meins, ab 1966 bis 1978 als Liste »Block freie Praxis«. 1966 enthält die Liste den bisherigen (Meins) und den neuen Kammerpräsidenten W. Hasenclever, der sich 1967 gegen seinen erneut kandidierenden Listenkollegen aufstellen ließ und auch durchsetzte. Ab 1982 wurde hier die 1974 und 1978 in Spalte 8 aufgeführte Liste integriert.

7.3

Ernst Girth

Die kritische Alternative zur konservativen Standespolitik: Die Liste demokratischer Ärtze in der Landesärztekammer Hessen

Der Auftrag war klar: die Geschichte der Liste Demokratischer Ärzte in Hessen aufzuschreiben. Aber wie? Objektiv? Subjektiv? Kein nostalgisches Potpourri für Listenveteranen, keine schönfärberische Agitations-Kolportage, auch keine vollständige und somit langweilige Chronik sollte es werden. Eher ein kritischer Rückblick für uns, offen für solidarische Kritik von anderen. Allerdings scheinen mir für objektive Geschichtsschreibung elf Jahre noch recht wenig. Und der Bericht von einem, der von Anfang an dabei war (und es noch ist), fällt anders aus als der von einem, der aufgegeben hat, oder gar von einem »Überläufer« – auch den hat es gegeben. Ich will versuchen, aus der subjektiven Perspektive ein paar wesentliche Entwicklungsschritte objektiv nachzuzeichnen.

Die Wahl

Der Geburtsmonat der Liste ist der Juni 1976. Da war Kammerwahl in Hessen, und die LdÄ gewann erstmals acht Mandate, konnte 10,6 % der Stimmen auf sich vereinigen. Wie weit zurück man immer auch die eigentliche Entstehungsgeschichte datieren mag, konkret wurde es im Winter 1975/76. Mitglieder des Bundes gewerkschaftlicher Ärzte in der ÖTV in Frankfurt und einige Niedergelassene, meist ehemalige Gewerkschaftskollegen, setzten sich zusammen. In langwierigen Debatten, zunächst über das Selbstverständnis der Gruppe, dann über die gesundheits- und sozialpolitischen Ziele, zuletzt über die Zielgruppen und Bündnispartner, wurde ein vorläufiges Programm erstellt, mit dem wir in ganz Hessen herumreisten und -telefonierten, bis wir eine Gruppe von über achtzig Kolleginnen und Kollegen zusammen hatten, die bereit waren, auf unserer Liste zu kandidieren. Ärztinnen und Ärzte aus allen Bereichen der Medizin, Angestellte und Niedergelassene, Hochschullehrer und Amtsärzte. Das Programm wurde verabschiedet und eine breite Diskussion mit allen Kolleginnen und Kollegen begonnen, von denen wir eine Aktivierung zur politischen Arbeit durch unsere Initiative erhoffen konnten.

Mit Hilfe eines Anwalts gelang es, das Dickicht der Kammersatzung zu lichten und zeitgerecht unsere Liste mit der entsprechenden Anzahl an Unterstützer-Unterschriften zur Wahl einzureichen.

Das Programm

In unserem Wahlaufruf (Abbildung S. 136–137) betonten wir die Notwendigkeit unserer Kandidatur, »weil sich viele Ärzte von den in der Landesärztekammer vertretenen Gruppierungen nicht mehr repräsentiert fühlen«. In den Mittelpunkt stellten wir die Gesundheitsdefinition der Weltgesundheitsorganisation: »Die Gesundheit ist der Zustand des vollständigen körperlichen, geistigen und sozialen Wohlbefindens und nicht nur das Freisein von Krankheit und Gebrechen. Die Erlangung des bestmöglichen Gesundheitszustandes ist eines der Grundrechte eines jeden Menschen, ohne Unterschied der Rasse, der Religion, des politischen Bekenntnisses, der wirtschaftlichen oder sozialen Stellung«. Wie sehr sich gerade in Zeiten des Sozialabbaus diese Definition als eine Charta des Schutzes der Patientenrechte bewährt, zeigte sich noch oft in den folgenden Jahren, wenn in der Kammer höhnisch davon abgerückt wurde und gegen diese »Utopie« die Realität der notwendigen Kosteneinsparungen gesetzt wurde.

Ein weiterer schlichter Satz aus unserem ersten Aufruf kann heute noch bestehen: »Ärztliche Arbeitsbedingungen sind aber von einer sozialen medizinischen Versorgung der Bevölkerung nicht zu trennen.« Wenn auf dem 90. Deutschen Ärztetag 1987 in Karlsruhe wiederum in trauriger Kontinuität die »Selbstbeteiligung« der Patienten gefordert wird, wenn die Mittelstandsvereinigung der CDU mit ihrem Sprecher, dem Internisten Becker, Beteiligung der Patienten an den »Hotel«-Kosten im Kran-

Liste Demokratischer Ärzte

Ärzte wollen nicht länger Prügelknaben sein! Weder für eine überzogene Standespolitik noch für Versäumnisse einer halbherzigen Reformpolitik.

Uns Ärzten fehlt eine konsequent demokratische Berufspolitik. Markige Worte und bunte Propagandaplakate im Wartezimmer können ein sachlich begründetes Programm nicht ersetzen. Nehmen Sie sich deshalb die Zeit und lesen Sie Programm und Forderungen der **Liste Demokratischer Ärzte.**

Die Liste Demokratischer Ärzte kandidiert erstmals zur Delegierten-Versammlung der Landesärztekammer Hessen. Sie hält dies für erforderlich, weil sich viele Ärzte von den in der Landesärztekammer vertretenen Gruppierungen nicht mehr repräsentiert fühlen und das amtliche Veröffentlichungsorgan der Landesärztekammer, das „Hessische Ärzteblatt", zu einer einseitigen Meinungsbildung unter den Ärzten beiträgt.

Die Liste Demokratischer Ärzte ist eine Gemeinschaftsliste von angestellten, beamteten und niedergelassenen Ärztinnen und Ärzten aus Stadt und Land, aus Nord- und Südhessen, aus nahezu allen Arbeitsbereichen der Medizin. Wir möchten konstruktiv an der Bewältigung der aktuellen und zukünftigen Probleme der ärztlichen Berufspolitik, der Gesundheits- und Sozialpolitik mitwirken. Wir bekennen uns zum Prinzip der sozialen Verantwortung der Medizin und berufen uns auf die Grundsätze der Weltgesundheitsorganisation:

„Die Gesundheit ist der Zustand des vollständigen körperlichen, geistigen und sozialen Wohlbefindens und nicht nur das Freisein von Krankheit und Gebrechen.

Die Erlangung des bestmöglichen Gesundheitszustandes ist eines der Grundrechte eines jeden Menschen ohne Unterschied der Rasse, der Religion, des politischen Bekenntnisses, der wirtschaftlichen oder sozialen Stellung."

Weiterbildung und die Qualität unserer Arbeit werden dadurch erheblich reduziert. Ärztliche Arbeitsbedingungen sind aber von einer sozialen medizinischen Versorgung der Bevölkerung nicht zu trennen. Deshalb müssen wir mit Entschiedenheit gegen jede Verschlechterung der Versorgung unserer Patienten durch Sparmaßnahmen an der falschen Stelle warnend unsere Stimme erheben.

So dürfen die Funktionsfähigkeit medizinischer Einrichtungen und insbesondere der dringend notwendige Aufbau präventiver Krankheitsbekämpfung nicht unter dem Druck eines kurzsichtigen Sparprogramms nach tagespolitischer Opportunität entschieden werden, sondern haben sich an der tatsächlichen Morbidität zu orientieren. Denn wer die Notwendigkeit präventiver Gesundheitssicherung nicht ausreichend berücksichtigt, wird morgen vor dem viel größeren Problem enormer Krankheitsfolgelasten stehen.

Eine ausreichende Finanzierung des Gesundheits- und Sozialwesens aus Teilen des Rüstungsetats und langfristig auch aus den überhöhten Gewinnen der medizinisch-technischen und chemisch-pharmazeutischen Großindustrie erscheint unumgänglich. Die Fortschritte in der Entspannungspolitik sind — wie für jeden Demokraten — erst recht für jeden Arzt Chance und sozialer Leistungen und damit einhergehend eine Verschlechterung der gesundheitlichen Versorgung der Bevölkerung droht. So ist die gesetzliche Krankenversicherung fast schon an der Grenze ihrer Leistungsfähigkeit angelangt. Der Zusammenbruch wichtiger Bereiche unseres Gesundheitswesens würde aber nicht nur eine Gefahr für die ausreichende Versorgung der Sozialversicherten bedeuten. Betroffen werden davon gleichermaßen die niedergelassenen Ärzte, deren Existenz mit einer funktionsfähigen gesetzlichen Krankenversicherung eng verknüpft ist.

Betroffen werden auch die angestellten und beamteten Ärzte, die schon jetzt die Auswirkung von Planstellenkürzungen als tägliche Mehrarbeit empfindlich spüren. Die ärztliche Aus- und

der Ärzteschaft in der Öffentlichkeit, die in den letzten Jahren durch eine verfehlte Standespolitik erschüttert wurde, wieder herzustellen. Nur eine fortschrittliche ärztliche Berufspolitik, für die wir uns einsetzen wollen, kann das leisten.

Nicht in der Konfrontation, sondern in der konstruktiven Zusammenarbeit von Ärzteschaft, Sozialversicherten und ihren Gewerkschaften möchten wir den Grund legen für die dringliche Erneuerung unseres leistungsfähigen, doch auch mit ernsten Mängeln behafteten Gesundheits- und Sozialwesens.

Deshalb rufen wir die hessische Ärzteschaft dazu auf, gemeinsam mit allen Kräften des demokratischen Fortschritts die medizinische Versorgung sichern und verbessern zu helfen.

Freie Praxis:

- für die wissenschaftliche Weiterentwicklung der Allgemeinmedizin;
- für geregelte Urlaubsvertretung, Ausbau der Notdienste und Altersversorgung;
- für neue Formen kooperativer Versorgungseinrichtungen in ärztlich unterversorgten Gebieten.

Weiterhin treten wir ein für einen Ausbau der Präventivmedizin, der Arbeits- und Sozialmedizin, eine fortschrittliche soziale Psychiatrie, für öffentlich kontrollierte Bereitstellung eines übersichtlichen Angebots qualitativ hochwertiger, preisgünstiger Medikamente sowie für die Reform des § 218 im Sinne der Fristenregelung.

Dr. Gabriele Claas   Dr. Paul Lüth

Schwerpunkte aus unserem Forderungsprogramm:

Krankenhaus:

- für die Erweiterung der Mitbestimmung und ein kollegiales System der Zusammenarbeit;
- für eine Entlastung der Klinikärzte zur Vermeidung von unzumutbaren Überstunden durch Veränderung der Bettenschlüssel;
- mehr Funktionsstellen für Fachärzte mit Dauerverträgen;
- Öffnung der Krankenhäuser für vorstationäre Diagnostik und nachstationäre Behandlung zur Überwindung der Kluft zwischen freier Praxis und Krankenhaus;
- für Früherkennungszentren im Krankenhaus.

Dr. Winfried Beck   Ernst Girth

Aufruf der Liste demokratischer Ärzte Hessens zur Landesärztekammerwahl 1976, veröffentlicht im *Hessischen Ärzteblatt* vom Mai 1976 kenhaus und zu zehn bis zwanzig Prozent an den Arzneikosten fordert (nicht jedoch an den Kosten des Arztbesuchs!) dann zeigt dies vor allem eines: Für die konservative Ärzteschaft sind soziale Patientenversorgung und befriedigende ärztliche Arbeitsbedingungen keineswegs untrennbar. Sie versucht, gerade auf dem Rücken der Kranken ihr Schäflein ins Trockene zu bringen.

Die Alternative zur Belastung der Kranken las sich im Programm der LdÄ so: »Eine ausreichende Finanzierung des Gesundheits- und Sozialwesens aus Teilen des Rüstungsetats und langfristig auch den überhöhten Gewinnen der medizinisch-technischen und chemisch-pharmazeutischen Großindustrie erscheint unumgänglich.« Nebem dem »was«, »für wen« (und »gegen wen«) benannten wir auch das »mit wem«: »In der konstruktiven Zusammenarbeit von Ärzteschaft, Sozialversicherten und ihren Gewerkschaften möchten wir den Grund legen für die dringliche Erneuerung unseres leistungsfähigen, doch auch mit ernsten Mängeln behafteten Gesundheits- und Sozialwesens.«

Zu allen wesentlichen Bereichen stellten wir Forderungen auf, so daß nicht nur unsere Wähler Bescheid wußten, sondern wir selbst für die folgenden Jahre einen (wenn auch oft noch zu konkretisierenden) Rahmen hatten, der eine vertrauensvolle und solidarische Arbeit ermöglichte.

Die Kammer

Das Wahlergebnis übertraf die kühnsten Voraussagen. Wir waren froh und stolz, so viele Gleichgesinnte hinter uns zu wissen. Diese Rückendeckung hatten wir auch bitter nötig, denn spätestens bei der konstituierenden Sitzung in Bad Nauheim sahen wir, daß noch 72 andere Delegierte in der Kammer saßen. Ein zusammengeschmiedeter Block, von dem man kaum annehmen konnte, daß er sich dem Wähler noch Wochen vorher als fünf verschiedene Listen mit eigenem »Programm« vorgestellt hatte. Die wenigen wohlmeinenden Kollegen, die uns hinter vorgehaltener Hand ihrer grundsätzlichen Sympathie versicherten, ordneten sich brav dem Gruppenzwang bei jeder Abstimmung unter. Die Besetzung aller Gremien war sorgfältig geplant und abgesprochen, die Pöstchen wurden in »demokratischer« Wahl verteilt, wir blieben draußen. Zweimal im Jahr Delegiertenversammlung, zweimal im Jahr immer das gleiche Trauerspiel: Der Präsident verliest seinen Bericht zur Lage, nur unwesentlich variiert, immer die gleichen Themen: die Gefahr der Sozialisierung, die Beschwörung der immer brüchiger werdenden Einheit der Ärzteschaft, die Diffamierung unserer Namensnennung als Demokratische Ärzte, ein ewiger Stachel im Fleisch der doch traditionell und heute so urdemokratisch sich fühlenden Ärzteschaft, und schließlich die ständige Ausgrenzung unserer vorgetragenen Themen und Meinungen als irrelevant oder als politische Demagogie. Immerhin gelang es meist, die uns wesentlich und nützlich erscheinenden Inhalte qua Antrag vorzubringen und zu diskutieren. Zum ersten Mal in der Geschichte der Kammer wurde hier nicht nur bereits im Präsidium Beschlossenes abgestimmt. Diskussionen hatte es bislang allenfalls zur Arzthelferinnenausbildung (»Die sind ja ständig in der Berufsschule!«), zum Kammerbeitrag und ähnlichem gegeben. Nun brachten wir Diskussionen in Gang um Teilzeitstellen am Krankenhaus, psychosoziale Arbeitsgemeinschaften, Stellenkürzungen und ihre konkreten Auswirkungen auf die Patientenversorgung, Patientenschutz und andere Diskussionen über zentrale ärztliche Berufsfragen in ihrer vielfältigen Beziehung zur Gesundheits- und Sozialpolitik.

Das Präsidium und einige wackere Mitstreiter versuchten durch Redezeitbegrenzungen und Verfahrenstricks und nicht zuletzt mit Hinweisen auf die gefährliche Heimreise bei Dunkelheit, Straßenglätte usw., wenn die Sitzungen (durch unsere »profilneurotisch« in die Länge gezogenen Diskussionen) zu lange dauerten, uns in deren Grenzen zu verweisen. Wir fanden Auswege. Wir erschlossen durch Pressemitteilungen und unsere Rundbriefe der Öffentlichkeit die Kammer und ihre Taten. Wir wehrten uns, so gut wir konnten, mit Rechtsaufsichtsbeschwerden beim Sozialminister oder Klagen beim Verwaltungsgericht wegen Tagesordnungsprozeduren. So verschafften wir uns etwas Respekt, wenn schon selten wegen der von uns vorgetragenen Meinungen, so doch wenigstens durch Beharrlichkeit. Und wie sah die Bilanz nach den ersten vier Jahren aus?

Die Lüftung einer verstaubten Kammer

Unser in der *Frankfurter Rundschau* vom 16. 10. 1979 abgedruckter Bericht über die bisherige Arbeit zählt so viele verlorene Schlachten auf, daß aus dieser Sicht ein Weitermachen fast sinnlos erscheint. Und doch konnten wir mit diesen und ähnlichen Mitteilungen offensichtlich gerade die Einsicht in die Notwendigkeit einer fortschrittlichen Fraktion in der

Ärztekammer verbreitern. Denn einerseits waren die von uns eingebrachten und niedergestimmten Probleme nur für den konservativen Teil der Ärzteschaft marginal, für eine wachsende Zahl von Ärztinnen und Ärzten jedoch wichtig und dringend. Andererseits führte die Art, wie man mit unseren Anliegen verfuhr, zu einer wachsenden Solidarisierung auch der Öffentlichkeit. Zwei Beispiele sollen das verdeutlichen:

Einem unserer jährlichen Versuche, endlich ein demokratisches Wahlverfahren für die Delegierten zum Deutschen Ärztetag durchzusetzen, wurde von einem Vertreter des Marburger Bundes entgegnet: »... es ist zwar richtig, daß nach Listen gewählt wird, aber so wie die Delegiertenkonferenz steht, ist sie eine homogene Einheit. Ich meine, die Autonomie eines Präsidiums und eines Plenums innerhalb eines Landesverbandes sollte für sich entscheiden, wer in den Ärztetag delegiert wird, ganz gleich, ob d'Hondt mathematisch-demokratisch ist oder nicht.«

Die sogenannte Ärzteschwemme wurde und wird in der Kammer fast ausschließlich unter dem Gesichtspunkt der Einkommensverteilung, des »Futterneides«, diskutiert. Als Herausforderung, als Chance für längst fällige Reformen im Gesundheitswesen wird sie nicht begriffen. Unsere Bedenken, daß das hochgelobte Recht auf freie Arztwahl den Patienten nichts nützt, wenn es nicht impliziert, daß der behandelnde Arzt auch genügend Zeit für seine eigentliche Tätigkeit zur Verfügung hat, wollte der Vorsitzende einer Bezirksärztekammer so zerstreuen: »... ob ich mit einem Patienten drei Minuten spreche und damit das wesentliche erfahre oder ob ich mit einem Patienten eine Viertelstunde spreche und dann nichts dabei erfahre, hängt nicht von der Zeit ab, sondern von der Intelligenz des Arztes, wie er mit seinem Patienten umgeht.«

Die Klagen der Patienten, die mit sechzig bis achtzig anderen an einem Tag in einer Praxis im Dreiminutentakt abgefertigt werden, stellen demnach der Intelligenz der Ärzteschaft ein nicht gerade schmeichelhaftes Zeugnis aus.

Daß wir kaum eine Möglichkeit ausließen, durch verstärkte Presse-und Aufklärungsarbeit – auch am Rande der Ärztetage – dieses Panoptikum der Ignoranz der Öffentlichkeit vorzuführen, und dies mit wachsender Resonanz, führte ständig zu wütenden Kommentaren. Mit der eigenen Provinzialität und der von keinerlei Selbstzweifel gebremsten Arroganz ständig im Spiegel der Presse konfrontiert zu werden, zeigte auf Dauer aber doch Wirkung bei den Standesfunktionären. In der ersten Legislaturperiode versuchte man, uns vor allem durch Gesprächsangebote im Vorfeld der Delegiertenversammlung zu integrieren. Nachdem dies erfolglos war, kam in der zweiten Periode eine andere Strategie zum Zug. Man nahm unsere Themen auf, vertagte sie oder überwies sie ans Präsidium, wo sie für immer verschwanden. Eine neue Variante begegnet uns in den letzten Jahren: die Übernahme unserer Themen durch Marburger Bund oder Präsidium, wo sie dann bis zur Unkenntlichkeit verstümmelt ihren Platz im Resolutionsordner finden. Ein Umdenken fand allenfalls bei Einzelnen statt. Hin und wieder machte sich auch die Wut derer bemerkbar, die sich nur als »Stimmvieh« mißbraucht empfanden. Die Befangenheit im gruppenegoistischen Denken blieb insgesamt jedoch vorherrschend.

Vor den schärfer werdenden Angriffen von rechts innerhalb der Bundestagsparteien gegen die soziale Sicherheit und die Qualität der medizinischen Versorgung sahen wir in der Kammer nur Rückzugsgefechte, Festhalten an alten Zöpfen und den Verteilungskämpfen zwischen den verschiedenen Ärztegruppen. In den Wahlkampf 1980 gingen wir daher mit der gefestigten Überzeugung, daß die Bevölkerung eine arbeitnehmerfreundliche und sachverständige Ärzteschaft mehr denn je braucht. Unser Ziel war, mit offensiver, rationaler Argumentation eine noch größere Gruppe innerhalb der Ärzteschaft zu sammeln, die es versteht, wieder Vertrauen in der Bevölkerung zu gewinnen und so die gemeinsamen Interessen von Sozialversicherten und Ärzten wirkungsvoll zu verteidigen und weiterzuentwickeln.

Die Wahl 1980 brachte uns zwei neue Sitze, 1173 Kolleginnen und Kollegen (12,6 %) hatten uns gewählt. Üble Angriffe des Präsidenten vor der Wahl gegen unsere Liste hatten ihr Ziel verfehlt.

Frieden in, nicht mit der Kammer

Hatten wir uns in den ersten Jahren noch zu oft die Themen von unseren Gegnern aufdrängen lassen, mehr reagiert als agiert, begannen wir schon bei der Vorbereitung dieser Wahl, Schwerpunkte zu setzen. So war dann die zweite Periode unserer Arbeit besser strukturiert und gekennzeichnet durch den Kampf gegen die Auswirkungen des Sozialabbaus, die vermehrte Bearbeitung von Umweltschutzthemen und ganz besonders durch unser friedenspolitisches Engagement. Die intensive Beschäftigung mit

141

Aufruf:

Ärzte gegen Atomraketen

Als Ärzte und medizinische Wissenschaftler sind wir tief beunruhigt über die sich in Europa und auf dem internationalen Schauplatz herausbildende Bereitschaft, einen Kernwaffenkrieg als „denkbar" hinzustellen. In Übereinstimmung mit ärztlichen Kollegen in den USA, Großbritannien und den Niederlanden sehen wir uns veranlaßt, vor den Folgen eines Atomkrieges zu warnen. Wir tun dies, gestützt auf medizinische und wissenschaftliche Erkenntnisse, unter Berufung auf die humane Verantwortung des ärztlichen Berufs. Darüber hinaus stellen wir fest, daß die Bevölkerung unzureichend über die Folgen eines Kernwaffenkrieges und die vorgesehenen Zivilschutzmaßnahmen unterrichtet ist.

Im Zweiten Weltkrieg explodierte eine Megatonne TNT Sprengstoff über Deutschland. Das Vierfache verwüstete später Vietnam. Eine einzige moderne Atomwaffe hat eine Sprengkraft von bis zu zwanzig Megatonnen TNT.

Bei der Explosion einer derartigen Kernwaffe über dem Zentrum einer Stadt wie Frankfurt entsteht ein drei Kilometer großer Feuerball, der mit Temperaturen von zehn Millionen Grad Celsius die gesamte Innenstadt augenblicklich verdampft. Im Umkreis von ca. zwanzig Kilometer, d. h. noch in Hanau, Bad Homburg und Rüsselsheim, werden 60 Prozent der Bevölkerung durch Hitze, Druck und Orkane sofort getötet und 30 Prozent schwer verletzt. Noch in etwa 300 Kilometer Entfernung führt die radioaktive Wolke bei den zunächst Überlebenden innerhalb von zwei bis sechs Wochen zum Strahlentod.

Für den Fall einer derartigen Kernwaffenkatastrophe liegt gegenwärtig der Entwurf eines sogenannten Gesundheitssicherstellungsgesetzes der Bundesregierung vor. Danach soll das gesamte medizinische Personal, einschließlich der Ärzte, dem Kommando von Militärs unterstellt werden. In einer solchen Situation kann die „Zentrale Dienstvorschrift 49/50" in Kraft treten. Sie beinhaltet, daß Ärzte nicht mehr vorrangig nach dem Schweregrad einer Verletzung Hilfe leisten können. Im Gegenteil dürften sogar Patienten mit Brust- und Bauchverletzungen, größeren Verbrennungen und Wirbelsäulenverletzungen nicht mehr regelrecht behandelt werden. Diese Form der Patientenselektion nennt man im Militärsprache „Triage". Sie stellt einen Verstoß gegen den hippokratischen Eid dar.

Wir Ärzte halten es für unsere Pflicht, auf folgende Tatsachen hinzuweisen:

1. Im Ergebnis eines, wenn auch „begrenzten" Kernwaffenkrieges würde eine derart beispiellose Zahl von Menschen umkommen, verletzt oder erkrankt sein, wie es in der Geschichte der Menschheit noch niemals zu verzeichnen war.

2. Eine Planung für medizinische Maßnahmen im Katastrophenfall eines Kernwaffenkrieges ist sinnlos. Vom Standpunkt der Mer[...]

Die meisten Krankenhäuser werden zerstört sein. Die meisten Angehörigen der medizinischen Berufe werden umkommen, verkrüppelt oder selbst hilflos sein. Die meisten Vorräte werden ungenießbar, die meisten Medikamente unbrauchbar sein. Die meisten zunächst Überlebenden werden sterben, denn gegen radioaktive Verseuchung gibt es keine erfolgreiche Behandlung.

Es gibt auch keine wirksame Zivilverteidigung. Druckwelle, Wärmestrahlung und Atomstrahlung werden sogar diejenigen umbringen, die in Bunkern Schutz suchen. Die radioaktiven Niederschläge werden auch die Evakuierten erreichen.

3. [sic]

4. Die meisten entstehenden Schäden werden nicht wieder gutzumachen sein. Die Wiederherstellung des menschlichen Zusammenlebens nach einem Atomkrieg kann man sich kaum als möglich vorstellen. Umwelt, gesellschaftliches Leben und Gesundheitswesen würden überwiegend unheilbaror Zerstörung unterliegen. Über Generationen wären die Betroffenen durch genetische Schäden in ihrer Fortpflanzungskraft beeinträchtigt.

5. In einem derartigen Krieg kann es keinen Sieger geben. „Freund" und „Feind", Militär und Zivilbevölkerung, neutrale und nicht neutrale Völker – alle wären durch die radioaktiven Niederschlag betroffen. Es können sich solche Störungen in der Atmosphäre auftreten, daß alles Leben auf der Erde ernsthaft gefährdet wäre.

6. Dies gilt alles auch für die Völker mit großen Territorien wie die USA und die UdSSR. Es gilt aber um so mehr für die Völker des dichtbesiedelten Europa, insbesondere für die Bundesrepublik Deutschland. Hier würde schon eine geringe Zahl von Atomwaffenexplosionen derartige Verwüstungen anrichten, daß die Ärzte nicht mehr heilen und nicht mehr heilen könnten. Diejenigen von uns, die zu den wenigen Überlebenden zählten, könnten nur noch trauern. Zu dazu dürfen wir es nicht kommen lassen.

Abrüsten ist deshalb die zwingende Konsequenz aus ärztlicher Erkenntnis über die Folgen eines Kernwaffenkrieges. Abrüsten ist die einzig vertretbare Forderung der Menschlichkeit und der Vernunft. Durch eine Stationierung von Mittelstreckenraketen und Marschflugkörpern in unserem Lande würde ein Atomkrieg in Europa wahrscheinlicher, da unser Land zum bevorzugten Schlachtfeld wird.

Wir alle müssen lernen, Konflikte mit friedlichen Lösungen zu bewältigen. Alternativen zur militärischen Sicherheitspolitik zu finden. Einzig soziale und humane Verhaltensweisen können die Menschheit vor dem Untergang bewahren. Kriegsverhütung muß zur wichtigsten politischen Aufgabe werden.

Wir appellieren an die Bundesregierung, die Zustimmung zur Stationierung von Pershing II-Raketen und Marschflugkörpern in Mitteleuropa zurückzu-ziehen. Wir setzen uns für die Beendigung des Wettrüstens in Ost und West ein mit dem Ziel, auf dem Verhandlungswege zu konkreten Abrüstungs-maßnahmen zu kommen.

H. Abholz, Berlin/W.; U. Andert, Marburg; M. Andrasel, Wiesbaden; S. Apelt, Ffm.; F. Armbruster, Mannheim; G. Augtin, Marburg; A. Bansch-Richter-Hansen, Wiesbaden; W. Barbrock, Riedstadt; J. Bauer, Bonn; F. Baum, Sichte; Baumgartl, Darmstadt; E. Beck, Wiesbaden; E. Beck, Marburg; K. Beck, Wiesbaden; D. Becker, Ffm.; W. Beck, Offenbach; E. Behr, Darmstadt; H. Begemann, Mün-chen; M. Begemann, Marburg; E.-D. Berndt, Bruchköbel; W. Bienick, Gießen; H.-J. Biggelesen, Waldorf; B. Blanz, Darmstadt; Th. Böhm, Ffm.; A. Bohm, Neu-Isenburg; N. Boller, Offenbach; U. Bolz, Gießen; F. Bongatz, Wetter; Boss, Marburg; H.-J. Braun, Walldorf; Brecht, Riedstadt; A. Brüggemann, Ffm.; R. Büttner, Ffm.; M. Bulita, Ffm.; Brukhardt, Ffm.; R. v. d. Busche, Hamburg; S. Carstens, Münster; T. Charlier, Ffm.; D. Christ, Ffm.; G. Claas, Marburg; M. Conze, Kirchhain; P. Crell, Ffm.; W. Dahlmann, Bad Hersfeld; Debus, Mörfelden; I. Debus-Kauschat, Ffm.; G. Delius Bonn; H. U. Deppe, Ffm.; M. Deppe, Marburg; H. D. Dierg, Ffm.; E. Dietze, Ffm.; J. Dippel, Ffm.; Dörr, Darmstadt; B. Drexler-Gormann, Offenbach; S. Drexler, Offenbach; M. Dürr, Ffm.; D. Eckhardt, Bruchköbel; H. Elzer, Ffm.; A. Egri, Ffm.; Ehrle, Darmstadt; Ch. Eisner-Landgrebe, Vellmar; H. Emde, Marburg; K.-R. Fabig, Hamburg; A. Fabricius, Marburg; H. Fahrion, Marburg; M.-L. Fedtke, Ffm.; E. Fedtke, Ffm.; M. Figge, Marburg; K. Fischer, Marburg; K. Föderking, Ffm.; B. Franke, Hannover; B. Fuchs, Marburg; Sprung-Gather, Ffm.; W. Gather, Ffm.; A. Gerlach, Ffm.; J. Geyer, Dieburg; J. Geyer-Sodemann, Heusenstamm; E. Girth, Ffm.; G. Girth, Ffm.; G. Gitter, Ffm.; N. Glass, Darm-stadt; M. Gnau, Marburg; H. Gobel, Bad Hersfeld; Ch. Goedt, Sichte; Ch. Görg, Marburg; A. Grorder, Ffm.; J. Grabe, Bad Homburg; Th. Graf, Darmstadt; R. Grün, Marburg; J. Grüner, Ffm.; R. Haertel, Karben 4; H. Harjung, Griesheim; E. Hartmann, Ebsdorfergrund 2; H.-P. Hartmann, Langgöns; R. Hasselbach, Wiesbaden; D. Hauptsingl, Erlensee; R. Hausmann, Marburg; E. Hehmer, Marburg; Wesseling; E. Heidler, Ffm.; E. Heister, Ffm.; R. Heitmann, Ffm.; D. Hellenbrecht, Ffm.; R. Herold, Riedstadt; F. Hermann, Ffm.; W. -letterich, Ffm.; L. Heymann, Ffm.; S. Hieronimi, Wiesbaden; L. Holbert, Ffm.; E. Hild, Haiger; B. Hochgesand, Ffm.; R. Hoebel, Wiesbaden; Hoffmann, Ffm.; V. Holl-Rothenberg, Neu-Isenburg; A. Holzhöfer, Ffm.; E. Huber, Bln./W.; H. Hubrich, Ffm.; W. Hühn, Wetzlar; J. Jaeschke, Kirchheim; A. Jakobs, Gießen; G. Jantz, Ffm.; Ch. Jeck, Marburg; Ch. Jensch, Ffm.; C. Jobst, Bad Hersfeld; M. -ochheim, Ffm.; D. Jung, Schöneck 1; P. Jung, Bad Hersfeld; W. Junghanns, Ffm.; G. Kaiser, Ffm.; I. Kaminer, Ffm.; Ch. Kallenberg, Offenbach; J. Katzenstein, Wiesbaden; J. Kausen, Schönstadt; R. Kempelmann, Neu-Isenburg; M. Kern, Ffm.; F. Kedle , Fernwald; J. Kipp, Kassel; W. Kirchhoff, Marburg 7; J. Klausemann, Bad Hersfeld; R. Klingenbrock, Erzhausen; H. Klingelhöfer, Marburg; E. Knauer, Aachen; K. Knispel, Bad Hers-feld; W. Koch, Ffm.; J. Kols, Hamburg; B. Körner, Ffm.; Ch. Kohlhardt, Ffm.; M. Kox, Ffm.; W. Krause, Ffm.; R. Krebser, Ffm.; U. Kreger, Niddatal 5; R. Kress, Ffm.; M Krüger, Bad-Homburg; G. Krummel, Ffm.; A. Kuhnert, Dietzenbach; J. Kühner, Ffm.; W. Kühn, Ffm.; W. Laforsch, Langen; F.-H. Lang, Ffm.; H. Lange, Marburg; U. Langer, Ffm.; W. M. Lederer, Wein-heim; G. Lehrküuhl, Heidelberg; H. Leising, Marburg; B. Lemmer, Ffm.; M. Lieblein, Ffm.; S. Liebscher, Hannover; D. Löbel, Gießen; H. Löser, Weilrod; H. Lotter, Gießen-Wieseck; H. V. Lüpke, Ffm.; J. Lutz, Bonn; J. Machus, Darmstadt; E. Magnus, Offenbach; B. Mai, Kefenrod; M. Marquardt, Marburg; U. Meckler, Ffm.; H. Naushacn, Ffm.; H. Meier, Ffm.; Th. Meinert, Offenbach; W. Menz, Ffm.; E. Metzler-Glad, Lohmar; I. Meyer, Ffm.; T. Mayer, Hannover; R. Michalik, Marburg; H. Milz, Berlin 15; F. Mocitor, Oberwiel; H.-P. Möller, Marburg; H. Mörschel, Ffm.; D. Mothken, Marburg; G. Mousari, Ffm.; A. Müller, Ffm.; B. Müller, Camberg; P. Müller, Allensbach; M. Müller, Thedinghausen; O. Nagel, Riedstadt; B. Nemitz, Ffm.; H. Niehues, Marburg; E. Nolte, Marburg; P. Novak, Ulm; H. Nolte, Marburg; H.H. Otto, Ffm.; C. Otto, Ffm.; N. Palimerz, Marburg; H. Peter, Marburg; H.J. Peter, Marburg; S. Petermann, Bad Berleburg; B. Pfälzter, Maintal; P. Philipp, Ffm.; S. Piatschek-Siemann, Bremen; J. Pitschek, Darmstadt; R. Plaßmann, Herford; M. Plieninger, Ffm.; L. Pohlit, Ffm.; P. Pohlmann, Freiburg; W. Pohlmann, Ffm.; U. Pojar, Ffm.; T. Pods-zus, Marburg; J Puttendörfer, Neuenstein 3; H. Raue, Ffm.; E. Raupach, Ffm.; M. Regus, Siegen; A. Reinheimer, Darmstadt; Reinke, Ffm.; L. Reisig, Gießen; A. M. Richter, Offen-bach; M. Richter, Offenbach; G. Richter, Ffm.; M. Ringeisen, Lich 1; D. Rixen, Ffm.; S. Rocholl, Kassel; J.-J. Rohde, Hannover; M. R. Rosel, Ffm.; B. Sakel, Bad Hersfeld; G. Saathorn, Gießen; B. Sebastian, Marburg; M. Seibert, Ffm.; I. Seidel, Ffm.; U. Seidel, Ffm.; A. Seiz, Ffm.; H. Seitert, Neu-Isenburg; J. Selow, Ffm.; H. Sick, Schlier, Neu-Isenburg; M. Switak, Köln; G. Schaff, Liederbach; P. achaubach-Hermann, Kassel; U. Schick, Ffm.; R. Schlömer, Darmstadt; G. Schmidt, Ffm.; B. Schmidt-Cloz, Offenbach; S. Schmidt, Camberg; A. Schneider, Ffm.; G. Schneider, Ffm.; R. Schnirholz, Marburg; U. Schogen, Ffm.; A. Schreiber, Marburg; A. Schüler-Schneider, Ffm.; M. Schütz, Bad Hersfeld; A. Schulte, Kelkheim; A. Störkel, Ffm.; Ch. Streidl, Ffm.; N. Tauberg, Hanno-ver; A. M. Taubkirch, Ffm.; M. Teising, Kassel; B. Thielmann, Mainz; K. Thomas, Ffm.; M. Thomas, Ffm.; Tidow, Berlin; Villerin, Ffm.; G. Volk, Ffm.; P. Volder, Riedstadt; A. Wackermann, Ffm.; R. Wagner, Ffm.; H. Waller, Heurth-Everen; K. Walter, Ulm; J. Weber, Marburg; M. Wedler-Heizer, Darmstadt; J. V. Wedel, Ffm.; T. Weiler, Ffm.; H.-J. Weise, Freiburg; Werner, Marburg; R. Wetzel, Hamburg; G. Weber, Schwalbach; H. Wiese, Riedstadt; M. Witzke, Bad Homburg; F. Wurschmidt, Marburg; E. Wulff, Hannover; H. Ziegenrücker, Ffm.; S. Zimmer, Ffm.; A. Zokai, Ffm.

☐ **Ich unterstütze den Aufruf: Ärzte gegen Atomraketen.**

☐ **Ich spende DM . . . . . . auf das Postscheck-Sonderkonto 327935 - 606 Ffm., Kennwort: „Ärzte gegen Atomraketen", Dr. Winfried Beck**

Kontaktadresse: Dr. med. Winfried Beck, Wolframstraße 10, 6050 Offenbach a. M, Tel. 88 41 92 + 47 33 43.

Plakat der Liste Demokratischer Ärzte Hessen vom Mai 1981 mit dreihundert
Unterzeichnern, abgedruckt im *Hessischen Ärzteblatt*

143

dem Gesundheitssicherstellungsgesetz, mit dem Ärzteschaft und Bevölkerung auf die Realität eines führbaren Atomkriegs vorbereitet werden sollen, machte unsere Delegierten zu vielbeschäftigten Gastrednern bei Friedensinitiativen. Wir gründeten 1981 die Initiative »Ärzte gegen Atomraketen«, deren Aufruf wir im *Hessischen Ärzteblatt* placieren konnten (Abbildung Seite 142–143). Ein von Delegierten aus Westfalen-Lippe, anderen Friedensinitiativen und uns verfaßter Brief westdeutscher Ärzte an die Ärzte der USA und der UdSSR wurde in renommierten internationalen Medizinjournalen abgedruckt (*Int. Journal of Health Services*, Vol. 12, Nr. 4, 1982, 673–675 und *The Lancet*, May 1st 1982, S. 1029). Einer unserer Delegierten sprach im November 1981 auf dem Krefelder Forum vor 20 000 Zuhörern in der Westfalenhalle in Dortmund. 1982 knüpften wir die ersten Kontakte zur IPPNW. In Frankfurt spitzen sich die Auseinandersetzungen um die Startbahn West zu, wo wir Brutalitäten und Behinderungen ärztlicher Behandlung in der Kammer zur Sprache brachten und den Präsidenten zu einer vorsichtigen Intervention beim Frankfurter Polizeipräsidium bewegen konnten.

Eine geplatzte katastrophenmedizinische Fortbildung in Bad Nauheim und die Folgediskussionen in der Kammer konfrontierten zwar viele Kolleginnen und Kollegen dort erstmals inhaltlich mit diesem Problem, machten aber andererseits auch eine verbreitete militaristische Einstellung, die in veralteten Feindbildern erstarrt ist, deutlich.

Innerhalb der Kammer war unser größter Erfolg, die Delegiertenversammlung zu einem Beschluß zu bewegen, der die Ächtung aller Massenvernichtungswaffen fordert und vor frevlerischem Mißbrauch der Kernenergie warnt. Dieser Beschluß wurde dann 1982 auf dem Deutschen Ärztetag eingebracht und verabschiedet.

Schwieriger war es, die Forderung nach epidemiologischen Untersuchungen in der Umgebung von Kernkraftwerken zu realisieren. Die widerwillige Weiterleitung dieses Antrags an den hessischen Sozialminister führte zu einem bis heute anhaltenden Dialog ohne konkretes Ergebnis.

Drei weitere Ereignisse aus der Periode 1980 bis 1984 sollen erwähnt sein: Unsere Forderung, einen ausländischen Arzt in den Beirat zu wählen (dort gibt es unter anderem den Arzt in der Pharmaindustrie und den Bundeswehrarzt!), um die vielfältigen Probleme der ausländischen Kolleginnen und Kollegen besser dem Kammerpräsidium nahe zu bringen, wurde mit den Stimmen des Marburger Bundes abgelehnt. Man wolle

**DAS SAGT DER
DEUTSCHE ÄRZTETAG ZUR
ARBEITSLOSIGKEIT:**

„ _____

_____

_____

_____

_____ ! "

**Die LISTE DEMOKRATISCHER ÄRZTE
hat mehr dazu zu sagen!**

**Sie lädt deshalb die Kasseler Bevölkerung
zu ihrer Veranstaltung ein:**

MACHT ARBEITSLOSIGKEIT KRANK?

**Es diskutieren: Betroffene, Gewerkschafter,
Ärzte und Wissenschaftler**

**Ort: Zentrum der Arbeiterwohlfahrt,
Wilhelmshöher Allee 32a – Kassel**

Mittwoch, den 11. Mai `83, um 19³⁰ Uhr

Verantwortlich: Dr. W. Beck, Offenbach/Main

Plakat für eine Gegenveranstaltung der Liste Demokratischer Ärzte Hessen
zum 86. Deutschen Ärztetag in Kassel 1983

AUFRUF DER LISTE DEMOKRATISCHER ÄRZTE

ZUR WAHL DER DELEGIERTENVERSAMMLUNG DER LANDESÄRZTEKAMMER HESSEN 1984 (WAHLPERIODE 1984–1988)

DIE KRITISCHE ALTERNATIVE ZUR KONSERVATIVEN STANDESPOLITIK · FÜR EINE SOZIALE MEDIZIN — FÜR EINE KONSEQUENTE DEMOKRATISCHE BERUFSPOLITIK.

Kammerpolitik

Die Liste demokratischer Ärzte ist seit 1976 in der Landesärztekammer Hessen mit zunächst 8 und seit 1980 mit 10 von 80 Delegierten vertreten. Wir haben in diesen Jahren versucht, konsequent demokratische Berufspolitik in diese Körperschaft des öffentlichen Rechts zu bringen, patriarchalisch-ständische Strukturen zu durchbrechen.

Wir alle beobachten eine zunehmende Verschlechterung der Situation im Gesundheitswesen: der ökonomische Druck in den öffentlichen Gesundheitseinrichtungen aber auch in den Praxen nimmt zu; Bettenabbau, Planstellenreduzierung, Schließung von Behandlungseinheiten. Berufliche Perspektiven werden immer eingegrenzter bis hin zur Arbeitslosigkeit, die vor allem Ärztinnen trifft. Die Pläne für die Militarisierung des Gesundheitswesens werden vorangetrieben. Die gesundheitliche Versorgung der Bevölkerung verschlechtert sich.

Die bisher herrschende Kammerpolitik, vor allem ständischer Ausgrenzung nachrückender Ärztegenerationen und kritisch-alternativer Strömungen innerhalb der Ärzteschaft, hat den Angehörigen unseres Berufes und dem Gesundheitswesen insgesamt schon genug geschadet. Der von der Kammermehrheit praktizierte Ausschluß unserer Liste von der Mitarbeit im Präsidium, den Ausschüssen, der Redaktion des Hessischen Ärzteblattes und der Teilnahme am Deutschen Ärztetag kennzeichnet deren mangelndes Demokratieverständnis. Durch zahlenmäßige Stärkung erwarten wir für die kommende Legislaturperiode eine Mitwirkung auch unserer Liste entsprechend der Zahl der Delegierten.

Deshalb brauchen wir eine Wahlbeteiligung aller fortschrittlich denkenden Kolleginnen und Kollegen. Nur so können wir endlich demokratische Prinzipien auch in die Kammer einziehen.

1984

Aufruf der Liste demokratischer Ärzte Hessen
zur Landesärztekammerwahl 1984

nicht, daß »Iraner und Iraker sich vor der Kammer mit Messern bekämpfen«.

»Macht Arbeitslosigkeit krank?« war das Thema unserer Gegenveranstaltung zum 86. Deutschen Ärztetag 1983 in Kassel (Abbildung S. 145). Obwohl ständig mit den Auswirkungen der Arbeitslosigkeit ihrer Patienten konfrontiert, geht die Standesführung der deutschen Ärzteschaft nicht nur über dieses Thema schweigend hinweg. Es werden erst recht keine politischen Schlüsse gezogen gegenüber denen, die diese Arbeitslosigkeit rücksichtslos ausufern lassen.

Der Aeskulap-Skandal

Im kammereigenen Seniorenwohnheim Aeskulap in Bad Nauheim müssen Mitarbeiterinnen bei der Einstellung schriftlich bestätigen, daß sie nicht schwanger sind. Auch sonst erinnerten die Zustände dort eher an einen frühkapitalistischen Betrieb als an ein Ärzten gehörendes Altersheim. In dieses Bild paßt nahtlos, daß der Verwaltungsleiter der Sohn des ärztlichen Geschäftsführers der Landesärztekammer Hessen war. Diese Skandale und den dahinterliegenden Filz haben wir aufgedeckt. Dies trug später zur Entlassung des Wohnheimleiters bei.

Ein Gespräch mit dem Sozialminister und eine Diskussion mit Bundestagsabgeordneten zu Friedensfragen waren weitere Schritte, die Kammer zu öffnen. Diese Arbeit über die beschränkten Kammergrenzen hinaus wurde erleichtert durch den 1983 erfolgten Zusammenschluß von elf Listen zur Arbeitsgemeinschaft der Listen demokratischer Ärzte.

Die Fraktion wächst weiter

1984 traten wir zum dritten Mal zur Wahl an (Abbildung des Wahlaufrufs S. 146). Mit 16,7 % der Stimmen und jetzt dreizehn Sitzen gingen wir nochmals gestärkt in die neue Legislaturperiode. Gestärkt nicht nur durch drei Delegierte mehr, sondern auch weil es uns gelungen war, auf unseren monatlichen Treffen immer mehr Kolleginnen und Kollegen zur Mitarbeit in der Liste zu gewinnen. So konnte Arbeit verteilt werden für qualifizierte Vorbereitung von Themen, die regelmäßige Zusammenstellung und Ausarbeitung eines Rundbriefes und den Aufbau einer funktionierenden Organisation.

Kammer und Bundeswehr – Gegenwehr

In die Periode 1984–88 fallen zwei Personalentscheidungen, die unsere These von der zunehmenden Militarisierung der Medizin belegen. Ein Stabsarzt wechselt sozusagen nahtlos 1986 von der Bundeswehr in das Amt des Pressesprechers der Bundesärztekammer. 1987 wird ein ehemaliger Sanitätsoffizier ärztlicher Geschäftsführer der Landesärztekammer Hessen. Offensichtlich war der bisherige Umgang der Standesführer mit militärpolitischen Themen zwar im Sinne der Bundeswehr gutwillig, letztlich aber dilletantisch. Der Widerstand gegen ein Zivilschutzgesetz (von der BÄK begrüßt und eilfertig um ein paar Forderungen nach geschützten Arztpraxen, eine Zivilschutzschule und Triageübungen ergänzt) konnte von dieser Standesführung nicht gebrochen werden. Auch das »Wir werden euch nicht helfen können« nach einem Atomschlag konnte die BÄK trotz massivem Propagandaeinsatz kaum entkräften. Dem militärisch-industriellen Komplex reicht das Wohlwollen der Ärzteschaft jedoch nicht mehr. Die jüngsten personalpolitischen Entscheidungen lassen für die Zukunft weitere Versuche zur Militarisierung der Medizin erahnen und fordern unsere Wachsamkeit.

Der Versuch, die Zivilschutzgesetzproblematik in die Landesärztekammer einzubringen, zeigte die Desinformiertheit des Präsidiums und legte das undemokratische Verfahren offen, daß nämlich die Stellungnahme der Bundesärztekammer ohne Meinungsbildung in den dafür zuständigen öffentlich-rechtlichen Kammern erfolgt war. Der größte Teil der Delegierten betrachtet dies allerdings ebenso wenig als Skandal wie die Tatsache, daß der bei der Diskussion von Krebsregistern und ähnlichem so hoch gehaltene Datenschutz an anderer Stelle leichtfertig durchbrochen wird: Jahrelang hat die Landesärztekammer Hessen den Kreiswehrersatzämtern ohne gesetzliche Grundlage Daten von Ärzten weitergegeben. Diese vermutliche Spitze eines Eisbergs konnten wir aufdecken und 1985 nach einer Unterschriftensammlung und einem Go-in in einer Präsidiumssitzung die Einstellung dieser Praxis durchsetzen.

Datenschutz – Datenschmutz

Auf Datenschutz wird ohnehin, wie bei vielen anderen demokratischen Gepflogenheiten, nur dann gepocht, wenn damit ein Einblick in Einkommen und Praktiken mancher Ärzte verhindert werden kann. Wenn der Zweck die Mittel heiligt, wird auch die Datenschutzkuh geschlachtet.

Der hessische Vorsitzende des Marburger Bundes gelangte in seiner Funktion als Präsidiumsmitglied an Daten von Schwangerschaftsabbrüchen zweier Wiesbadener Ärzte und brachte sie unter Namensnennung einem breiten Verteilerkreis zur Kenntnis, u. a. der Bundesärztekammer und der »Europäischen Ärzteaktion«, einer stark rechts orientierten Gruppierung. Diese Organisation, deren Mitglied der Vorsitzende des Marburger Bundes ist, hat u. a. die These aufgestellt, daß auch der legale Schwangerschaftsabbruch »echter Genozid« und daß »die Folgen dieser Entwicklung noch katastrophaler als die Massenliquidationen des Dritten Reiches« seien. Diese Ungeheuerlichkeit veranlaßte den Listenführer der LDÄ zu der Äußerung, daß ihn dies erinnere und er dies vergleiche mit der Veröffentlichung von Namen jüdischer Ärzte während des Faschismus. Sofort drohte ihm der Präsident Konsequenzen für diese Äußerung an, und die sollten auch folgen. Weniger Aufregung gab es in der Kammer um die skandalöse Denunziation des Marburger-Bund-Vorsitzenden. Das von ihm gegen sich eingeleitete Berufsgerichtsverfahren endete mit Freispruch wegen »unvermeidbaren Verbotsirrtums«. Die Vorschriften über das Sozialgeheimnis und den Sozialdatenschutz müssen also nicht einmal einem Ärztefunktionär bekannt sein! Immerhin rügte der von uns eingeschaltete hessische Datenschutzbeauftragte diese Begründung des Kammerurteils aufs schärfste und verordnete der Landesärztekammer Nachhilfeunterricht, um »gegebenenfalls vorhandene Informationsdefizite über den medizinischen und Sozialdatenschutz so abzubauen ...«

Die Niederlagen der Kammer häufen sich

Im Mai 1984 hatte das Präsidium tatsächlich berufsgerichtliche Schritte gegen den Listenführer der LDÄ wegen dessen obengenannten Äußerungen beschlossen, veröffentlichte diese Entscheidung jedoch erst nach den Kammerwahlen. Die von uns entfachte öffentliche Kampagne und nicht zuletzt der Bericht des Datenschutzbeauftragten ließen das Präsidium jedoch zum Rückzug blasen. Es stellte im Dezember 1984 die Ermittlungen ein. Damit war der Versuch des Präsidiums gescheitert, selbstherrlich mißliebige Äußerungen zu disziplinieren und eine kritische Diskussion in der Delegiertenversammlung mit dem Instrument des Berufsgerichtverfahrens zu behindern.

149

Die Schlappen beim Aeskulap-Skandal und beim Berufsgerichtsverfahren gegen einen der unseren, die auch in den Medien großes Interesse fanden, bedeuteten für das Präsidium einen großen Prestigeverlust, so daß Imagepflege angesagt war: Erstmals »durften« zwei Delegierte der LDÄ 1985 zum 88. Deutschen Ärztetag nach Kiel. Nach kontroverser Diskussion des Für und Wider, diese generöse Geste anzunehmen, nahmen unsere Delegierten teil. Bei diesem einen Mal ist es geblieben.

Gentechnologie

In Kiel wurden als zentrale Themen die In-vitro-Fertilisation und der Embryotransfer verhandelt. So mußten und konnten wir uns sachkundig machen und einarbeiten in das schwierige Thema der Gentechnologie. Das kam uns dann in Hessen zugute. Gelang es in Kiel noch nicht, die Fortschrittsgläubigen zu bremsen, so konnten wir in Hessen einen der wichtigsten Erfolge der letzten Jahre erringen: Trotz – oder wegen – des Aufgebots eines praktizierenden Experten durch das Präsidium setzten wir uns mit unserem Antrag durch, Versuche mit vitalen menschlichen Gameten oder lebendem embryonalen Gewebe in der Berufsordnung zu verbieten. Diesen wichtigen Schritt auf dem Weg in die Genmanipulation des Menschen blockiert zu haben, ist um so bedeutender, als sich damit die LÄK Hessen als erste Kammer in der Bundesrepublik gegen den Beschluß bzw. die Empfehlung des 88. Deutschen Ärztetages entschieden hatte. (Wenig später folgte die Berliner Ärztekammer.) Stil und Ergebnis dieser Diskussion machen Mut, auch bei scheinbar verhärteten Fronten die Sachauseinandersetzung in der Kammer zu suchen.

Umwelt

Bereits 1985 haben wir die Einrichtung eines »Ausschusses für Umwelt und Medizin« durchgesetzt und stellen dort den stellvertretenden Vorsitzenden. Trotz zum Teil recht ergiebiger Diskussionen z.B. über Smog- und Lärmgefahren ist dieser Ausschuß ein Schreibtischgremium geblieben und werden alle Versuche, die Alibifunktion dieses Ausschusses durch Öffentlichkeitsarbeit unsererseits zu durchbrechen, erbittert bekämpft. Damit sind wir bei den wirklich brennenden Umweltgefahren im wesentlichen auf unsere eigenständige Öffentlichkeitsarbeit angewiesen, so bei Tschernobyl, dem Sandoz-Skandal, dem Pseudo-Krupp- oder dem Asbest-Problem in Frankfurter Schulen. Zunehmend werden Kolleginnen und Kollegen der Liste von Selbsthilfeorganisationen aus dem Umweltbereich als Experten angefordert. Wenn wir es noch nicht sind, so werden wir es durch solche Aufgaben.

Vom Konkreten zum Allgemeinen und zurück

Durch die Abschottungsstrategien der herrschenden Standesfunktionäre gegen die nachrückende Ärztegeneration ist die LDÄ in Zukunft in besonderer Weise gefordert. Das tägliche Brot der Kammerarbeit bleiben deshalb unsere Versuche, den hessischen Ärztinnen und Ärzten in ihren konkreten Problemen zu helfen. Wir konnten erste Erfolge gegen ausbeuterische »Gastarztverträge« verbuchen, liberalere Verfahren bei den Facharztprüfungen und regelmäßige Berichte über die Prüfungsergebnisse durchsetzen. Auch hier ist es eine erfreuliche Entwicklung, daß von der Basis mehr als früher Probleme, Wünsche, Forderungen an unsere Delegierten herangetragen werden, um deren Lösung bzw. Umsetzung wir uns dann in der Kammer bemühen.

Die Initiative zur Gründung eines bundesweiten Vereins demokratischer Ärztinnen und Ärzte und die Organisation einer möglichst breiten Programmdiskussion haben uns seit 1986 intensiv beschäftigt. Nun, da der Verein gegründet ist, hoffen wir unter anderem auf einen regen Austausch mit den außerhalb Hessens vorhandenen Potentialen an Expertenwissen und Diskussionsergebnissen. Denn bei aller Notwendigkeit, die konkreten Probleme in der Kammer zu bearbeiten, weisen zentrale Fragen einer fortschrittlichen Berufspolitik natürlich immer über die Landesgrenzen hinaus. Diesen Fragen Lösungen näherzubringen, heißt aber wiederum auch, sich auseinanderzusetzen mit den Kolleginnen und Kollegen in der eigenen Kammer. Hier haben wir in elf Jahren viel gelernt, viel gelitten und manches erreicht. Viel lernen wollen wir weiterhin, erleiden weniger, erreichen mehr.

7.4

Erhard Knauer und Gregor Weinrich

Zehn Jahre in der Kammer.
Die Liste Soziales Gesundheitswesen in der Landesärztekammer Nordrhein

Unter dem Motto »Wir gehen einen anderen Weg« feierte die Liste Soziales Gesundheitswesen 1987 ihr zehnjähriges Bestehen. Sie hatte sich im Jahre 1977 anläßlich der Wahlen zur Kammerversammlung der Kammer Nordrhein konstituiert. Dies geschah vor allem im Hinblick darauf, daß sich eine wachsende Anzahl von Ärzten durch die bisher in der Kammer vertretenen Organisationen und ihre Politik nicht mehr repräsentiert und mit ihren Problemen alleine gelassen fühlte. Damit kandidierte im Juni 1977 erstmals eine Gruppierung, die für eine konsequente Reform des Gesundheitswesens im Interesse der Patienten und Sozialversicherten eintrat und die jegliche Standespolitik ablehnte.

Entstehungsgeschichte der Liste Soziales Gesundheitswesen

Die Gründung und Entwicklung der Liste Soziales Gesundheitswesen kann nur in engem Zusammenhang mit der Entwicklung des Bundes gewerkschaftlicher Ärzte (BgÄ) in der ÖTV im Bezirk Nordrhein-Westfalen I (Rheinland) gesehen werden. (Im Land Nordrhein-Westfalen ist die ÖTV – historisch bedingt – in zwei Bezirke aufgeteilt: NW I Rheinland; NW II Westfalen-Lippe.)

Anfang der siebziger Jahre bildeten sich in den Hochschulkliniken Köln, Bonn und Aachen erstmals ÖTV-Betriebsgruppen, in denen sich viele Ärztinnen und Ärzte zu gewerkschaftlicher Arbeit zusammenfanden. Diese Kolleginnen und Kollegen wurden später von den örtlichen Gewerkschaften zu den regelmäßig stattfindenden Bezirksabteilungskonferenzen des BgÄ entstandt. Bei den im April 1975 routinemäßig stattfindenden Neuwahlen kam es dann im Rahmen des Rechenschaftsberichtes des alten Vorstandes zu einer Kontroverse über die zukünftige Arbeit im BgÄ. Die Mehrheit der Delegierten war der Meinung, daß der bisherige Vorstand zu defensiv gearbeitet habe, innergewerkschaftlich seien keine Informationen aus diesem Gremium hervorgegangen. Insbesondere wurde eine aktivere Auseinandersetzung mit dem Marburger Bund in den Krankenhäusern gefordert. »Die Teilnehmer waren der Auffassung, daß sie als BgÄ nicht in der Gewerkschaft eine andere Standesvertretung sehen dürften. Sie müßten innerhalb der Gewerkschaft in allen Gremien, und hier besonders im Bereich des Gesundheitswesens mitarbeiten. Die Gründung von Betriebsgruppen in den Krankenhäusern würde dazu gute Ansatzpunkte bieten und die Mitgliederwerbung in allen Bereichen des Gesundheitswesens, besonders aber bei den Ärzten, erleichtern.«[78]

Bei dieser Bezirksdelegierten-Konferenz wurde in Kampfabstimmung ein neuer Vorstand gewählt, der zusammen mit den Kollegen aus Westfalen-Lippe (NW II) neue gesundheitspolitische Aktivitäten entwickelte. Ein Arbeitsschwerpunkt des neuen Vorstandes bestand in der Aufarbeitung der gesundheitspolitischen Rolle des Marburger Bundess als Standesorganisation. In diesem Zusammenhang wurden Möglichkeiten zur stärkeren Profilierung und Erhöhung des Einflusses des Bundes gewerkschaftlicher Ärzte in der Ärzteschaft erörtert. Nachdem die Gewerkschaft ÖTV sich lange Zeit gegenüber dem Marburger Bund recht defensiv verhalten hatte, hatte man sich zumindest im Bezirk NW I und II ab Mitte 1975 eine offensivere Strategie zurechtgelegt. Dies ist vor allem vor dem Hintergrund zu sehen, daß am 19. April 1975 zwischen dem Marburger Bund und der Deutschen Angestelltengewerkschaft (auf der Ebene des Landesverbandes Hessen) ein Abkommen zur engstmöglichen Kooperation beschlossen wurde[79].

Die Auseinandersetzung mit dem Marburger Bund im BgÄ war dann auch die Geburtsstunde von oppositionellen Listen in den Ärztekammern Nordrhein und Westfalen-Lippe. Die Mitglieder des Abteilungsvorstandes wirkten maßgeblich bei der Erstellung fortschrittlicher, in enger Kooperation mit den Gewerkschaften stehender Listen mit und kandidierten zur Wahl.

Planung und Durchführung des ersten Wahlkampfes

Der Erfolg der Liste Soziales Gesundheitswesen bei der erstmaligen Kandidatur im Bezirk Köln konnte nur durch die solidarische Zusammenarbeit und Unterstützung der Gewerkschaft ÖTV erreicht werden. So hatte sich Ende 1976 in Köln eine Gruppe von ca. zehn Ärztinnen und Ärzten gebildet, die mit der Vorbereitung zur Kammerwahl begannen. Diese Gruppe arbeitete auf zwei Ebenen:

1. Organisatorisch verfolgte man das Ziel, möglichst viele Kolleginnen und Kollegen für die Mitarbeit und Unterstützung der Liste zu gewinnen. Diese Gruppe arbeitete eng mit der für das Gesundheitswesen verantwortlichen Bezirkssekretärin zusammen[80].

2. Inhaltlich wurden die Wahlaussagen erarbeitet, in denen eine Reihe von Vorschlägen zur strukturellen Reform des Gesundheitswesens gemacht wurde[81].

Nach diesen Vorbereitungen gelang es im Regierungsbezirk Köln, die notwendige Anzahl von mehr als 120 Listenunterstützern zu bekommen. Im Bezirk Düsseldorf konnte dieses Ziel nicht erreicht werden. Aufgrund des niedrigeren Organisationsgrades in den Hochschulkliniken Düsseldorf und Essen war hier die ÖTV mit ihrem BgÄ nicht so stark wie in den anderen Hochschulkliniken.

Bei den Wahlen im Bezirk Köln konnte die Liste Soziales Gesundheitswesen 8,2 % der abgegebenen Stimmen erreichen. Über dieses von uns nicht erwartete Ergebnis wurde gewerkschaftsintern ausführlich informiert. Vom Bezirk NW I wurde eine Presseerklärung herausgegeben, die sowohl im *Gesundheitsreport* als auch im *ÖTV-Magazin* in gekürzter Form veröffentlicht wurde[82].

Nach den Wahlen trafen sich die Mitglieder der Liste Soziales Gesundheitswesen zu regelmäßigen Versammlungen im DGB-Haus in Köln. Darüber wurden über 200 Kolleginnen und Kollegen informiert. Technisch waren diese Veranstaltungen nur durch die Unterstützung der Gewerkschaft ÖTV – Bezirk NW I – und ihrer Abteilung BgÄ möglich. Finanziell wurde die Liste schließlich dadurch unabhängig, daß sich die Delegierten bereit erklärt hatten, mindestens 50 % der Sitzungsspesengelder auf das Spendenkonto der Liste zu überweisen.

Auf den Versammlungen wurden Anträge und Stellungnahme zur Kammerversammlung diskutiert und beschlossen, es wurden Arbeitsausschüsse zu wichtigen gesundheitspolitischen Themen gebildet. In der ersten Phase unserer Tätigkeit in der Ärztekammer setzten wir uns mit folgenden Schwerpunktthemen auseinander:

Wir diskutierten über den Einfluß der Pharmaindustrie auf die Verschreibepraktiken der niedergelassenen Ärzte. Hieraus entstand dann ein Antrag, in dem wir die Ärztekammer aufforderten, sich für die Einführung von »generic names« einzusetzen.

Möglichkeiten der Verbesserung der ambulanten psychiatrischen Versorgung wurden erörtert, es wurden Vorschläge gemacht, die Sozialarbeiter und psychiatrisches Pflegepersonal mit in die ambulante Pflege und Behandlung einbeziehen.

Wir kritisierten den Krankenhausbedarfsplan des damaligen Arbeitsministers Farthmann. Zusammen mit der Gewerkschaft ÖTV konnten wir erreichen, daß der geplante Abbau von 17 500 Krankenhausbetten in Nordrhein-Westfalen verhindert wurde.

Des weiteren nahmen wir Stellung zu aktuellen gesundheitspolitischen Fragen wie Kostendämpfungsgesetz, Krankenhausfinanzierungsgesetz sowie Fragen der Aus- und Weiterbildung.

Die Zusammenarbeit mit der Gewerkschaft ÖTV war für die Liste Soziales Gesundheitswesen von elementarer Bedeutung. Die gesundheitspolitischen Inhalte der ÖTV bestimmten unsere Argumentation in der Kammerversammlung wesentlich. Neben der inhaltlichen Unterstützung konnte dann 1980 auch die formalen Voraussetzungen für eine weitere materielle Unterstützung der Liste durch einen entsprechenden Beschluß der Bezirksdelegiertenkonferenz erreicht werden[83].

Während in den Bezirken Nordrhein-Westfalen I und II nach dem Beschluß der ÖTV-Bezirkskonferenz die oppositionellen Listen und der BgÄ ihre Kooperation weiter ausbauen konnten, kam es auf Bundesebene erst im November 1983 zu einer Verständigung zwischen BgÄ und demokratischen Listen. Die Arbeitsgemeinschaft der Demokratischen Listen in den Ärztekammern hatte Mitte 1983 ein Positionspapier verabschiedet, in welchem das sozialpolitische Programm des DGB und die Perspektiven der Gewerkschaft ÖTV zur Gesundheitspolitik auf die Arbeit in den Ärztekammern hin zentriert wurden.

Wahlen

Die Ärztekammer Nordrhein besteht aus dem Wahlbezirk Köln, Bonn, Aachen und dem Wahlbezirk Düsseldorf, Essen.

Bei den Wahlen im Wahlkreis Regierungsbezirk Köln erhielten wir 476 von 5799 gültigen Stimmen (8,2%). Mit fünf Delegierten begannen wir am 20. Juli 1977 die Arbeit in der Ärztekammer Nordrhein.

Im Bezirk Düsseldorf war es uns nicht gelungen, die notwendige Anzahl der Unterstützer für die Liste Soziales Gesundheitswesen zu gewinnen, so daß wir in diesem Wahlbezirk nicht kandidierten; hier teilten sich der Hartmannbund zusammen mit dem Verband der Niedergelassenen Ärzte Deutschlands (NAV) e. V. auf der einen und der Marburger Bund auf der anderen Seite die Stimmen.

Wie aus der Tabelle (S. 157) ersichtlich, konnte im Bezirk Köln neben unserer Liste noch eine andere oppositionelle Liste, die als rechtsliberal einzustufen ist, 11,4% der Stimmen auf sich vereinen. Die Mitglieder dieser Liste arbeiten überwiegend im Bereich des öffentlichen Gesundheitsdienstes.

Im Jahre 1981 hatte die Liste Soziales Gesundheitswesen alle Anstrengungen unternommen, um auch im Bezirk Düsseldorf die notwendige Anzahl der Unterstützer zu erreichen. Jedoch konnten aus formalen Gründen nicht alle Kolleginnen und Kollegen in den Wahlvorschlag aufgenommen werden, so daß auch im zweiten Anlauf die Liste im Bezirk Düsseldorf geplatzt war. Beim Sammeln von Unterschriften hatte es sich gezeigt, daß eine nicht unerhebliche Zahl von Kolleginnen und Kollegen, die mit der Liste sympathisierten, sich nicht für eine Kandidatur entschließen konnten, da zwischenzeitlich von einer Reihe von Chefärzten – vor allem in konfessionellen Häusern – die Parole ausgegeben worden war, daß man »diese Liste« nicht unterstützen könne.

So erhielt die im Bezirk Düsseldorf erstmals kandidierende rechtskonservative Liste auf Anhieb 31,9% der abgegebenen Stimmen. Damit erreicht diese Liste ein besseres Wahlergebnis als der Marburger Bund. Da während des Wahlkampfes von dieser Gruppierung keine inhaltlichen Aussagen gemacht wurden, lediglich das Finanzgebaren des Vorstands und der Geschäftsführung der Ärztekammer Nordrhein kritisiert wurde, kann man davon ausgehen, daß ein Teil der Wähler, die die Liste Soziales Gesundheitswesen wählen wollten, »versehentlich« die rechtsoppositio-

Wahlbezirk Köln, Bonn, Aachen			
Beteiligung →	1977	1981	1985
Gruppierung ↓	5445 (61,3 %)	6609 (57,6 %)	7140 (54,2 %)
Hartmannbund/ NAV	56,5 % = 37 Sitze	52,0 % = 40 Sitze	46,6 % = 41 Sitze
Marburger Bund	24,2 % = 15 Sitze	27,7 % = 21 Sitze	28,4 % = 25 Sitze
Liste soziales Gesundheitswesen	8,2 % = 5 Sitze	11,6 % = 9 Sitze	16,3 % = 14 Sitze
Rechtsliberale Opposition	11,1 % = 7 Sitze	8,7 % = 6 Sitze	8,7 % = 7 Sitze

Wahlbezirk Düsseldorf, Essen			
Beteiligung →	1977	1981	1985
Gruppierung ↓	6965 (60,4 %)	7431 (55,1 %)	8512 (55,3 %)
Hartmannbund/ NAV	68,2 % = 52 Sitze	42,5 % = 38 Sitze	34,6 % = 35 Sitze
Marburger Bund	31,8 % = 24 Sitze	25,8 % = 23 Sitze	16,9 % = 17 Sitze
Liste soziales Gesundheitswesen	—	—	11,9 % = 12 Sitze
Rechtskonserv. Opposition	—	31,9 % = 28 Sitze	36,6 % = 38 Sitze

nelle Liste gewählt haben könnten. Während im Wahlbezirk Düsseldorf der Hartmannbund der große Wahlverlierer war, konnten im Wahlbezirk Köln alle Gruppierungen (bis auf die rechtsliberale Opposition) die Zahlen ihrer Sitze erhöhen. Hier muß angeführt werden, daß mit Bourmer vom Hartmannbund, Roos vom NAV sowie Hoppe vom Marburger Bund drei Listenführer vertreten waren, die in ihren jeweiligen Organisa-

Ärztekammerwahl 85

LISTE 1 — Reg.-Bez. Düsseldorf

Prof. K. Kremer

Dr. R. Holzborn · Dr. A. F. Hölscher · Dr. W. Jorde · Prof. P.-D. Steinbach · Dr. W. v. Pein · Dr. V. Müller · Dr. U. Miebach · Dr. W. A. Eickstädt · Dr. J. Krömer · Dr. R. Reipen · Dr. G. Raab · Prof. H. Schadewaldt · Dr. Th. Riebartsch · Dr. S. Sayegh · Dr. M. Greeske · Dr. H. Wichert · Dr. M. Staffeldt · Dr. A. Grochut · Prof. H. W. Schlipköter

	JA	NEIN
1. Sind Sie der Meinung, daß die neue Beitragsordnung mit möglicher Vorlage Ihrer Einkommenssteuererklärung abzulehnen ist?	☐	☐
2. Halten Sie einen Neu- oder Umbau des Verwaltungsgebäudes für die Ärztekammer Nordrhein für überflüssig?	☐	☐
3. Fordern Sie eine genaue Kontrolle der Ausgaben der Ärztekammer und Kostendämpfung in der Verwaltung?	☐	☐
4. Wollen Sie eine konstruktive Kammerpolitik bei aktuellen Fragen, z. B. Ärztenachwuchs, Neue GOÄ, Verwaltungsvereinfachung?	☐	☐
5. Wollen Sie eine positive Berichterstattung über Ärzte und ärztliche Tätigkeit in den Medien?	☐	☐
6. Wollen Sie von der Kammer ausgehende Impulse statt ängstliches Warten auf Regierungsbeschlüsse?	☐	☐
7. Erwarten Sie von Ihrer Ärztekammer Hilfe, Beratung und Beistand statt Verwaltungsaufwand und Reglementierung?	☐	☐

Wenn Sie nur **eine** der Fragen mit „JA" beantwortet haben, dann wählen Sie:

LISTE 1 — Reg.-Bez. Düsseldorf

Anzeige im *Rheinischen Ärzteblatt*.
Mit dieser »Wahlkampfaussage konnte die rechtskonservative Liste Düsseldorf immerhin 36,6 % der Stimmen erzielen.

tionen Vorsitzende auf Bundesebene sind bzw. waren und somit über einen hohen Bekanntheitsgrad verfügten.

Bei den Wahlen im Jahre 1985 setzte sich dann der Trend weiter fort. Sowohl im Bezirk Köln als auch im Bezirk Düsseldorf verlor der Hartmannbund/NAV. Der Marburger Bund mußte in Düsseldorf reichlich Federn lassen, er kam hier nur noch auf 16,9 % der abgegebenen Stimmen. Im Bezirk Köln konnte er das Ergebnis aus dem Jahre 1981 um 0,7 % knapp verbessern[76].

Im Bezirk Düsseldorf gelang diesmal der Liste Soziales Gesundheitswesen erstmals die Kandidatur. Bei den Wahlen erhielten wir auf Anhieb 11,9 % der Stimmen und erreichten zusammen mit dem Bezirk Köln insgesamt 26 Sitze in der Kammerversammlung. Die rechtskonservative Liste konnte ihren Stimmenanteil abermals deutlich verbessern. Wahlkampfthema dieser Liste war wieder einmal das liebe Geld: Die Kammermehrheit hatte ein neues Beitragsbemessungsverfahren vorgeschlagen, in dem die Spitzenverdiener vermehrt zur Kasse gebeten wurden. Hiergegen wandte sich diese Liste, wie aus dem Wahlergebnis abzuleiten ist, mit Erfolg.

Die Liste Soziales Gesundheitswesen hat bei allen drei Wahlen den prozentualen Anteil der Stimmen konstant erhöhen können. Die Zuwachsraten entsprechen denen anderer oppositioneller Listen, wenn man von der Berliner Fraktion Gesundheit einmal absieht.

In der Kammer

1985 wurden erstmals Vertreter von oppositionellen Listen in den Vorstand der Ärztekammer Nordrhein aufgenommen. Einem alten Brauch der Kammer entsprechend wurden nach d'Hondt die Sitze verteilt. Dies bedeutet für uns, daß wir mit zwei Delegierten im Vorstand der Ärztekammer Nordrhein vertreten sind. Die Delegation zu den Deutschen Ärztetagen erfolgte ebenfalls nach d'Hondt.

Im Gegensatz zu den anderen Landesärztekammern (z.B. Hessen, Westfalen-Lippe) versucht der Präsident der Ärztekammer Nordrhein, Bourmer, uns zu integrieren. Gleichzeitig integriert er auch die oppositionellen rechtskonservativen Kräfte (Gruppe der Chefärzte und anderer Spitzenverdiener). Somit sind im Vorstand vier verschiedene Gruppierungen vertreten, die sich in gesundheitspolitischen Zielen auf der einen, in standespolitischem Gezänk auf der anderen Seite unterscheiden. Ziel des

Liste Soziales Gesundheitswesen
Gemeinschaftsliste für angestellte, beamtete und
niedergelassene Ärzte aus allen Bereichen des
Gesundheitswesen bei der Ärztekammer Nordrhein

Köln, Bonn, Aachen im Oktober 1978

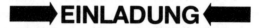 **EINLADUNG**

Die Liste SOZIALES GESUNDHEITSWESEN hat in Zusammenarbeit mit anderen
oppositionellen Listen in den Landesärztekammern Hessen, Westfalen/Lippe sowie
Berlin eine Podiumsdiskussion vorbereitet. Diese Veranstaltung anläßlich der Fortsetzung des 81. Ärztetages steht unter dem Motto:

Probleme im Krankenhaus

Unter diesem Thema werden folgende Komplexe abgehandelt:
Bereitschaftsdienst im Krankenhaus
Sogenannte Ärzteschwemme
Krankenhausbedarfsplanung
Es wurden von uns Referenten, Delegierte des 81. Deutschen Ärztetages sowie
Vertreter des Marburger Bundes und des Hartmann-Bundes eingeladen.

**Zu dieser Veranstaltung möchten wir alle im Gesundheitswesen Beschäftigten
recht herzlich einladen.**

Die Podiumsdiskussion wird von **Wolf von Arnim, Mitglied der LÄ Nordrhein,
Delegierter des 81. Deutschen Ärztetages,** geleitet.

Als Referenten und Diskussionsteilnehmer haben bisher zugesagt:

Matthias Albrech,
Universität Bonn

Claudia Beims-Diekamp,
Delegierte des 81. Deutschen Ärztetages,
LÄ Westfalen/Lippe

Marno von Braunsdorf,
Delegierter des 81. Deutschen Ärztetages,
LÄ Berlin

Rick van den Bussche,
Universität Hamburg

Hans-Ulrich Deppe,
Universität Frankfurt

Jörg-Dietrich Hoppe,
Marburger Bund, Delegierter des
81. Deutschen Ärztetages, Viezepräsident
der LÄ Nordrhein

Gerhard Limbrock,
Hamburg, Mitglied d. Bundesvorstandes
„Bund gewerkschaftlicher Ärzte" (ÖTV)

Peter Röttger,
Frankfurt, LÄ Hessen

Die Veranstaltung beginnt am Samstag, den 4. November 1978 um 19.30 Uhr.

Tagungsstätte:

L.F.I.-Gebäude der Universitätskliniken (Hörsaalgebäude), Josef-Stelzmannstraße
KÖLN-LINDENTHAL, Hörsaal I

BAB: <u>Südlicher Autobahnring</u>, Abfahrt Köln-Klettenberg, Richtung Innenstadt,
bis Klettenberggürtel,dann Richtung Lindenthal bis Kerpenerstraße
<u>Nördlicher Autobahnring</u>, Abfahrt Autobahnkreuz Köln-Nord, Richtung Innen-
stadt, bis Innere Kanalstraße, Richtung Universität, die Innere Kanalstraße geht
über in die Universitätsstraße, bis Kerpenerstraße.

Präsidenten ist es natürlich, die immer wieder einmal beschworene »Einheit der Ärzteschaft« herzustellen. Es bleibt abzuwarten, ob es dem Präsidenten und Vizepräsidenten – sprich Hartmannbund und Marburger Bund – gelingt, die Gruppen so gegeneinander auszuspielen, daß weitere Wahlniederlagen ihrer Organisationen verhindert werden können.

Als Minderheit versucht die Liste Soziales Gesundheitswesen seit 1985, im Vorstand der Ärztekammer Nordrhein sowie in einigen nicht unwichtigen Ausschüssen ihre gesundheitspolitischen Zielsetzungen zu verwirk - lichen, z. B. bei sozialpsychiatrischen Forderungen, Umweltschutzmaßnahmen, bei Fragen der Aus- und Weiterbildung. Erfolge in der Kammerarbeit sind allerdings für die Delegierten der demokratischen Listen noch immer die Ausnahme.

Zusammenarbeit mit den demokratischen Listen aus anderen Landesärztekammern

Anläßlich des 81. Deutschen Ärztetages in Mannheim kam es zu einem ersten Treffen zwischen den oppositionellen Listen aus Hessen, Westfalen-Lippe und Nordrhein. Wir bereiteten eine Pressekonferenz vor, die schwerpunktmäßig folgende Themen beinhaltete:

1. Demokratische Repräsentanz auf den Deutschen Ärztetagen
2. Psychotherapeutische Versorgung unter Einbeziehung von nicht-ärztlichem Personal
3. Kostenproblematik im Gesundheitswesen
4. Pharmazeutische Industrie.

Diese Pressekonferenz war Ausgangspunkt für regelmäßige Kontakte zwischen den oppositionellen Listen.

Nachdem der 81. Ärztetag (Mannheim) vertagt werden mußte und die Fortsetzung im November 1978 in Köln stattfand, bot sich für uns die Gelegenheit, im Rahmen des Ärztetages eines größere Veranstaltung zu organisieren. Unter der Überschrift »Probleme im Krankenhaus« fand eine Podiumsdiskussion statt, die viel Beachtung fand, was nicht zuletzt dadurch zum Ausdruck kam, daß der Marburger Bund seine Mitglieder gezielt über diese Veranstaltung informierte. Bei dieser Diskussion ging es insbesondere um Probleme des Bereitschaftsdienstes, der sog. Ärzteschwemme und der Krankenhausbedarfsplanung.

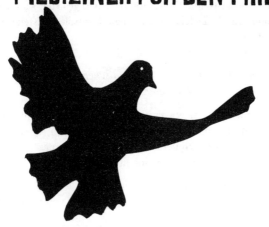

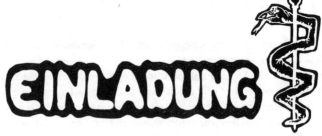

Im Gegensatz zu den anderen oppositionellen Listen waren wir seit 1978 regelmäßig mit zumindest einem Vertreter auf dem Deutschen Ärztetag vertreten. So war unser Delegierter beim 83. Deutschen Ärztetag in Berlin auch bei Podiumsveranstaltungen auf dem gleichzeitig stattfindenden Gesundheitstag beteiligt (1980). 1982 fand der 85. Deutsche Ärztetag in Münster statt. Von den Kollegen der Liste demokratischer Ärzte wurden mehrere Alternativ-Veranstaltungen, die sich mit der Problematik des Gesundheitssicherstellungsgesetzes und der Katastrophenmedizin beschäftigten, durchgeführt.

Zwei Jahre später wurde der 87. Deutsche Ärztetag in Aachen unter dem Schwerpunktthema Suchtprobleme durchgeführt. Daneben standen aktuelle Probleme der Medizinerausbildung auf dem Programm. Zu beiden Themen wurden von der Liste Soziales Gesundheitswesen in Zusammenarbeit mit der Fachschaft Medizin sowie der Arbeitsgemeinschaft der Listen demokratischer Ärzte Podiumsdiskussionen durchgeführt. Beide Veranstaltungen waren gut besucht, fanden lebhaftes Echo in der Regionalpresse und trugen somit dazu bei, daß die demokratischen Listen als konstruktive, fortschrittliche Opposition in den Landesärztekammern betrachtet werden.

Aus- und Weiterbildung

Auf dem Gebiet der Weiterbildung war frühzeitig eine überregionale Zusammenarbeit der oppositionellen Ärzte und Ärztinnen erforderlich. Ende der siebziger Jahre traten in der standespolitischen Diskussion zunehmend Fragen der ärztlichen Weiterbildung in den Vordergrund. Die Vorschläge der konservativen Standesverbände zielten auf eine Verlängerung von Aus- und Weiterbildung, da verschiedene wissenschaftliche Studien eine sogenannte Ärzteschwemme bis zum Ende des Jahrhunderts prognostiziert hatten.

Mit diesem Thema beschäftigte sich auch die Liste Soziales Gesundheitswesen. Mitglieder der Liste waren an der Erarbeitung der ersten Stellungnahme der ÖTV zu diesem Thema beteiligt. In ihr heißt es: »Die gesundheitspolitische Bedeutung des Allgemeinarztes läßt es nicht länger zu, daß der praktische Arzt der Lückenbüßer im Weiterbildungssystem bleibt. Die Gewerkschaft fordert deshalb auch für den Allgemeinarzt eine Pflichtweiterbildung.«[85] Die Thesen der ÖTV wurden innerhalb der Liste

Fachschaft Medizin der RWTH Aachen
Liste „Soziales Gesundheitswesen" in der Ärztekammer Nordrhein
Arbeitsgemeinschaft der Listen „Demokratischer Ärzte" in den
Ärztekammern

EINLADUNG
zu Podiumsdiskussionen
während des
87. Deutschen Ärztetages

Die Veranstaltungen finden im Kármán-Auditorium, Fo 4, statt
und beginnen um 19.00 Uhr

Mittwoch, 16. Mai 1984 zu dem Thema

Medikamentenmißbrauch - was kann der Arzt, was können wir dagegen tun

Diskussionsteilnehmer:
Dr.F. Glaeske, Institut für Präventionsforschung, Bremen
Dr. A. Gilles, Suchtklinik, Velbert-Langenberg
Dr. E. Huber, Gesundheitsstadtrat Wilmersdorf, Berlin
Dr. R.D. Schäfer, Ärztekammer Nordrhein, Düsseldorf
Dr. T. Zickgraf, Arbeitsgemeinschaft Sozialdemokraten im Gesundheitswesen.

Donnerstag, 17. Mai 1984 zu dem Thema

Die 4. und 5. Änderung der AO und ihre Folgen

Diskussionsteilnehmer:
Prof. U. Deppe, Universität Frankfurt · Dr. U. Schagen, Gewerkschaft ÖTV
Dr. Erdmann, Ministerium für Arbeit-, Gesundheit und Soziales (NW)
Klaus Berger, VDS Fachtagung Medizin

V.i.S.d.P.: Dr. E. Knauer, Maria-Theresia-Allee 59, 5100 Aachen

Flugblatt der Ärzteopposition zu einer Gegenveranstaltung zum
87. Deutschen Ärztetag 1984 in Aachen

weiterentwickelt und ergänzt. Auch an der im August 1982 veröffentlichten ausführlichen Stellungnahme der Gewerkschaft ÖTV zur ärztlichen Aus- und Weiterbildung waren Mitglieder der Liste maßgeblich beteiligt[87]. Kritisch ist anzumerken, daß diese Stellungnahmen in der Öffentlichkeit nur wenig Resonanz fanden. Ein lebhaftes Echo fand dagegen die Stellungnahme der Liste zur sogenannten Ärzteschwemme. Wir konnten nachweisen, daß sämtliche Studien der Standesorganisationen erhebliche Fehler in Grundlage und Methodik aufwiesen und daß bei steigenden Arztzahlen weiterhin ein erheblicher Bedarf an Ärztinnen und Ärzten bestand[88]. Die Liste suchte in den folgenden Jahren eine enge Zusammenarbeit mit dem Verband Deutscher Studentenschaften und den Fachschaften. Zu den Themen »Weiterbildung« und »Arzt im Praktikum« wurden zahlreiche Veranstaltungen durchgeführt. Als Vertreter der Arbeitsgemeinschaft der Listen demokratischer Ärzte sprach 1984 und 1985 ein Mitglied der Liste Soziales Gesundheitswesen auf den Abschlußkundgebungen der großen Studentendemonstrationen in Bonn. Auch in den Kammerversammlungen legte die Liste immer wieder ihre Positionen dar, konnte jedoch die Kammermehrheit nicht von einer Unterstützung des Projekts »Arzt im Praktikum« abbringen[89].

Ärzte und Ärztinnen für den Frieden

Eine der ersten Aktivitäten der Liste Soziales Gesundheitswesen in der Kammerversammlung im Oktober 1977 war ein Antrag zur Verurteilung der Neutronenbombe. Er wurde, wie es dann über Jahre Taktik des Vorstandes war, nicht in die Tagesordnung aufgenommen. Die Resolution forderte die verantwortlichen Politiker auf, sich gegen die Bewaffnung der Nato mit Neutronenbomben zu entscheiden und die Lagerung auf deutschem Boden zu verhindern. Zur Begründung wurde auf eine Resolution des 61. Deutschen Ärztetages 1957 verwiesen, der sich damals für die Ächtung der Atombombe ausgesprochen hatte[90].

Erst fünf Jahre später gelang es uns, das Thema »Sicherung der ärztlichen Versorgung im Katastrophen- und Verteidigungsfall« auf die Tagesordnung der Kammerversammlung zu bringen, nachdem bei der vorangegangenen Kammerversammlung im Dezember 1981 ein Antrag auf Erweiterung der Tagesordnung um den Punkt »Gesundheitssicherstellungsgesetz« abgelehnt worden war[91]. Das politische Umfeld spielte für den Entschluß der Kammermehrheit, sich mit dem heißen Eisen der Katastrophen- und Kriegsmedizin zu beschäftigen, eine große Rolle. Die öffentliche gesundheitspolitische Diskussion um dieses Thema begann bereits 1980. In einer Pressekonferenz forderten der Präsident der Bundesärztekammer, Karsten Vilmar, und die Mitglieder des ständigen Ausschusses der Bundesärztekammer »Sanitätswesen in der Bundeswehr und im Zivilschutz« die sozialliberale Koalition auf, den Gesetzentwurf für ein »Gesundheitssicherstellungsgesetz« endlich zu verabschieden[92]. Gleichzeitig wurde 1980 die Deutsche Gesellschaft für Katastrophenmedizin gegründet. Gegen die mit dem Gesetzentwurf verbundenen Militarisierungsversuche des Gesundheitswesens wandte sich eine immer stärker werdende außerparlamentarische Opposition. Getragen wurde sie von den oppositionellen Kammerlisten, die das Thema auf den 85. Deutschen Ärztetag in Münster 1982 an die Öffentlichkeit brachten, wie auch in zunehmendem Maße von der im Februar 1982 gegründeten deutschen Sektion der IPPNW. Die Kammerversammlung der Ärztekammer Nordrhein, die im Vorfelde des Münsteraner Ärztetages stattfand, präjudizierte in wichtigen Punkten die Beschlüsse des Ärztetages. Zentraler Punkt der Auseinandersetzung war die unterschiedliche Einschätzung möglicher Atomkriegsfolgen und die sich daraus ergebende Forderung nach Fortbildung der Ärzte und Ärztinnen in Katastrophen- und Kriegsmedizin. Die Liste betonte die schwerwiegenden Unterschiede zwischen einem Atomkrieg und regionalen Katastrophenfällen und stellte fest, daß es im Falle eines Atomkrieges keine sogenannten Randzonen gebe. Diese These wurde 1984 in einem Bericht des »Internationalen Fachausschusses Medizin und Gesundheitswesens« der WHO bestätigt[93].

Der vom Kammervorstand geladene Referent E. Forndran, Politikwissenschaftler an der TU Braunschweig, vertrat dem gegenüber die These, daß bei einem begrenzten Einsatz von Atomwaffen Randzonen denkbar seien, und erinnerte an die ethische Verantwortung des Arztes, in diesen sogenannten Randzonen medizinische Hilfe zu leisten. Nach Peter Bamm solle er die »unsichtbare Flagge der Humanität« hochhalten[94].

Die schließlich verabschiedete Resolution weist darauf hin, daß es Pflicht eines jeden Arztes sei, an entsprechender Aus- und Fortbildung teilzunehmen[95].

Wie wir durch eine Stellungnahme des Bundesministeriums für Jugend, Familie, Frauen und Gesundheit vom Juni 1987 wissen, bemühte sich der ständige Ausschuß der Bundesärztekammer bereits seit 1968 darum, die Katastrophenmedizin und den Zivilschutz in der Ärzteschaft populär zu machen. Seit 1978 werden für Fortbildungsveranstaltungen zu diesem Thema Finanzmittel des Bundesministeriums für Jugend, Familie und Gesundheit zur Verfügung gestellt[96]

Das Gesundheitssicherstellungsgesetz verschwand in den Schubladen, um im Sommer 1984, nur unwesentlich modifiziert, als Referentenentwurf eines Zivilschutzgesetzes wieder aufzutauchen. Eine erneute Behandlung dieses Themas konnten wir auf der Kammerversammlung im November 1984 nicht durchsetzen. Es wurde jedoch das wichtigste Wahlkampfthema unserer Liste bei den Wahlen zur Kammerversammlung im Juni 1985[97].

Wie schwer sich die Ärzteschaft noch immer mit der Friedensbewegung bzw. der IPPNW tut, soll an zwei unterschiedlichen Beispielen dargelegt werden. Die Verleihung des Friedensnobelpreises an die IPPNW wurde von Bourmer in seinem Bericht zur gesundheitspolitischen Lage in der Kammerversammlung im November 1985 völlig übergangen. Unser Antrag, die IPPNW zum Friedensnobelpreis zu beglückwünschen, fand bei den Delegierten keine Mehrheit. Das war damals und ist heute um so mehr ein öffentlicher Skandal!

Als innerärztliche Peinlichkeit ist dagegen die Weigerung der Kassenärztlichen Vereinigung Nordrhein (KV-No) zu bezeichnen, das Mitglied des erweiterten Vorstandes der IPPNW, Karl Bonhoeffer, mit der Johannes-Weyer-Medaille auszuzeichnen. Im Gegensatz zur KV hatte der Kammervorstand der Ärztekammer Nordrhein, der die Medaille gemeinsam mit der KV verleiht, sich für die Vergabe der Medaille an Bonhoeffer entschieden. Er hatte den Vorschlag mit Bonhoeffers Friedensengagement begründet[98].

Colonia-Datenskandal

Welch wichtige Rolle eine aktive Opposition spielen kann, macht der Colonia-Datenskandal deutlich. Anfang März 1982 erhielt ein Teil der 18 400 Mitglieder der Ärztekammer Nordrhein ein persönlich gehaltenes Schreiben des Vizepräsidenten der Kammer, Hoppe, in dem dieser auf eine »günstige Lebensversicherung« der Deutschen Ärzteversicherung, eines Zweigs der Colonia-Lebensversicherung, aufmerksam machte. Das

167

Angebot werde den angeschriebenen Ärzten in den nächsten Tagen ins Haus flattern. In den folgenden Wochen erhielten diese Ärzte und Ärztinnen bis zu drei Versicherungsangebote, aus denen hervorging, daß die Ärztekammer Nordrhein personenbezogene Daten für diese Werbeaktion zur Verfügung gestellt hatte.

An wen waren die Daten gegangen? Welche Rolle spielte hierbei Vizepräsident Hoppe? Diese Fragen wurden unter großer öffentlicher Anteilnahme auf der folgenden Kammerversammlung und danach auf dem Ärztetag in Münster gestellt. Pikanterweise war ein zentrales Thema des damaligen Ärztetages der Schutz von Patientendaten.

Die Antworten, die der Verwaltungsdirektor der Ärztekammer auf der Kammerversammlung gab, ließen weiter Raum für Spekulationen offen. Tatsache ist, daß die Kammer seit 1947 einen Gruppenversicherungsvertrag mit der Colonia hat, in dem sie der Versicherung einen »potentiellen Kundenstamm zur Verfügung stellt«[99], diese dafür umgekehrt den Ärzten besondere Rabatte gewährt.

Die Ärztekammer Nordrhein »übergab« einem EDV-Büro, der Firma Kurt Welz KG Stuttgart, ein Datenband mit persönlichen Daten von Kammermitgliedern! Mit den Informationen der Colonia konnten dann individuelle Versicherungsangebote ausgesandt werden. Diese Datenverarbeitung durch die Firma Welz erfüllte nach den Feststellungen des Datenschutzbeauftragten von Nordrhein-Westfalen die gesetzlichen Anforderungen nicht, da die Übersendung des Datenbandes ohne die erforderlichen datenschutzrechtlichen Abmachungen erfolgt[100]. Die Brisanz der Situation wird daraus ersichtlich, daß Bourmer in einem Editorial im *Rheinischen Ärzteblatt* Versäumnisse eingestehen mußte. Dies hielt den Kammervorstand andererseits nicht davon ab, die Liste anläßlich einer Pressekonferenz zum Datenskandal während des Ärztetages in Münster in einen kostspieligen Rechtsstreit zu verwickeln, der schließlich in zweiter Instanz mit einem Vergleich endete[101].

Stellungnahmen zu Umweltkatastrophen

Daß die Ärztekammer Nordrhein überhaupt auf Umweltkatastrophen reagierte und gesundheitspolitische Lösungsvorschläge machte, ist Verdienst der Liste Soziales Gesundheitswesen. Dies soll abschließend an zwei Beispielen erläutert werden.

Im Frühjahr 1985 riefen anläßlich der Dioxinaffäre von Seveso bundesweit Initiativen zum Boykott von Präparaten der Firma Hoffman-La Roche auf. Auch die Liste soziales Gesundheitswesen unterstützte den Boykottaufruf von Schopfheimer Ärzten[102]. Ein entsprechender Antrag auf der Kammerversammlung im Mai 1983 wurde zwar abgelehnt, rief jedoch eine lebhafte Diskussion hervor. Diese führte zu Resolutionen, in denen die Kammerversammlug erklärte, sie habe kein Verständnis für das Verhalten der beteiligten Firmen. Sie appellierte an die Firmen, das Vertrauen der Öffentlichkeit in die sachgemäße Entsorgung umweltgefährdender giftiger Abfallstoffe wiederherzustellen. Zudem forderte sie Maßnahmen für eine gefahrlose Beseitigung giftiger Abfallstoffe[103].

Eine größere Sensibilität gegenüber Umweltkatastrophen bewies die Kammer nach den Chemieunfällen am Oberrhein 1986. Einen Antrag unserer Liste, in dem konkrete Schutzmaßnahmen gefordert wurden, nahm die Kammer mit Unterstützung ihres Präsidenten an[104]. Kurze Zeit später, als die Kammer nach der Tschernobyl-Katastrophe zu einer Stellungnahme über die Gefahren der friedlichen Nutzung der Kernenergie aufgefordert wurde, ging die Mehrheit der Kammerversammlung mal wieder auf Tauchstation. *Dagegen setzen wir uns zur Wehr!*

7.5

Bernd Kalvelage und Gerhard Wiethold

»Grüne Spinner, rote Chaoten!«
Die Hamburger Ärzteopposition in der
Ärztekammer Hamburg

Ärzte in Opposition

Ständische Vertretungen von Berufsgruppen in Kammern vertragen keine Opposition. Ärztliche Standesfunktionäre haben überall im Land große Schwierigkeiten mit der Kritik »aus den eigenen Reihen«. Waren die moralische Qualität der Kritik und die fachliche Qualifikation der Kritiker schon nicht so leicht in Zweifel zu ziehen, so mußten die verstörten Funktionäre darauf verfallen, den Geisteszustand der Kritiker in Frage zu stellen: Wer sich auf solche Art und öffentlich am eigenen Stand vergeht, ist entweder nicht ganz richtig im Kopfe oder ein politisch verblendeter Anarchist.

Solange in der Kammerversammlung der Ärztekammer Hamburg zwischen 1982 und 1986 zeitweise nur zwei Vertreter einer solchen »sogenannten Ärzteopposition« anzutreffen waren, fiel der Mehrheit eine Zuordnung leicht: Der Bedächtigere mit den nachdenklich machenden Fragen mußte der grüne Spinner, der Aggressivere mit den penetranten Geschäftsordnungsanträgen der rote Chaot sein. Sie hatten gründlich daneben getippt.

Mit dem Einzug der Ärzteopposition in die Kammerversammlung der Ärztekammer Hamburg wurde auch dort eine Kontroverse personifiziert, die innerhalb der Ärzteschaft Geschichte hat[105,106]. Das Motiv »Ärzte in Opposition« klingt auch in Hamburg immer wieder an. Die Themen der Vergangenheit sind teilweise heute wieder oder immer noch ganz aktuell. Heute wie damals sind es Minderheiten, die allerdings später oft als moralische Rechtfertigung von der zuvor schweigenden Mehrheit in Anspruch genommen werden. Zu erinnern wäre an den antifaschistischen Widerstand während des Nationalsozialismus – in Hamburg besonders an das Beispiel der Medizinstudenten der Weißen Rose. Ihr Widerstand wurde brutal gebrochen.

Im März 1958 erscheint im *Hamburger Echo* ein Aufruf gegen die Nutzung der Atomenergie und die atomare Aufrüstung der Bundesrepublik, der von 936 Hamburger Ärzten unterschrieben ist. Unter Berufung auf den von ihnen geleisteten hippokratischen Eid weisen sie auf die verheerenden Folgen der Anwendung von Atomenergie hin und stellen fest: »Selbst bei Anwendung größter finanzieller Mittel gibt es keinen wirksamen Schutz der Bevölkerung in einem Atomkrieg.« Ihre Schlußfolgerungen lesen sich wie die Forderungen von Ärzteinitiativen und der IPPNW heute: »Wir erachten es als notwendig, die Versuchsexplosionen der Atomwaffen zu beenden, da die Versuche eine steigende Gefahr für geborenes und ungeborenes Leben bedeuten. Jegliche Verwendung von Atomwaffen verstößt gegen vitale Interessen der Bevölkerung und schließt schwere Gefahren für die biologische Substanz unseres Volkes und der gesamten Menschheit in sich. Wir können nicht umhin, weiter zu erklären, daß ein etwaiger politischer Nutzen durch die Stationierung von Atomwaffen auf deutschem Boden in gar keinem Verhältnis zu der ernsten Bedrohung der Bevölkerung durch diese Massenvernichtungsmittel steht.«

Die Beschlüsse des 61. Deutschen Ärztetages im gleichen Jahr belegen, daß eine solche Position im Nachkriegsdeutschland auch innerhalb der Ärzteschaft noch mehrheitsfähig war. Der Ärztetag warnt die Verantwortlichen in der ganzen Welt vor dem »frevlerischen Mißbrauch der Atomenergie« und fordert eine »Ächtung aller Massenvernichtungswaffen und den Verzicht auf weitere Atomwaffenversuche«.

Die Arbeitsgemeinschaft unabhängiger Ärzte

Die Studentenrevolte der sechziger Jahre hat mit der Thematisierung von Autorität und Herrschaft, von Wissenschaft und Interesse, von Medizin und Gesellschaft gerade im konservativen Medizinbereich kritische Fragen frei- und Veränderungen in Gang gesetzt. Exemplarisch sei an den Marburger Kongreß »Medizin und gesellschaftlicher Fortschritt« 1973 erinnert[107].

Hamburg ist dann 1975 wieder im Zentrum medizinkritischer Aufmerksamkeit. Hier tagt der 78. Deutsche Ärztetag. Er ist erstmals in der Geschichte der organisierten Ärzteschaft Ziel einer Aktion kritischer Mediziner, an die noch heute unter dem Studentenrevolte und Jetset miteinander verbindenden Motto »fly in« von den damals beteiligten Apo-Opas gerne erinnert wird. Rückblickend bleibt die Frage offen, wer damals mehr gezittert hat, die im Hamburger Kongreßzentrum versammelten Funktionäre angesichts der sich – noch *vor* den Türen – versammelnden Opposition von morgen oder die Teilnehmer der Demonstration in ihren weißen Kitteln im Hamburger Mai.

Die AUA, Arbeitsgemeinschaft unabhängiger Ärzte Deutschlands, war Initiatorin dieser Aktion. Sie stellte inhaltlich und organisatorisch eine Verbindung her zwischen studentischem Protest und antiautoritärer Bewegung auf der einen Seite und den inzwischen im ärztlichen Berufsalltag relativ isoliert dastehenden Assistenzärztinnen und Ärzten. Die inhaltlichen Positionen der AUA sind von der Hamburger Gruppe in einem Flugblatt zum Ärztetags-Besuch sowie in zwei Broschüren dargelegt. Die Titel sind »Verraten und verkauft« – gemeint waren die Patienten – und »Die Scheinheiligen« – hier wurden die Ärztefunktionäre und ihre Standespolitik einer radikalen Kritik unterzogen. Die AUA geht aus von einer »Krise der Medizin« oder, wie Joseph Scholmer sein 1971 erschienenes Buch[108] betitelte, der »Krankheit der Medizin«. Die detaillierten Kritikpunkte an Medizin und Standespolitik sind heute noch so unverändert aktuell wie damals, so daß es sich ganz offensichtlich um eine schleichende Krise oder chronische Erkrankung oder gar um den Normalzustand dieses Medizinbetriebes handeln muß.

Der lange Marsch in die Ärztekammer

Bei der Ärztekammerwahl 1978 trat in Hamburg erstmals eine »Liste demokratischer Ärzte« an – ermutigt von den Erfolgen der gleichnamigen Liste in Hessen 1976 und dem Abschneiden der »Liste soziales Gesundheitswesen« 1977 in Nordrhein. Der undemokratische und komplizierte Wahlmodus in Hamburg – faktisch besteht eine Zwanzig-Prozent-

Hürde, es wird nur personenbezogen gewählt, Newcomer haben gegen
angestammte Erbhöfe anzutreten – führte dazu, daß kein einziger Oppositioneller in die Kammerversammlung einziehen konnte. Es ist das Verdienst einiger unerschütterlicher Kollegen, daß bei gleichen formalen
Ausgangsbedingungen 1982 unverdrossen ein neuer Anlauf auf die Ba-
stion Ärztekammer unternommen wurde. Allerdings waren in der Zwi-
schenzeit auf verschiedenen Ebenen einige wegbereitende Aktivitäten an-
gelaufen.

Im Hamburg fand im September 1981 der zweite Gesundheitstag statt,
der das Anliegen der sich in Gesundheitsläden bundesweit formierenden
Gesundheitsbewegung deutlich machte: »Wir setzen der herrschenden
Medizin ein kreatives *Nein* entgegen, weil sie, vorgeblich unpolitisch, gesellschaftliche Mißstände verschleiert, reformiert, verwaltet und kontrolliert. Wir unterscheiden uns in den Beweggründen, das Bestehende zu verändern, und in den Alternativen, die wir dem Bestehenden entgegenset-
zen. Diese Unterschiede müssen bleiben, damit jeder von uns seine persönliche und politische Identität behält. Wir wollen die Fähigkeit zum
Gespräch und zur Zusammenarbeit wiedergewinnen anstelle von professioneller Überheblichkeit und Konkurrenz. Wir verändern unsere Gesellschaft, indem wir gemeinsam Handlungsmöglichkeiten wiedererlangen
und Arbeitsbündnisse in kritischer Solidarität schaffen.«[109] Diese Sätze
könnten aus der Präambel einer bisher nicht geschriebenen Satzung der
Hamburger Ärzteopposition stammen.

Hamburg war wenige Tage zuvor Schauplatz des Ersten Medizinischen
Kongresses zur Verhinderung eines Atomkriegs gewesen. Die 1979 nach
Harrisburg gegründete Ärzteinitiative gegen Atomenergie war Veranstal-
terin dieses international besuchten Treffens. Unter dem Eindruck des
Nato-Doppelbeschlusses vom Dezember 1979, der zunehmenden Atomkriegsgefahr durch die geplanten Aufrüstungsmaßnahmen und der Forderung nach Ausbildung in Kriegs- und Katastrophenmedizin stand über
dem Kongreß das Motto: »Die Überlebenden werden die Toten beneiden.«[110] Kompetent und in der Folgezeit von der Ärzteinitiative inhaltlich
vertieft wurden hier alle Spekulationen über etwaige Überlebenschancen
nach einem Atomkrieg als gefährliche Illusion entlarvt und zurückge-
wiesen.

Die offizielle Reaktion der Bundesärztekammer und des *Deutschen
Ärzteblatts* geriet zu einer Kriegserklärung an die Abweichler, die als

AUFRUF

An alle Hamburger Ärzte

Zur gleichen Zeit während 1.5 Millionen Menschen den Krefelder
Appell unterzeichnet haben; 3ooooo für den Frieden demonstrierten;
14oo Ärzte am Anti-Atomkriegs-Kongress teilnahmen und die Gross-
veranstaltungen des Gesundheitstages dem Thema Frieden galten,
war im DEUTSCHEN ÄRZTEBLATT Nr. 4o vom 1.1o.81 zu lesen:
Der Satz "Ärzte warnen vor dem Knollenblätterpilz" habe keine
geringere ethische Dimension als die Aussage "Ärzte warnen vor
dem Atomkrieg".
So in einem Kommentar zum Kongress "Ärzte warnen vor dem Atomkrieg"
im September dieses Jahres von J.F.Volrad Deneke im offiziellen
Organ der Bundesärztekammer und der Kassenärztlichen Bundesvereini-
gung. Er rechtfertigt zugleich die Propagierung eines Notstandsgesetzes im Gesundheitswesen.

DAS KÖNNEN WIR NICHT LÄNGER ZULASSEN !

Wir wehren uns gegen den Zynismus dieses offiziellen Arzttums.
Der Öffentlichkeit muss zukünftig deutlich gemacht werden , dass
diese Standesvertreter nicht länger für alle Ärzte sprechen.

Wir rufen deshalb auf zu einem Treffen

am 2.12. um 19 Uhr ESG

Evangelische Studentengemeinde, Martin-Luther-King-Haus, Grindelaalle 9

um folgende Möglichkeiten unseres Widerstandes zu diskutieren:

- Bildung einer oppositionellen Liste zur Wahl der Ärzte-
  kammer Hamburg im Frühjahr 1982.
- Unterstützung der Friedensbewegung und Verhinderung des
  Gesundheitssicherstellungsgesetzes.
- Aktivitäten gegen die Sparpolitik im Gesundheitswesen.

Dieser Aufruf wird getragen von Ärzten im BUND GEWERKSCHAFTLICHER
ÄRZTE, der ÄRZTEINITIATIVE GEGEN ATOMENERGIE, Vertretern der
LISTE DEMOKRATISCHER ÄRZTE 1978 und von niedergelassenen Kollegen.

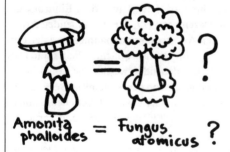

V.i.S.d.P.:

Dr.med. Gerhard Wiethold

Druck: W. Paasch,

Auflage 3ooo

»ideologisch ambivalente Profilneurotiker und gewissenhafte Sektierer« beschimpft wurden, die »zu Lasten der Selbstverteidigungsbereitschaft der NATO ganz offenkundig Propaganda zugunsten der vom sowjetischen Imperialismus militant gerüsteten sozialistischen Internationale betrieben«[111]. Der Autor des Artikels, Volrad Deneke, fährt fort: »Die Parole › Ärzte warnen vor dem Atomtod ‹, unterstellt, daß es besondere ärztliche Gründe gäbe, gerade vor atomaren Energien zu warnen ... Die Schlagzeilen ... › Ärzte warnen vor dem Knollenblätterpilz ‹ haben keine geringere ärztliche Dimension.« Diese Äußerungen offenbaren neben einem Zustand ethischer und intellektueller Verwirrung auch, daß führende Vertreter der Bundesärztekammer von den Beschlüssen des 61. Deutschen Ärztetages inzwischen abgerückt sind.

Mitglieder der Hamburger Ärzteinitiative waren 1982 wesentlich bei der Gründung der deutschen Sektion der IPPNW beteiligt. Ihrem unbeirrbaren Engagement ist es zu verdanken, daß sich heute innerhalb der Hamburger Ärzteschaft eine zunehmend kritischere Haltung zu allen Fragen der Atomenergienutzung durchgesetzt hat. Wartezimmerbroschüren, Flugblätter, Plakate und Anzeigenaktionen und Veranstaltungen haben immer wieder neues Informationsmaterial geliefert und waren in persönlicher und organisatorischer Hinsicht Ursprung einer fruchtbaren Kooperation u. a. mit der Hamburger Ärzteopposition.

Hamburger Ärzteopposition in der Ärztekammer

Die Vorbereitungen zur Ärztekammerwahl 1982 standen unter dem deutlichen Einfluß der beiden Veranstaltungen des Vorjahres, des Gesundheitstages und des Medizinischen Kongresses zur Verhinderung des Atomkrieges. Das *Deutsche Ärzteblatt* erhielt eine Flut von durchweg kritischen Leserbriefen zu Denekes Artikel, und der Vergleich von Knollenblätter- und Atompilz fand sich wieder als Karikatur auf dem ersten Aufruf zur Kandidatur zur Ärztekammer (Abbildung S. 174). Die Diskussionen beim ersten Treffen der potentiellen Kandidatinnen und Kandidaten verlief kontrovers: Welchen Sinn macht es, sich in die ärztliche Standespolitik einzumischen? Geht es nicht vielmehr um eine Veränderung des Gesundheitswesens insgesamt? Brauchen wir überhaupt eine Ärztekammer? Warum wollen wir als Ärzte eine Sonderrolle spielen? Welchen Namen sollte die Gruppe tragen?

175

Einigkeit konnte schließlich darüber erzielt werden, daß es gelte, die Inhalte von Gesundheitstagen und Friedensbewegung auch in die Ärztekammer zu tragen, Informationen von dort öffentlich zu machen, demokratische Spielregeln durchzusetzen und den Eindruck der konservativen Einheitsfront innerhalb der Ärzteschaft zu zerstören. Der »herrschenden« Mehrheit sollte eine Opposition im parlamentarischen Sinne entgegengesetzt werden. So entstand das Markenzeichen »Hamburger Ärzteopposition«. Der Name traf in der Folgezeit exakt das Verhältnis der Mehrheit zu ihrer Minderheit. Bewußt wurde der Name oft mißverstanden als Opposition gegen bestimmte Ärzte. Immer wieder mußte den Kollegen in der Kammerversammlung der Unterschied zwischen einem Genitivus subjectivus und einem Genetivus objectivus klargemacht werden. Sie mußten zur Kenntnis nehmen, daß es eine Opposition von Ärzten gegen die bisherige Standespolitik gibt; der vielbemühte Begriff der »Arztfamilie« war als ideologische Verbrämung von Herrschaft einiger weniger über eine bisher schweigende Mehrheit entlarvt worden.

In den nächsten vier Jahren saßen zwei, drei oder vier Oppositionelle den übrigen 56 Mitgliedern der Kammerversammlung gegenüber. Es wurde zu einem Ritual, daß vor der Sitzung auch mit der Opposition freundlich Hände geschüttelt wurden. Während der Sitzung dann hatte kein Antrag der Opposition Aussicht auf Erfolg, Protokolle wurden auch dann nicht geändert, wenn sie nachweislich falsch waren, oppositionelle Redebeiträge wurden mit ungerügten, drohenden Zwischenrufen unterbrochen, manche vom Präsidenten gar nicht erst zugelassen. Am Ende der Sitzung dann unter erneutem Händeschütteln kleines Lob: »Sie haben wirklich sehr überzeugend argumentiert.« »Ich bin eigentlich ganz Ihrer Meinung!« »Sie sind das Salz in der faden Suppe der Kammerversammlung, machen Sie weiter so!« In den Abstimmungsergebnissen – anfangs meist 4 zu 56 – schlug sich solch klammheimliche Sympathie nur ganz allmählich nieder. Immerhin fand ein Lernprozeß statt. Die Opposition leistete durch ihr Beispiel Nachhilfe in Mut zu freier Rede und Demokratie – große Worte für kleine Schritte.

Im Dezember 1986 fanden Neuwahlen zur Ärztekammer Hamburg statt. Die Liste (und jetzige Fraktion) der Hamburger Ärzteopposition spiegelt Pluralität und grundsätzliche Übereinstimmung wider: Vertreter der IPPNW, der Ärzteinitiative, der Gewerkschaft ÖTV und des Gesundheitsladens bilden im wesentlichen die neue Opposition in Hamburg. Der

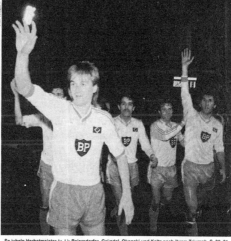

Herbst-meister! So feierte der HSV

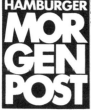

HAMBURGER MORGENPOST

Montag, 8. Dez. 1986 · 50 Pf · C 1986 A

Tips für Frauen: Wo trifft man welche Männer

Wo trifft man in Hamburg attraktive Männer, mit denen ein Flirt richtig Spaß macht? Es gibt sechs Lokale, an denen Frauen nicht vorbeigehen sollten. S. 20/21

Das geringste Verdienst der Ärzte sollte der Verdienst sein. Uhl

So jubeln Herbstmeister (v. l.): Beiersdorfer, Gründel, Okonski und Kaltz nach ihrem Triumph. S. 30, 31

1200 Hamburger Mediziner rebellieren
Ärzte-Aufstand gegen „Götter in Weiß"

Ihre Glückszahl des Tages:

40

Glückszahlen sammeln und mitmachen im großen

TRAUMHAUS-SPIEL

Die Ärzte-Opposition, stärkste Fraktion in der Hamburger Ärztekammer, will mit den „patriarchalischen Verhältnissen" an den Krankenhäusern aufräumen. Nach ihrer Meinung werden Patienten oft zu herablassend behandelt. Fehler werden leicht ver-

tuscht, weil jüngere Assistenz- und Fachärzte aus Angst vor den Chefärzten schweigen. Ein Arzt zur HAMBURG MORGENPOST: „Oft ist das Wohlwollen des Chefs wichtiger als die Qualifikation." Seite 8 u. 9

4. Traumhaus-Runde! 10 000 DM oder 1 Kinderzimmer **Seite 11**

177

anachronistische und undemokratische Wahlmodus regelt die Besetzung der 56 Sitze der Kammerversammlung wie folgt: 20 über sogenannte freie Listen listenübergreifend gewählte Vertreter, 34 in Bezirken gewählte Obleute und je ein Vertreter der Gesundheitsbehörde und des Fachbereichs Medizin der Universität. Die Hamburger Ärzteopposition erhielt fünfzig Prozent der Vertretersitze und stellte mit ihrer Fraktion ca. zwanzig Prozent der Mitglieder der Kammerversammlung.

Der Abend der Stimmauszählung geriet zur Nacht der langen Funktionärsgesichter. Keiner hatte mit einer solchen erdrutschartigen Kräfteverschiebung gerechnet. »Ärzteaufstand gegen Götter in Weiß« nannte es die *Hamburger Morgenpost* in ihrer Titelschlagzeile vom 8. Dezember 1986 (Abbildung S. 177).

Das Wahlsystem bei der Kammerwahl in Hamburg sieht keinen Minderheitenschutz vor und benachteiligt zahlenmäßig die Krankenhausärzte, die in Hamburg inzwischen die Mehrheit aller berufstätigen Ärzte darstellen. Auf Antrag der Opposition wurde ein Ausschuß eingesetzt, der die zahlreichen und rechtlich mehr als bedenklichen Probleme lösen sollte. Das Beharren der Mehrheit auf traditionellen Gewohnheiten hat die Durchsetzung demokratischer Gepflogenheiten bisher verhindern können.

Eine Zusammenarbeit mit der Hamburger Arbeitsgemeinschaft Sozialdemokraten im Gesundheitswesen mit dem Ziel, entsprechend dem Beschluß der Bremer Bürgerschaft das Verhältniswahlrecht auch im Hamburger Ärztegesetz zu verankern, hat bisher noch nicht zu einem greifbaren Ergebnis geführt. Die Kontakte sollen jedoch fortgesetzt werden.

Aktivitäten und Bündnispartner

Die Hamburger Ärzteopposition hat ihre Aufgabe nicht primär in der – eher frustrierenden – Kammerarbeit gesehen. Die inhaltlichen Diskussionen fanden überwiegend außerhalb der Kammer und in Zusammenarbeit mit anderen Gruppen und Initiativen statt. Hamburg bietet in dieser Hinsicht erfreulich vielfältige Möglichkeiten.

Ein Großteil der oppositionellen Aktivisten der ersten Stunde kam über den Bund gewerkschaftlicher Ärzte in der ÖTV Hamburg zusammen. Seit Ende der siebziger Jahre wurde hier u. a. lebhaft um die Erhaltung der von Bettenstreichungen und Schließungen bedrohten Krankenhäuser des Stadtrandes geringen. Über Hamburg hinaus bedeutsam wurde das von dem Krankenhausarzt Johannes Limbrock und der Gewerkschaft ÖTV erkämpfte Urteil des Bundesarbeitsgerichts vom 24. Februar 1982. Darin wird festgestellt, daß der Krankenhausträger »von Ausnahmefällen abgesehen, verpflichtet ist, den Kläger (Krankenhausarzt) während der normalen Tagesarbeitszeit von der Dienstleistung freizustellen, wenn ihm während des vorausgegangenen werktäglichen ärztlichen Bereitschaftsdienstes in der Zeit zwischen 21 Uhr und dem Beginn der allgemeinen Tagesarbeitszeit nicht eine ununterbrochene Ruhezeit von sechs Stunden zur Verfügung gestanden hat.« Im Manteltarifvertrag vom 1. Januar 1983 wurde die Freistellungsverpflichtung tarifrechtlich abgesichert.

Obwohl die Verbindung zur ÖTV inhaltlich und organisatorisch niemals aufgegeben wurde, ist eine lebendige Zusammenarbeit bisher nur in Einzelfragen zustandegekommen (In-vitro-Fertilisation, Zivilschutzgesetz). Für die Zukunft besteht begründete Hoffnung auf intensivere Kooperation.

Die Kooperation mit dem Gesundheitsladen Hamburg e. V., der 1980 nach dem Berliner Gesundheitstag gegründet wurde, führte zu einer Reihe von gemeinsamen Veranstaltungen (In-vitro-Fertilisation, Gentechnologie, Tschernobyl, Aids, Methadon-Substitution in der Drogentherapie) und Aktionen. Ein besonderer Erfolg der vereinten Bemühungen von Grün-Alternativer Liste (GAL) in der Bürgerschaft, Gesundheitsladen, Bürgerinitiativen und Umweltschutzgruppen und der Hamburger Ärzteopposition war die Schließung der Werksniederlassung Hamburg der Firma Boehringer Ingelheim im Sommer 1984. Der von dieser Firma zu verantwortende und weit über Hamburg hinaus bekanntgewordene Dioxin-Skandal in Georgswerder hatte unter anderem zu einem Boykottaufruf von Boehringer-Arzneimitteln geführt. Im Vorjahr bereits hatte die Hamburger Ärzteopposition mit anderen Organisationen zum Boykott von Hoffmann-La-Roche-Produkten wegen des Seveso-Unfalls aufgerufen. Nach der Serie von »Unfällen« der Rheinanlieger-Industrien in den letzten Monaten entsteht der Eindruck, als könnte die Waffe des Pharmaboykotts durch die Pharmaindustrie selbst entschärft werden, weil zum Regelfall zu werden scheint, was einmal wie eine verantwortungslose Nachlässigkeit ausgesehen hatte. Die Behauptung angeblich mit gleicher Sorgfalt im Umweltbereich wie im Pharmaproduktionsbereich zu arbeiten, muß entweder als unverschämte Lüge oder als Offenbarungseid bezüglich der eigenen Arzneimittelsicherheit gesehen werden.

Unter finanzieller und inhaltlicher Beteiligung der Kolleginnen und Kollegen der Ärzteinitiative gegen Atomenergie und der IPPNW wurde jährlich eine Ausgabe von *Kammer oppositionell* an alle 7500 Hamburger Ärztinnen und Ärzte verschickt. *Kammer oppositionell* stellt das Pendant zur Information des Kammervorstandes *Kammer aktuell* dar. Hier wurden die Schwerpunkte unserer Arbeit publik gemacht. Der Entwurf eines Zivilschutzgesetzes und die Katastrophenmedizin nahmen einen großen Raum ein.

Gemeinsam mit der Ärzteinitiative, Gruppen der Friedensbewegung und der ÖTV fand im Januar 1985 im Universitätskrankenhaus Eppendorf eine gutbesuchte Veranstaltung zum Thema »Zivilschutz – Friedenspolitik oder Kriegsvorbereitung?« statt. Die Hamburger Ärzteopposition konnte eine bis dahin geheime Stellungnahme der Bundesärztekammer zum damals vorliegenden Entwurf des Gesetzes öffentlich machen [112]. Wie anders nicht zu erwarten, begrüßt die Bundesärztekammer darin uneingeschränkt das Gesetzesvorhaben. Die Diskussionsbeiträge sind inzwischen als Buch erschienen [113]. Darin findet sich u. a. auch eine Bewertung der Stellungnahme der Bundesärztekammer, die Position der Gewerkschaft ÖTV und der im wesentlichen immer noch »gültige« Gesetzesentwurf.

In einer Sendung des Norddeutschen Rundfunks anläßlich des »Hiroshima-Tages« am 5. August 1985 hatte ein Vertreter der Ärzteopposition Gelegenheit, die Argumente der Friedensbewegung und der IPPNW darzustellen gegenüber den eher diffusen Ausführungen von sogenannten Katastrophensoziologen und Vertretern der Bunker-Beton-Bau-Lobby.

Auf Betreiben der GAL-Fraktion wurde 1985 von der Hamburger Bürgerschaft ein Untersuchungsausschuß eingesetzt. Er sollte die Vorwürfe prüfen, die von ehemaligen Patienten des Orthopäden Professor Bernbeck gegen ihn und die Gesundheitsbehörde erhoben wurden. Der Bericht des Ausschusses belegte eine Fülle von Mängeln der ärztlichen Versorgung und der Krankenhausorganisation sowie erhebliche sachfremde Einflüsse bei den bis dahin abgegebenen ärztlichen Gutachten. Dieser Einzelfall wird dadurch über Hamburg hinaus exemplarisch, daß der Ausschuß sich den Ursachen der vorgefundenen Misere zuwendet. Es wird u. a. eine bisher völlig fehlende Qualitätskontrolle in den operativen Fächern gerügt, ein hektisch begonnener Modellversuch der Ärztekam-

mer wird vom Ausschuß als methodisch völlig ungenügend kritisiert.
Darüber hinaus werden strukturelle Ursachen der beklagten Mißstände –
in bisher ungewöhnlich klarer Weise – aufgezeigt:

- Die Krankenhaus-Hierarchie mit nach wie vor uneingeschränkten
  Machtbefugnissen der Chefärzte.
- Der unzureichender Personalschlüssel, der jahrelang von allen Beteiligten klaglos hingenommen worden war und zu Prioritätensetzungen
  bei der ärztlichen Arbeit zwang.
- Die Weiterbildungsordnung, für die die Ärztekammer verantwortlich
  ist, zwingt mit häufig an der Realität eines Faches vorbei aufgestellten
  Operationskatalogen faktisch zum Operieren »auf Facharzt komm
  raus«.
- Eine Kontrolle der Weiterbildungseinrichtungen und der er»mächtig-
  ten« Chefärzte fand und findet nicht statt.

So war es möglich, daß unter den stadtbekannten Mißständen in der Abteilung Prof. Bernbecks Generationen von Orthopäden ausgebildet werden konnten. Ein in diesem Jahr eingesetzter »Bernbeck-Ausschuß« der
Ärztekammer Hamburg soll nun das von der Bürgerschaft beigebrachte
Material (427 Seiten Ausschußbericht) sichten und Konsequenzen ziehen.
Die Zusammensetzung des Ausschusses der Ärztekammer läßt zweifeln,
ob die Ursachen wirklich konsequent angegangen werden können. Neben
einem Vertreter der Opposition besteht er aus dem Kammerpräsidenten,
drei Chefärzten und dem Vertreter des Marburger Bundes, der als Vorsitzender des Ausschusses Qualitätskontrolle für den von der Bürgerschaft
kritisierten Modellversuch verantwortlich zeichnet.

Ärzteopposition bundesweit

Heute sind in nahezu allen Landesärztekammern oppositionelle Gruppen
vertreten, oder ihr Einzug in die Gremien der Kammern steht unmittelbar
bevor. Frankfurt ist mit der langen Tradition der »Liste demokratischer
Ärzte« zu einem natürlichen Zentrum oppositioneller Ärztepolitik geworden. Die Gründung des »Vereins demokratischer Ärztinnen und
Ärzte« am 9. 11. 1986 hat diese Tendenz eher verstärkt. In Berlin stellt die
»Fraktion Gesundheit« inzwischen den Ärztekammer-Präsidenten und
nahezu alle Vorstandsmitglieder.

Die Entwicklungen in diesen beiden Kammerbereichen haben auch in Hamburg zur Diskussion darüber geführt, was das Ziel berufspolitischer Opposition sein könnte. Ein Bundesverein, der in der Öffentlichkeit wirksamer noch als bisher den Alleinvertretungsanspruch der Bundesärztekammer widerlegen kann? Oder ist auch in der Ärztekammer (Berufs-)Politik die Kunst des Möglichen, muß Opposition »Regierungsverantwortung« anstreben, um glaubwürdig zu sein? Was wurde aus der alten AUA-Forderung nach Aufhebung der Zwangsmitgliedschaft der Ärzte in Kammern? Oder regieren Sachzwänge in die hehren Zielsetzungen der Vergangenheit hinein? Sind berufspolitische Koalitionen möglich und erstrebenswert? Ist der Marburger Bund ein möglicher Koalitionspartner? Diese Fragen werden in den verschiedenen Fraktionen sicherlich unterschiedlich beantwortet. In Hamburg blieben sie bisher ohne endgültige Antwort.

Natürlich besteht die Gefahr, sich im Verhältnis zu den anderen Mitgliedern der Kammerversammlung durch ein fundamentalistisches Nolimetangere zu isolieren. Aber in der Hamburger Ärzteopposition sieht man durchaus auch die andere Gefahr, der Versuchung, mitzumischen um jeden Preis, zu erliegen. Die Ärztekammern bleiben Ständekammern, sie können allenfalls zum berufspolitischen Parlament der Ärzte werden – dann wäre bereits viel erreicht! – Der Nabel der Gesundheitspolitik wird die Ärztekammer nicht werden können, und sie sollte es auch nicht sein. Die alternative Forderung nach der Einrichtung von Gesundheitskammern, in denen alle Berufsgruppen und die als Patienten Betroffenen zu Wort kommen sollten, ist zwar eine weit entfernte Utopie – aber eine wegweisende!

7.6

Claus-Peter Harbeke

Die Geschichte der Demokratischen Ärzte des Saarlandes

Die Gründung

In einem Kreis gesundheitspolitisch Interessierter[114] kann es nicht ausbleiben, daß auch immer wieder kritische Stellungnahmen und Unzufriedenheit mit den Aussagen der Ärztekammern zur Gesundheitspolitik geäußert werden; mit der Vertiefung der Diskussion kamen wir ärztlichen Gesprächsteilnehmer nicht mehr um eine Klärung herum, ob wir versuchen sollten, unsere Positionen zur Gesundheitspolitik in den Gremien der Ärztekammer zu artikulieren und zu verfechten, oder ob wir das Feld der Standespolitik ganz alleine der »alten Garde der Standespolitiker« weiterhin überlassen sollten, die deren Bild bereits in den vergangenen Jahrzehnten geprägt haben.

Die Einstellungen divergierten. Die Gegner der Arbeit in Kammergremien, die sich eine solche nicht vorstellen konnten, beteiligten sich zunächst noch befruchtend an der Grundsatzdiskussion bis zur Entscheidung, sich an den Kammerwahlen mit einer eigenen Liste zu beteiligen.

Dieser Entschluß fiel im Januar 1982. Er war sicherlich auch unter dem Druck der nahenden Wahlen zur Delegiertenversammlung so schnell gefallen, denn eine Ablehnung oder auch nur Unentschlossenheit hätte uns für vier Jahre die Möglichkeit genommen, uns ärzteöffentlich in einem Kammerorgan zu äußern und vor Ort Erfahrungen zu sammeln.

Die Wahl

Durch den Entschluß zur Kandidatur gerieten wir sofort unter Zeitdruck, denn wir mußten uns nicht nur um einen Namen und ein Programm bemühen, die unser Profil deutlich machen, sondern auch beginnen, die Formalia zu erfüllen, die die Voraussetzungen für eine Kandidatur darstellen. Wir mußten trotz der Kürze der Zeit noch einen gewissen Bekanntheitsgrad erreichen.

Die Programmdiskussion orientierte sich zunächst an den Gegebenheiten, die eine kurzfristige Stellungnahme in einer Wahlplattform erforderte:

- Arzt im Krankenhaus – mit den Forderungen nach mehr Demokratie, Gewährleistung der Erfüllung der Weiterbildungsordnung und Reduzierung der außertariflichen Arbeitsbelastungen;
- Arzt in der Praxis – gerechtere Leistungsbewertung, Verbesserung der Regelung von Niederlassung, Weiterbildung, Bereitschafts- und Freizeitzyklen;
- Arzt und Gesellschaft – Hier forderten wir u. a. die Ergebnisse der Psychiatrie-Enquête ein, eine Humanisierung von Diagnostik und Therapie, Präventivmedizin, Arbeitsmedizin und Sexualberatung, eine Friedens-und umweltorientierte Standespolitik.

Auf Anhieb erhielten wir mit 10,33 % der gültigen Stimmen drei der 32 durch Wahl zu vergebenden Mandate der Humanmediziner in der Delegiertenversammlung der Ärztekammer des Saarlandes. Claus Theres, Gunter Honnecker und Claus-Peter Harbeke erhielten für die LDÄ Saar die ersten Mandate.

Der Delegiertenversammlung der Ärztekammer des Saarlandes gehören fünfzig Delegierte an. Von diesen sind von den wahlberechtigten Humanmedizinern 32 gewählt[115]. Je ein weiterer Vertreter des zuständigen Ministeriums und der Fakultät der Universität in Homburg werden ernannt. Weitere sechzehn Delegierte werden von den Zahnärzten in einer Persönlichkeitswahl bestimmt; sie haben in allen Belangen uneingeschränktes Stimmrecht.

Neben der prinzipiellen Frage nach Sinn und Nutzen einer solchen Konstellation muß auch angeführt werden, wie die Wahlberechtigten repräsentiert sind: 1986 z. B. werden bei den Humanmedizinern 107 Wahlberechtigte durch einen Delegierten »repräsentiert«, ein Zahnmediziner steht für 39 Wahlberechtigte. Diese Tatsache gewinnt vor allem dann an Bedeutung, wenn wir das Verhalten bei Abstimmungen analysieren; die Homogenität des Abstimmungsverhaltens bei den Zahnärzten scheint deutlich höher als die der Humanmediziner zu sein, so daß sie in ihrer Geschlossenheit bei Personal- und Sachentscheidungen ein ausschlaggebender Faktor sind. Gegen ihren geschlossenen Widerstand kann kaum etwas durchgesetzt werden; was sie unterstützen, hat gute Chancen, durchzukommen. Eine weitere saarländische Spezialität ist der mächtige Ärzteverband »Das Saarländische Ärztesyndikat«[116]. Das Syndikat, wie man es liebevoll kosend kürzend nennt, überzieht zum einen das Land mit regionalen Gliederungen, auf der anderen Seite gibt es weitere Gruppierungen, die sich den unterschiedlichen Partikularinteressen widmen, wie den verschiedenen Fachgruppen oder Tätigkeits- und Funktionsgruppen, z. B. Belegärzten.

Ich habe weiland als Fremdling, der ich ins Saarland zugereist bin, keinen Unterschied ausmachen können zwischen der Kammer auf der einen Seite und dem »Syndikat« auf der anderen Seite. Es werden ja die wesentlichen und wichtigen Positionen und Funktionen, die die Kammer zu vergeben hat, zumeist von Männern des »Syndikates« gehalten, mit Ausnahme des Vorsitzes der Gruppe der Ärztinnen, die selbstverständlich von einer Dame repräsentiert wird. Das »Ärzte-Syndikat« stellte bei den letzten Kammerwahlen zwei Listen, die 1982 noch ungefähr zwei Drittel der Mandate erhielten, 1986 aber nur mehr 50% der Delegierten zählten. Eine der beiden Listen soll die Praktiker und Allgemeinärzte ansprechen, die andere wendet sich an die »Gruppe der Fachärzte, Chef-, Ober- und beamteten Ärzte«. Den »Rest« darf der Marburger Bund bedienen, der bis in die Mitte der siebziger Jahre auch eine Untergliederung des »Syndikates« gewesen ist.

Die »Liste Demokratischer Ärzte« wurde von vornherein als selbständige und unabhängige Liste gegründet, die keine Parteizugehörigkeit präjudiziert, die aber auch eine Zugehörigkeit zu einer der anderen großen Ärztegruppierungen nicht ausschließt, zumindest formal.

Erste Erfahrungen in der Kammer

Die konstituierende Sitzung der Delegiertenversammlung 1982 brachte uns die erwarteten neugierigen und auch mißtrauischen Blicke. Man wußte ja nicht, wie man uns einordnen sollte – ob wir den Phantasien zu herbe Enttäuschungen verpaßten?

Unsere Devise war zunächst beobachten, Eindrücke sammeln und nicht ins Blaue handeln.

Die Wahl des Vorstandes und der wichtigen Ausschüsse wurde mit einer Routine demonstrierenden Sicherheit abgespult oder vertagt, Platz für Fragen oder Unklarheiten oder Diskussionen schien nicht vorgesehen – wir saßen in einem präzise laufenden Uhrwerk, welches so ging, wie es gehen muß, auf die Sekunde.

Bei den Abstimmungen um die Position des Präsidenten oder Vizepräsidenten stellten wir keinen Gegenkandidaten auf, taten dies jedoch für andere Vorstandssitze oder bei der Wahl der Ausschüsse, konnten aber lediglich unsere drei eigenen Stimmen auf uns vereinen. Dieses Ignorieren wurde in allen Personalentscheidungen während dieser Wahlperiode so beibehalten, das Maximum waren sechs, in Worten: »sechs« Stimmen, die ein Kandidat von uns in einer Personalentscheidung erhalten konnte.

Anders sehe ich die Entwicklung bei der Beachtung unserer Sachbeiträge in den Diskussionen, die zunächst überwiegend vor Betrachtung abgelehnt wurden, zunehmend jedoch Beachtung und auch Berücksichtigung fanden; nachträglich finde ich es immer wieder erstaunlich, welche Gefühle eine solche kleine Gruppe mobilisieren kann, im wesentlichen wohl vor allem Gefühle, die nicht eingestanden werden.

Wir haben von Beginn an versucht, nicht provokativ, sondern konstruktiv zu arbeiten. Klar und sachlich, dabei aber moderat zu argumentieren, entsprach auch sicherlich unserer Persönlichkeit und war keine Taktik. Aber, ich bin mir sicher, daß das gerade zur Entkrampfung wesentlich beigetragen hat.

Wir haben die Erfahrung gemacht, daß wir mit unserem Stil Aufmerksamkeit für das erzeugen konnten, was wir zu sagen haben, und somit über den Weg des »Nachdenklichmachens« wirkten; das schlug sich nicht in Abstimmungsergebnissen direkt nieder, bisher noch nicht. Doch muß sich in der Diskussions- und Abstimmungsatmosphäre etwas spürbar geändert haben; ich erinnere mich mit Wohlgefallen, wie ein Delegierter der

Mehrheitsfraktion allgemein vernehmlich seufzend die Frage an sich und die anderen stellte: »Ich weiß gar nicht, was da jetzt los ist, wir mußten doch früher nicht so viel diskutieren?« Zu dieser Bemerkung haben wir sicherlich wesentlich beigetragen.

Die »Erfolge«, die über etwas Atmosphärisches hinausgehen, sind in diesen ersten fünf Jahren – eineinviertel Wahlperioden – sicherlich nicht überragend, ich möchte einen kleinen Überblick geben:

- Der Zusatz »Geburtshelfer«, der bisher ohne Qualifikationsnachweis bei Geburtshilfe leistenden Ärzten auf dem Praxisschild stehen durfte, sollte auf Empfehlung der Bundesärztekammer nicht mehr neu angebracht werden; diese Empfehlung wurde von der saarländischen Delegiertenversammlung zunächst nicht angenommen.

- Veröffentlichung der Protokolle bzw. deren Zusammenfassung von den Sitzungen der Delegiertenversammlung wird im *Saarländischen Ärzteblatt* auf unsere Forderung hin wieder vorgenommen; diese Praxis war lange Zeit nicht mehr geübt worden, und somit war keinerlei offizielle Information über die Tätigkeit für jedermann zugänglich nach draußen gedrungen.

- Verhinderung einer Erweiterung der Berufsordnung, die disziplinäre Konsequenzen androht, wenn ein Praxisvertreter, -assistent oder ehemaliger AiP sich in einem bestimmten Umkreis der Praxis niederläßt, in der er vormals gearbeitet hatte – eine Schutzmaßnahme der bisherigen Pfründenverteilung.

- Einrichtung von Kommissionen, die sich mit der Einsetzung eines Umwelt- und eines Wirtschaftlichkeitsausschusses[117] befassen sollten, die Vorgaben für Zweck, Inhalte und Aufgaben vorzeichnen und der Delegiertenversammlung vorlegen sollten mit der Intention, per Abstimmung diese beiden Ausschüsse zu installieren.

- Anregung einer »Lebenshilfe-Kommission«, die nach amerikanischem Vorbild Ärzten, die gesundheitliche, vor allem Suchtmittelprobleme haben, ohne Disziplinargewalt beraten und unterstützen soll.

- Wahl in einige Ausschüsse der Delegiertenversammlung für die Wahlperiode 1986 bis 1990, wenn auch nicht in die beiden zentralen Gremien, den Weiterbildungs- und den Verwaltungsausschuß des Versorgungswerkes.

187

Auf der politischen Ebene ist es sicherlich ein persönlicher Erfolg von Claus-Dieter Kopetzky, seit 1986 Delegierter, wenn wir im Juni 1987 zu einer Anhörung zum Krankenhausgesetz im saarländischen Landtag eine offizielle Einladung bekommen und zu einer Stellungnahme aufgefordert wurden. Die Liste unserer Arbeitsergebnisse in der Kammer zeigt implizit auch unseren Stil; wir waren sichtlich immer bemüht, nahe an den allgemein interessierenden und diskutierten Themen zu bleiben. Das basiert auf unserer Vorstellung, wie Erfolg zu erzielen ist. Auf der anderen Seite fehlte uns aber auch der »Stab«, der uns bei der eigenständigen Formulierung von Stellungnahmen zu durch uns forcierten Themen Unterstützung hätte gewähren können. Vorarbeiten und Erwerb der Sachkompetenz in weitere Felder wären Voraussetzung für eine evolutionsfördernde Diskussion.

Gegenwart und Ausblick

Zur Wahl 1986 hatten wir uns mit recht viel Optimismus gestellt, und es war eine herbe Enttäuschung, daß wir einen Sitz verloren, da wir um zwei Prozent der Wählerstimmen weniger bekamen als noch vier Jahre zuvor.

Die Analyse der Wahlschlappe war nicht sehr schwer – wir hatten die Öffentlichkeitsarbeit vernachlässigt und somit unseren Bekanntheitsgrad nicht steigern können. Die beiden neuen Listen wiesen einen wesentlich höheren Bekanntheitsgrad ihrer Kandidaten auf. Sie, die Liste 3 und 5, konkurrierten inhaltlich vor allem mit den Listen 1 und 2, wobei sie Kontinuität in der Sache, außer beim Versorgungswerk, bei personellem Wechsel an den Schaltstellen propagierten. Aus den Wahlaufrufen der Listen als Kostprobe:

- Liste 3: »Wir wollen nichts grundlegend Neues, sondern das bisher Erreichte bewahren und darauf aufbauen.« »Unser Programm sind unsere Kandidaten.«

- Liste 5: Zentrales Anliegen ist eine Neuregelung des Saarländischen Versorgungswerkes – ständische Rentenversicherung – mit beitragsbezogener Rentenzahlung.

- Liste 2: »... bisher stets die Gewähr geboten haben, allen den Interessen der Ärzteschaft zuwiderlaufenden Veränderungsbestrebungen mit Nachdruck entgegenzutreten ...«

– Der Marburger Bund ist in seiner Argumentation ja sicher weitgehend bekannt, seine Liste 1 entspricht in den zentralen Ansichten weitgehend der Liste 2.

– Liste 3 und 5 wurden von altgedienten »Gremienfüchsen« aufgestellt, die sich aus den bisherigen Listen lösten und an die Spitze eigener Gruppierungen setzten, um dort freier die eigenen Themen vertreten zu können.

Neben dem Versuch, einmal jährlich eine Veranstaltung auf die Beine zu stellen, die uns der Ärzteöffentlichkeit näherbringen könnte, haben wir Kontakt mit der Fachschaft Medizin an der Universität des Saarlandes in Homburg aufgenommen; uns verbinden, wie es nach den bisherigen Treffen aussieht, weitgehende Übereinstimmung in der Sicht vieler Probleme im Gesundheitswesen sowie die Hoffnung auf langfristige aktive Zusammenarbeit und lebhaften Austausch. Wir blicken trotz der empfindlichen Wahlschlappe optimistisch in die Zukunft, wir hoffen, auch im Saarland das zu erreichen, was uns in München und Hamburg zum Beispiel bereits im vergangenen Jahr vorgemacht worden ist.

7.7

Martin Geimer

Die Kammeropposition in Baden-Württemberg
Ausgangslage und Wahlen

Teilnahme an den Kammerwahlen[118]

In den frühen achtziger Jahren wurde in Mannheim der Bund gewerkschaftlicher Ärzte (BgÄ) reaktiviert und bestand noch kurze Zeit als Arbeitsgruppe innerhalb der ÖTV nach der Neugliederung des Abteilungswesens. Einer der wichtigsten Motivationspunkte war das zeitlich noch unbestimmte Vorhaben, an Wahlen zu den Ärztekammern teilzunehmen. Das Vorhaben nahm konkrete Züge im Frühsommer 1982 an. Anlaß war die ärztliche Betreuung von türkischen Kurden, die in der evangelischen Studentengemeinde (ESG) einen mehrmöchigen Hungerstreik wegen ihrer politischen Verfolgung in der Türkei durchführten. Die ärztliche Betreuung teilten sich mehrere niedergelassene Kollegen und Kollegen aus dem BgÄ. Erstmals wurde konkret über die Teilnahme an den im Spätjahr 1982 bevorstehenden Kammerwahlen diskutiert. Anfängliche Bedenken und Zweifel konnten ausgeräumt werden, weil wir davon ausgehen konnten, daß das Potential von Wählern ähnlich war wie in anderen Bundesländern, wo oppositionelle Listen teils mit beachtlichen Erfolgen in die Kammern eingezogen waren. Noch vor der Sommerpause wurden die ersten Treffen mit aktiver Unterstützung der ÖTV organisiert.

Die Bewegung nahm schnell an Breite zu, von der Lokalebene zur Regionalebene; Kolleginnen und Kollegen aus den Ärzteinitiativen gegen den Atomtod, vorwiegend aus dem Heidelberger, dem Karlsruher und dem Pforzheimer Raum engagierten sich bei der nun anstehenden Programmdiskussion und Namensgebung. Als inhaltliches Gerüst der Wahlplattform von Nordbaden diente das Wahlprogramm von Hessen aus dem Jahr 1980 neben Vorstellungen aus der Friedensbewegung mit ihrem aktuellen politischen Bezug. Die Diskussion um die Namensgebung gestaltete sich schwieriger, als zunächst zu erwarten gewesen wäre. Man einigte sich schließlich auf »Unabhängige Liste demokratischer Ärzte« (ULDÄ); nach Mehrheitswillen sollte ein Stück Unabhängigkeit im Namen demonstriert werden. Über den BgÄ wurden auch Kontakte mit den Nordwürttemberger Kollegen geknüpft. Hier waren es fast ausschließlich Kolleginnen und Kollegen aus dem BgÄ, die sich als Liste demokratischer Ärzte zur Wahl stellten. In Südwürttemberg kandidierte eine Liste »Ärzte gegen den Atomtod«, während in Südbaden noch keine oppositionelle Liste zustande kam. Schon in der Vorbereitungsphase zur Kammerwahl im Spätjahr 1982 engagierte sich in Nordbaden ein ansehnlicher Teil von niedergelassenen Kolleginnen und Kollegen. Dies hatte nicht unerhebliche Auswirkungen auf den Inhalt der Wahlplattform.

Als Folge des komplizierten Wahlrechts in Baden-Württemberg hatten wir große Schwierigkeiten mit der Aufstellung der Liste, und uns unterliefen einige grundlegende und folgenschwere Fehler und Fehleinschätzungen. Anstatt unsere Kandidaten auf die »gewichtigeren« Kreislisten und die Bezirksliste zu verteilen, wurden alle auf die Bezirksliste gepackt. Folglich gingen viele Stimmen unserer Wähler, die uns über Kreislisten zusätzlich gewählte Kandidaten hätten bringen können, verloren. Viele Kolleginnen und Kollegen waren zwar bereit, aus Solidarität mit zu kandidieren, wollten aber nicht eigentlich gewählt werden. Sobald aber der gewählte Kandidat und der ihm zugeordnete Ersatzkandidat die Wahl nicht annehmen, geht der Platz verloren

Durch eine weitere Fehleinschätzung wurden wir Opfer unserer eigenen Wähler, die nach altem liberalem badischem Brauch und konform mit dem Wahlsystem nach Bekanntheitsgrad und Sympathie wählten, entgegen unserem Vorschlag, die Liste unverändert abzugeben. Die Folge: Trotz eines Stimmenanteils von rund sechzehn Prozent auf der Bezirksliste entsandten wir in Nordbaden nur drei Vertreter in die Bezirksärztekammer und mit Unterstützung von Kollegen anderer Listen einen Vertreter in die Landesärztekammer. Da niemand von uns gleichzeitig in den beiden Kammern, also der Bezirksärztekammer Nordbaden und der Landesärztekammer Baden-Württemberg vertreten war, war in der Folge auch die Kontinuität und Koordinierung von der Ebene der Bezirksärztekammer zur Landesärztekammer nicht optimal.

Wie schon angedeutet, waren die Zielvorstellung und die Zusammensetzung der einzelnen oppositionellen Listen in den drei Bezirksärztekammern etwas unterschiedlich. In Nordwürttemberg war es der »harte Kern« des BgÄ mit einem Vertreter in der Landesärztekammer, in Südwürttemberg Kolleginnen und Kollegen der Initiative »Ärzte gegen den Atomtod« mit dieser ausschließlichen Thematik, die zwei Kolleginnen und einen Kollegen in die Landesärztekammer entsandten.

Bei einem Kräfteverhältnis von drei Vertretern von 89 in der Bezirksärztekammer Nordbaden und von fünf Vertretern von 92 in der Landesärztekammer Baden-Württemberg hatten wir nie darüber Illusionen, was in diesen Gremien machbar ist und was nicht. Durch unsere Präsenz wurde wenigstens die Öffentlichkeit hergestellt und ein Gegenpol zu den klassischen Gruppierungen der angestellten und der niedergelassenen Ärzte geschaffen. Die Gruppe der angestellten und beamteten Ärzte wird fast ausschließlich von Chefärzten und Professoren repräsentiert. Die Gruppe der niedergelassenen Ärzte rekrutiert sich aus den klassischen Ärzteverbänden. Unsere Gruppe hebelte schon durch ihre heterogene Zusammensetzung das klassische Proporzdenken der großen Gruppen von Klinikern und Niedergelassenen aus und durchbrach ebenso den Proporz zwischen den einzelnen Bezirken. Die Reaktion auf das Erscheinen einer oppositionellen Gruppierung in der ersten Legislaturperiode war unterschiedlich und bewegte sich zwischen polemischer Ablehnung und vorsichtiger Annäherung und Diskussionsbereitschaft. Unsere Präsenz hatte letzendlich zwar keinen Einfluß auf die Politik des Vorstandes der Kammern, die schließlich zum Tragen kam, jedoch wurde ein Diskussionsprozeß in Gang gesetzt und punktuell ein Reagieren des Vorstandes in einer Weise notwendig, wie dies ohne unsere Anwesenheit nicht erfolgt wäre.

Die inhaltliche Arbeit

An den wichtigsten Diskussionsschwerpunkten zeigte sich die Wechselwirkung zwischen konservativer Standespolitik und unseren Vorstellungen. Wie in allen anderen Landesärztekammern gab es Auseinandersetzungen um das Zivilschutzgesetz und nach dem Scheitern des Gesetzentwurfes um die Novellierung des Landeskatastrophenschutzgesetzes. Da bundesweit der Diskussionsstand ähnlich ist, ist es nicht notwendig, hier auf Einzelheiten einzugehen. Mehrheiten für Entschließungen, die von uns eingebracht wurden, kamen nie zustande, was bei dem Kräfteverhältnis auch nicht zu erwarten gewesen wäre, immerhin sah sich aber der Vorstand gezwungen, zum Thema Ärzteschaft und Krieg Entschließungen vorzulegen, die aber so unverbindlich und allgemein waren, daß sie überhaupt keine Ansatzpunkte für ein politisches, praktisches Umsetzen boten. Wenn wir verbindliche Stellungnahmen zum Beispiel gegen die Stationierung der US-amerikanischen Mittelstreckenraketen forderten, wies man auf die öffentlich-rechtliche Stellung der Kammern und den daraus abgeleiteten Zwang zu »politischer Neutralität« hin und weigerte sich, diese Entschließungen zu berücksichtigen.

Daß in der Praxis die Landesärztekammer allerdings ein wenig neutraler aber wichtiger politischer Faktor ist, wurde sehr deutlich an der engen Zusammenarbeit zwischen dem Vorstand der Landesärztekammer und dem Sozialministerium bei der Novellierung des Landeskatastrophenschutzgesetzes. Es war sicher kein Zufall, daß ständig hochkarätige Vertreter aus der Landesregierung, insbesondere aus dem Sozialministerium, ohne besondere Anlässe den Vertreterversammlungen mit Besuchen aufwarteten. So beehrten auch Ministerpräsident Späth und Sozialministerin Schäfer die Landesvertreterversammlungen. Weder der Vorstand noch einer der Klinikchefs rührten sich, als Frau Schäfer sich rühmte, Tausende von Krankenhausbetten in Baden-Württemberg abgebaut zu haben. Es hieß, Frau Ministerin Schäfer sei an andere Termine gebunden, und so verließ sie nach einer vierzigminütigen Rede die Vertreterversammlung, ohne sich die Zeit für eine Aussprache zu diesen wichtigen Themen zu nehmen.

In der Praxis verliert die angebliche politische Neutralität ärztlicher Standespolitik ihre Fassade und entpuppt sich als geschickt verkaufte, konservative CDU-Politik. Auch bei der Demontage des Sozialstaates findet man die ärztlichen Standesfunktionäre und die CDU-Politiker in trauter Gemeinsamkeit. Selbstbeteiligung heißt die Zauberformel zur Kostendämpfung im Gesundheitswesen, die zuletzt wieder von Vilmar auf dem Ärztetag 1987 in Karlsruhe verwandt wurde. Resonanz und Sensibilität für Gegenvorstellungen sind hier erfahrungsgemäß in breiten ärztlichen Kreisen noch sehr gering. Über die verschiedenen Formen und Modelle der Selbstbeteiligung wurde fast auf jeder Sitzung diskutiert.

In die Periode 1983 bis 1986 fällt in Baden-Württemberg die Entscheidung für ein Präventionskonzept, das Prävention als rein ärztliche Aufgabe definiert, und nur das Individuum mit seiner Krankheit und seinem individuellen Fehlverhalten als Ursache von Krankheitsentstehung sieht, aber das soziale Umfeld bei der Entstehung von Krankheiten ausklammert. Umwelt, Lebens- und Arbeitsbedingungen bleiben in diesem Konzept Marginalien, und Prävention bleibt in der Hand des Arztes und perspektivisch liquidationsfähig. Ein Modellversuch, die DHP-Studie (Deutsche Hochdruckpräventionsstudie), mit diesem wissenschaftlichen Ansatz läuft im Großraum Stuttgart. Der Modellversuch in Mannheim mit anderem Ansatz, einer kooperativen Prävention, wurde von der lokalen Ärzteschaft blockiert und schließlich abgebrochen. Auch hier konnten wir nur ganz peripher in den Diskussionsprozeß einsteigen und wie öfters hinkte dieser sowieso der politischen Entscheidung hinterher.

Die Umweltskandale, insbesondere die Havarie von Tschernobyl und die nachfolgenden Erklärungen der Bundesärztekammer, der Energiekonzerne und der Atomindustrie führten zu Auseinandersetzungen in den Kammern. Der vom Vorstand vorgelegte Entschließungsentwurf ging schon weit über die Stellungnahme der Bundesärztekammer hinaus und konnte im Verlauf der Diskussion in unserem Sinn positiv verändert werden. Eine Aufforderung an die Verantwortlichen zum Ausstieg aus der Kernenergie kam aber nicht zustande. Die Diskussion um den Arzt im Praktikum verlief lustlos und frustrierend, die Mitinitiatoren des AiP wollten sich nicht mehr so richtig zum Ergebnis ihrer Politik bekennen, aber ein klares »Nein« zum AiP kam nicht zustande. Ein Strategiekonzept zur Eindämmung der sogenannten Ärzteschwemme gibt es seitens der Standespolitiker nicht. Nur eine Sache ist fest wie ein Dogma: Das goldene Kalb der Freiberuflichkeit des Arztes darf nicht angetastet werden. Der Krankenhausbereich hat aber nur eine begrenzte Kapazität und zudem sind hier in den letzten Jahren zu wenig neue Stellen geschaffen worden. Vor diesem Hintergrund wird auch die breite Zustimmung zu einer Entschließung verständlich, die sich mit der Umsetzung des Bereitschaftsdiensttarifvertrages befaßt: Im Anschluß an Bereitschaftsdienste soll immer ein Freizeitausgleich gewährt werden, die freiwerdenden Mittel sind zur Schaffung neuer Stellen zu verwenden. Die Annahme scheint berechtigt, daß neben den ökonomischen und gesellschaftlichen Bedingungen unsere Präsenz Anlaß für das Zustandekommen dieses Votums war. Der Vizepräsident der Kammer ist Vertreter des Marburger Bundes und mußte als »wahrer« Interessenvertreter der angestellten Ärzte zeigen, daß andere Gruppen einschließlich der ÖTV in der Kammer überflüssig sind. Diese Haltung bekamen wir noch öfter zu spüren.

Das Verhalten vieler Klinikchefs in ihren eigenen Krankenhausabteilungen steht in krassem Gegensatz zum Inhalt der Entschließung, obwohl nicht wenige Mitglieder im Marburger Bund sind und in der Kammer diese Entschließung mitgetragen haben. Die Doppelbödigkeit ärztlicher Standespolitik kann nicht besser demonstriert werden.

In mehreren Sitzungen gab es lange Auseinandersetzungen um die Novellierung der Wahlordnung. Die neue, mehrheitlich beschlossene Wahlordnung ist für kleine Gruppierungen noch ungünstiger als die bisherige. Der Zugang zu den Kammern wurde dadurch erheblich erschwert, daß auf den Kreislisten und der Bezirksliste doppelt so viele Kandidaten aufgestellt werden müssen, wie Vertreter zu wählen sind. Deshalb stimmten wir gegen diese Wahlordnung.

Weitere wichtige Themen konnten wir inhaltlich nicht abdecken und uns nur am Rande in die Diskussion einschalten, z. B. bei der Diskussion um In-vitro-Fertilisation und Embryonentransfer.

Die Politik der Kammern wird vom Vorstand, in Einzelfragen in Abstimmung mit den Ausschüssen und Kommissionen gemacht. Keiner von uns war im Vorstand, und nur eine Kollegin war im Ausschuß für Arbeitsmedizin, ein Kollege wurde in den Ausschuß für Rettungsdienst und Sanitätswesen nachgewählt. Die realen Einflußmöglichkeiten waren also sehr beschränkt. Hinzu kommt eine große Loyalität der überwiegenden Mehrheit der Vertreter gegenüber der Politik des Vorstandes, so daß letztendlich die Vertreterversammlung nur eine Absegnung und formaldemokratische Legitimierung der Vorstandspolitik war. Uns blieb ein Reagieren auf das, was vom Vorstand vorgelegt wurde. Der Versuch einer Einflußnahme beschränkte sich auf punktuelle Entschließungsentwürfe, die dann in der Regel abgeblockt wurden. Aus der Einschätzung des Kräfteverhältnisses war unser Schwerpunkt auch die »außerparlamentarische« Arbeit. Dabei verfolgten wir zwei Absichten: die »Unabhängige Liste demokratischer Ärzte« in der Öffentlichkeit bekanntzumachen und die Qualifizierung der aktiven Kolleginnen und Kollegen. So führten wir Veranstaltungen in Mannheim durch zum Thema Ärzteschwemme, zum Thema Prävention (mit einem Mitarbeiter der DHP-Studie, damals noch in Mannheim), eine Podiumsdiskussion mit dem Thema Positivliste mit Vertretern aus der Pharmaindustrie, einem unabhängigem Pharmakologen, einem Vorstandsmitglied der AOK und einem Vertreter der Mannheimer Ärzteschaft. Weiter fanden eine Veranstaltung zum Thema Ambulatorien mit einem Vertreter aus dem Bundesvorstand der AOK und eine Veranstaltung zum Thema Gentechnologie statt.

In Zusammenarbeit mit der ÖTV brachten wir die Ausstellung »Volk und Gesundheit – Heilen und Vernichten im Nationalsozialismus« nach Mannheim. Begleitend zur Ausstellung organisierten wir Veranstaltungen zu den Themen Euthanasie, Sinti, Pharmazeutische Industrie im Nationalsozialismus. Die Resonanz war sehr gut. Darüber hinaus führten wir im kleineren Rahmen Diskussionsabende mit Referenten aus den eigenen Reihen zum Zivilschutzgesetz, zum Honorierungssystem durch.

Die Öffentlichkeitsarbeit betrachten wir im Rückblick als noch nicht optimal. Zwar werden in unregelmäßigen Abständen Rundbriefe versandt, aber ein schnelles Reagieren in Form von Presseerklärungen oder Leserbriefen auf gesundheitspolitisch bedeutende Tagesereignisse gelingt uns noch nicht in ausreichender Weise.

Ausblick

Der Ausgang der Wahlen zu den Bezirksärztekammern und der Landesärztekammer Baden-Württemberg in der Wahlperiode 1987 bis 1990 hat trotz Benachteiligung durch die neue Wahlordnung einiges in Bewegung gebracht, und selbst die Optimisten unter uns waren von unserem Wahlerfolg überrascht. In Nordbaden kandidierten wir außer auf der Bezirksliste in den großen Kreisen Mannheim, Heidelberg und Rhein-Neckar-Kreis, leider noch nicht im Karlsruher Raum und nicht in den kleineren Kreisen, und erhielten Stimmenanteile bis zu 35 Prozent.

Insgesamt sind wir, die »Unabhängige Liste demokratischer Ärzte«, seit 1986 mit 15 von 88 Delegierten in der Bezirksärztekammer Nordbaden vertreten. In Nordwürttemberg stellt die »Liste Demokratischer Ärzte« 14 von 89, in Südwürttemberg die Liste »Demokratie im Gesundheitswesen/Ärzte gegen atomare Bedrohung« 12 von 53, in Südbaden – hier wurde erstmals die »Liste unabhängiger demokratischer Ärztin-

Ärztinnen und Ärzte« aufgestellt – sind es sogar 20 von 79 Vertretern. In der Landesärztekammer haben die Listen 21 von 90 Vertretern.

Hervorzuheben ist die Verankerung der Listen in den Kreisärzteschaften, was die gängigen Mehrheitsverhältnisse zumindest in einzelnen Kreisen empfindlich verändert hat. Es gibt neue taktische Überlegungen und Strategien in liberal-konservativen Kreisen. In Nordbaden waren wir überrascht, als alte Standesvertreter uns einen Vorstandssitz anboten. Die Vorstandsmitglieder werden aber nicht entsprechend dem Stimmenanteil einer Liste besetzt, sondern einzeln nach dem Mehrheitswahlergebnis gewählt. Daher waren wir auf Stimmen von Kolleginnen und Kollegen aus anderen Listen angewiesen. Ein Kollege vertritt unsere Liste jetzt im Vorstand. Die Kolleginnen und Kollegen aus den anderen Kammerbezirken haben zum Teil ganz andere Erfahrungen, und die nordbadische Liberalität kam auch auf Landesärztekammerebene nicht mehr zum Tragen. Der Zugang in den Vorstand wurde hier konsequent verhindert, und die Art, wie versucht wurde, Kolleginnen und Kollegen auch von der Arbeit in den Ausschüssen und Kommissionen fernzuhalten, war weder demokratisch noch sachlich gerechtfertigt.

Unsere Ausgangspositionen haben sich deutlich verbessert, und es liegt an uns, diese Chance zu nutzen, um in Zukunft noch mehr Vertrauen in unsere gesundheitspolitische Konzeption, vor allem unter den fünfzig Prozent der Ärzte zu gewinnen, die noch aus Frust und Desinteresse nicht wählen.

Exkurs: Wahlrecht in Baden-Württemberg

In Baden-Württemberg gibt es satzungsgemäß neben der Landesärztekammer mit Sitz in Stuttgart vier Bezirksärztekammern der Bezirke Nordbaden (Sitz in Karlsruhe), Nordwürttemberg (Sitz in Stuttgart), Südbaden (Sitz in Freiburg) und Südwürttemberg (Sitz in Tübingen). Die Zahl der Delegierten ist etwas unterschiedlich und entspricht etwa dem Verhältnis der im Kammerbereich registrierten Ärztinnen und Ärzte. Die Aufgaben der Bezirksärztekammern sind: die Förderung der ärztlichen Berufsausbildung, die Vertretung und Förderung der Berufsinteressen, die Überwachung der Erfüllung der Berufspflichten, die Fort- und Weiterbildung der Kammermitglieder, die Durchführung der Berufsausbildung der Arzthelferin und der beruflichen Fortbildung in den medizinischen Assistenzberufen sowie die Behandlung aller Angelegenheiten, die den Beruf des Arztes, die Pflege des Gemeinsinns innerhalb des Berufs, die Wahrung der Berufsehre und die Mitwirkung bei den in Betracht kommenden Gebieten der öffentlichen Gesundheitspflege und der Volkswirtschaft betreffen. Das heißt, die wichtigen Aufgaben unter anderem der Fort- und Weiterbildung einschließlich der Facharztprüfung, Bildung von Gutachterausschüssen usw. sind im Kompetenzbereich der Bezirksärztekammern. Dabei unterstehen die Bezirksärztekammern der Aufsicht der Landesärztekammer. Die Vertreterversammlungen (Delegiertenversammlung) der Landes- und der Bezirksärztekammern tagen in der Regel im Kalenderjahr einmal. Der Vorstand nimmt die Aufgaben der Landesärztekammer wahr. Er besteht aus elf Mitgliedern, dem Vorsitzenden, dessen Stellvertreter, dem Rechnungsführer, dem Schriftführer, den Vorsitzenden der vier Bezirksärztekammern und drei weiteren Mitgliedern. Der Vorstand der Bezirksärztekammern ist zahlenmäßig nicht so starr festgelegt, und in der Praxis wird ein Proporz von Vertretern aus den großen Kreisärzteschaften und den beiden Gruppen von niedergelassenen und angestellten Ärzten eingehalten. Die Kreisärzteschaften haben keine Rechtsstellung entsprechend derjenigen der Kammern. Die Kreisärzteschaften sind aber praktisch wichtig, da sie die unterste Ebene der Organisierung von Standespolitik darstellen.

Die Wahlordnung trägt der obengenannten satzungsmäßigen Aufgliederung der Kammern in sehr komplizierter Weise Rechnung. Laut Kammergesetz ist zwar das Verhältniswahlsystem vorgeschrieben, tatsächlich ist es aber stark durchsetzt mit Elementen des Mehrheitswahlrechts in Form der Persönlichkeitswahl. Nach der neuen Wahlordnung gilt für die Wahl der Vertreter in die Bezirksärztekammern seit November 1985 folgendes: Ein Wähler kann auf der von ihm gewählten Liste so viele Kandidaten ankreuzen, wie Delegierte zu wählen sind. Eine Liste muß mindestens doppelt so viele Bewerber enthalten. Die auf die einzelnen Listen entfallenden Sitze werden nach dem Verhältniswahlsystem ermittelt. Die auf die Wahlvorschläge entfallenden Sitze werden den dort aufgeführten Bewerbern in der Reihenfolge der von ihnen erreichten Stimmenzahl zugeteilt. Wird ein Bewerber sowohl über den Kreiswahlvorschlag als auch über den Bezirkswahlvorschlag gewählt, so gilt er nur über Kreiswahlvorschlag als gewählt. An seine Stelle als Bezirksvertreter tritt der Bewerber mit der nächsthöheren Stimmenzahl des gleichen Bezirkswahlvorschlags.

Direkt gewählt werden nur Vertreter in die Bezirksärztekammern, und zwar etwa zwei Drittel über die Kreislisten, der Rest über die Bezirkslisten. Die Vertreter in den Bezirksärztekammern wählen dann, nach einem vorgegebenen Schlüssel ermittelt, eine bestimmte Anzahl von Vertretern aus den vier Bezirksärztekammern in die Landesärztekammer. Die Vertreter in drei Landesärztekammern werden also nicht direkt gewählt.

7.8

Wulf Dietrich und Renate Jäckle

Frust und Erfolg.
Die Liste Demokratische Ärztinnen und Ärzte
in München

»Sie alle, Ihre gesamte Liste gehört dem Umfeld der RAF an.« So kurz und bündig wurden auf der ersten Delegiertenversammlung in der Geschichte des Ärztlichen Kreis- und Bezirksverbands (ÄKBV) München im Januar 1987 alle Delegierten, Wähler und Sympathisanten der Liste Demokratische Ärztinnen und Ärzte in die Nähe des Terrorismus gerückt. Die diffamierende Äußerung, die zu Eklat und Auszug der achtzehn in dieser Weise beschimpften Delegierten führte, stammte vom gerade in den siebenköpfigen Vorstand des Ärztlichen Kreis- und Bezirksverband gewählten W. Pförringer, der auch als Vorsitzender des Gesundheitspolitischen Arbeitskreises der CSU fungiert. Damit war im Ärztlichen Kreis- und Bezirksverband München, der mit rund 10 000 Zwangsmitgliedern größer ist als manche Landesärztekammer, der vorläufige Höhepunkt einer mehrjährigen Auseinandersetzung erreicht, die sich an dem Referentenentwurf zum Zivilschutzgesetz und der Zwangsfortbildung in Katastrophenmedizin entzündet und schließlich zu unserer Kandidatur in die Standesgremien geführt hat.

Vorgeschichte der Liste

Die Geschichte der Liste in München hängt eng mit der Friedensinitiative »Mediziner gegen die atomare Bedrohung« zusammen, die sich zu Beginn der achtziger Jahre gebildet hat. Das Spektrum innerhalb der Münchener

Initiative war von Anfang an (und ist es bis heute) sehr breit gefächert. Hier trafen sich Kolleginnen und Kollegen aus der Anti-AKW-Bewegung, gewerkschaftlich orientierte Kolleginnen und Kollegen, IPPNW-Mitglieder und Nicht-Mitglieder, Grüne und Linke ...

Seit der Vorbereitung und dem Erfolg des dritten Kongresses zur Verhinderung eines Atomkrieges, der im Frühjahr 1983, typisch münchnerisch, in einem Bräu mit Biergarten stattfand und neben den Diskussionen über Atomkriegsvorbereitung und -folgen, Recht auf Widerstand und Krieg und Frieden aus sozialpsychologischer Sicht schwerpunktmäßig Sozialabbau durch Aufrüstung auf dem Programm hatte, trifft sich unsere Initiative bis heute regelmäßig. In verschiedenen Arbeitskreisen wurden so unterschiedliche Themen wie psychosoziale und historische Aspekte von Krieg und Frieden, Niedrigstrahlung, zivile Verteidigung oder Sozialabbau und Aufrüstung diskutiert.

1984 beschäftigten wir uns besonders mit dem drohenden Zivilschutzgesetz, nachdem wir uns vorher bereits ausführlicher mit der Katastrophenmedizin befaßt hatten. Es gab zahlreiche Diskussionsveranstaltungen, an denen Vertreter der Initiative teilnahmen, und wir versuchten vor allem auch, die Aufklärung innerhalb der Münchner Ärzteschaft voranzutreiben, wobei letzteres Ende 1984, Anfang 1985 immer mehr Zeit in Anspruch nahm. Laut Satzung hat der Ärztliche Kreis- und Bezirksverband München die Aufgabe, »in der öffentlichen Gesundheitspflege mitzuwirken« und ist nach dem Kammergesetz berechtigt, »Anfragen, Vorstellungen und Anträge an die zuständigen Behörden zu richten«. Daher kamen wir auf die Idee, dies für unsere Aufklärungsarbeit zu nutzen. Für die Standesvertretungen an sich hatten wir uns bis dahin nur wenig interessiert, wir hatten sie rechts liegen gelassen. Ursprünglich hatte unsere Initiative nur das Ziel, über den Ärztlichen Kreis- und Bezirksverband die Problematik von Katastrophenmedizin und Zivilschutz in die Kollegenschaft zu tragen.

Außerordentliche Mitgliederversammlung

Wir beantragten nun, ebenfalls satzungsgemäß, mit einer Unterschriftensammlung in der Münchner Ärzteschaft eine außerordentliche Mitgliederversammlung des Ärztlichen Kreis- und Bezirksverbandes zu den Themen Zivilschutzgesetz und Katastrophenmedizin sowie Bunkerbau in

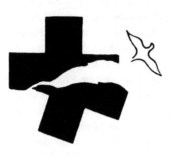

Das geschwärzte Rote Kreuz mit der Friedenstaube wurde zum Symbol für den Dritten Medizinischen Kongreß zur Verhinderung eines Atomkrieges.

München. 204 Kolleginnen und Kollegen unterstützten dieses Vorhaben (100 Unterschriften waren nach der Satzung erforderlich), und dann fand am 30. 1. 1985 die außerordentliche Mitgliederversammlung statt – mit einer für Münchner Verhältnisse sensationell hohen Beteiligung. Fast fünfhundert Ärztinnen und Ärzte kamen zusammen und lehnten mit für uns selbst überraschenden, überwältigenden Mehrheiten – bei nur vereinzelten Gegenstimmen – das geplante Zivilschutzgesetz mit seinen einschneidenden Eingriffen in das Gesundheitswesen sowie die Fortbildung in Katastrophenmedizin ab. Der Vorstand des Ärztlichen Kreis- und Bezirksverbandes wurde beauftragt, die Münchner Bevölkerung in einer großen Veranstaltung über die Wirkung von ABC-Waffen aufzuklären, und der Münchner Stadtrat sollte aufgefordert werden, »alles in seiner Macht stehende zu unternehmen, den weiteren Ausbau von Bunkerkapazitäten zu stoppen«. Darüber hinaus sollte der Vorstand in den *Münchner Ärztlichen Anzeigen*, die alle Kolleginnen und Kollegen wöchentlich zugeschickt bekommen, acht Fragen beantworten. Es ging unter anderem um die Schlußfolgerungen der WHO-Studie über die Gefahren eines Atomkrieges, um das Zivilschutzgesetz und die Zustimmung der Bundesärztekammer zu diesem Gesetz oder um die Frage, ob in München, wie in Hessen, über den Ärztlichen Kreis- und Bezirksverband oder die Landesärztekammer Daten von Kammerangehörigen an die Wehrbereichsbehörden weitergegeben würden.

Zivilschutz und Katastrophenmedizin

Unser primäres Interesse an den Standesgremien beschränkte sich also fachbezogen auf Zivilschutz und Katastrophenmedizin. Nach der für uns unerwartet erfolgreichen Mitgliederversammlung, über die auch in der Münchner Lokalpresse ausführlich berichtet wurde, setzten allerdings alsbald zahlreiche Aktivitäten des Vorstandes und der Aufsichtsbehörden – Regierung von Oberbayern, Innenministerium und Landesärztekammer – ein, um die Beschlüsse trotz eindeutigster Mehrheitsverhältnisse zu unterbinden. Am Tag nach der Mitgliederversammlung schrieb der Zweite Vorsitzende des Ärztlichen Kreis- und Bezirksverbandes, E. Th. Mayer, an die Regierung von Oberbayern, jene habe in »revolutionären Akten« gehandelt. Zwei Tage später erschien in den *Münchner Ärztlichen Anzeigen* ein Kommentar, wiederum vom Zweiten Vorsitzenden, in dem es hieß, auf der Mitgliederversammlung sei »die Vorbereitung eines Sturzes der jetzigen Bundesregierung der einzig plausible Grund für das dann nur formell satzungsgemäße Diskussionsverlangen« gewesen. Der Kommentar war bereits eine Woche *vor* der Mitgliederversammlung abgefaßt und der Schriftleitung der *Münchner Ärztlichen Anzeigen* zugestellt worden.

Hektische Reaktionen der Aufsichtsbehörden

Vierzehn Tage später schließlich wurden vom Ersten Vorsitzenden Hans Hege die Beschlüsse »nach reiflicher Prüfung vorläufig ausgesetzt«, noch bevor die Aufsichtsbehörden eingeschritten waren. Dies geschah kurze Zeit später: Das Innenministerium und die Regierung von Oberbayern erklärten die Beschlüsse für rechtswidrig, da es sich um »allgemeinpolitische Fragen« handele, die nicht in den Aufgabenbereich der Standesorganisation fielen. Obwohl wir eigentlich bis dahin nicht beabsichtigt hatten, uns weiterhin mit unseren Standesgremien auseinanderzusetzen, zwang uns das Vorgehen des Vorstandes und der Aufsichtsbehörden nun mehr oder weniger dazu.

Der Vorstand verschärfte die Situation noch, als er auf der nächsten ordentlichen Mitgliederversammlung im April 1985 eine Satzungsänderung vorlegte: Die Mitgliederversammlung, bis dahin »für die Beratung und Beschlußfassung über alle grundsätzlichen Angelegenheiten aus dem Aufgabenbereich« des Ärztlichen Kreis- und Bezirksverbandes zuständig und damit das oberste Organ, sollte abgeschafft und eine Delegiertenversammlung eingeführt werden. Zwar behauptete der Vorstand, die Pläne für eine derartige Satzungsänderung seien bereits sechs Jahre alt, doch war es sicher kein Zufall, daß diese Änderung so prompt nach der außerordentlichen Mitgliederversammlung auf den Tisch gelegt wurde. Damit sollte verhindert werden, daß noch einmal eine Mitgliederversammlung gegen den Willen des Vorstandes Beschlüsse fassen könnte.

Zu dieser Versammlung kamen rund vierhundert Kolleginnen und Kollegen (in den Jahren vorher waren es in der Regel fünfzehn bis zwanzig pro Mitgliederversammlung gewesen) und lehnten, wiederum mit großer Mehrheit, die Satzungsänderung ab. Unsere Beschlüsse vom 30. 1. 1985 wurden ausdrücklich bestätigt, der Vorstand aufgefordert, »juristische Schritte gegen die Entscheidung des Innenministeriums bzw. die Regierung von Oberbayern einzuleiten«. Kolleginnen oder Kollegen, die aus eigener Initiative juristisch gegen die Aufhebung der Beschlüsse vorgehen wollten, sollte Rechtsschutz gewährt werden. Alle Beschlüsse wurden ebenfalls wieder aufgehoben und unsere Klage vor dem Verwaltungsgericht am 23. 5. 1985 in erster Instanz aus formaljuristischen Gründen abgeschmettert, weil ein einzelnes Mitglied nicht gegen den Vorstand klagen dürfe – auch dann nicht, wenn es sich um eine Zwangsmitgliedschaft in einem Verein handelt, den man mit Zwangsbeiträgen finanziert.

Erbitterter Streit in der Münchener Ärzteschaft

Der juristische Weg war für uns nur ein Nebengleis, es ging uns in erster Linie um die Diskussion über das Zivilschutzgesetz und die Katastrophenmedizin. Trotzdem aber hat dieser Streit und die Auseinandersetzung über die geplante Satzungsänderung mit dazu beigetragen, daß wir immer intensiver darüber diskutiert haben, ob wir nicht auch in Bayern versuchen sollten, uns in die Standesorganisationen einzumischen. Dazu kam, daß in den *Münchner Ärztlichen Anzeigen* monatelang ein erbitterter Streit geführt wurde, wobei die Polemiken gegen einzelne Kolleginnen und Kollegen und die IPPNW insgesamt, aufgrund bayerischer Verhältnisse, wahrscheinlich noch aggressiver ausgefallen sein dürften als in anderen Bundesländern. In einem persönlichem Kommentar unter der Überschrift »Ohnmacht-Ergreifung« (MÄA Nr. 6, 9. 2. 1985) rückte beispielsweise der zweite Vorsitzende des Ärztlichen Kreis- und Bezirksvorbandes, E. Th. Mayer, die außerordentliche Mitgliederversammlung in die Nähe der »nationalsozialistischen Machtergreifung«.

In einem Leserbrief an die *Süddeutsche Zeitung* (1. März 1985), der mit der Überschrift »Freudomarxistisch geschürte Angst« veröffentlicht wurde, trug der Zweite Vorsitzende die Auseinandersetzung aus der Ärzteschaft hinaus in eine breite Öffentlichkeit. Horst Eberhard Richter wurde als »notorischer Polit-Psychoanalytiker« diffamiert, der die Psychoanalytiker-Zunft mit seiner »Angstmobilisierung und Mitwirkungsverweigerung« »desavouiert« habe, ihm wurde »Irrationalität« und »eiskalt auf politische Wirkung gerichtete Scharlatanerie eines wiedererstandenen Medizinmannes« unterstellt. Über die Mitgliederversammlung vom 30. 1. 1985 hieß es: »Schließlich ist es in gleicher Weise irrational, ob man der bewußt erzeugten Massenhysterie: ›Wollt Ihr den totalen Krieg?‹ mit Gebrüll folgt oder ob man seine Hand hebt bei der Abstimmungsfrage: ›Wollt Ihr den totalen, auf sonstige Menschenrechte verzichtenden totalen Frieden?‹«

Demokratieverständnis der Gremien

Die Diskussion in der Münchner Ärzteschaft wurde zunehmend zu einer Auseinandersetzung um das Demokratieverständis in den Standesorganisationen. Dabei hatten uns die erfolgreichen Mitgliederversammlungen und eine sehr gut besuchte Diskussionsveranstaltung im Schwabinger Bräu zum Zivilschutzgesetz und zur Katastrophenmedizin im November 1985 deutlich gemacht, daß innerhalb der Münchner Ärzteschaft ein recht großer Kollegenkreis existiert, der zumindest mit unseren Vorstellungen sympathisiert und bereit ist, unsere Friedensaktivitäten zu unterstützen, und daß viele Kolleginnen und Kollegen mit den Verhältnissen in den ärztlichen Standesorganisationen ganz und gar nicht einverstanden sind.

Beschluß zur Kandidatur

Anfang 1986 beschlossen wir daher endgültig, nach längeren Diskussionen und mit einigen Bauchschmerzen, bei den Wahlen im Herbst zu kandidieren. Ein Teil der Kolleginnen und Kollegen in der Friedensinitiative waren gegen eine Kandidatur und wollten sich auch nicht an den Aktivitäten der Liste beteiligen, weil sie die Friedensarbeit als vorrangig ansahen.

Liste und Initiative bestehen nun in München nebeneinander weiter, wobei es zahlreiche personelle und inhaltliche Überschneidungen gibt.

Auf einer weiteren Mitgliederversammlung im April 1986 wurde das bis dahin geltende Mehrheitswahlrecht auf unsere Initiative hin in ein Verhältniswahlrecht umgeändert. Damit gab es, in Anlehnung an das bayerische Kommunalwahlrecht, ein demokratischeres Wahlrecht, das dem Wähler neben der Listenwahl auch die Möglichkeit gibt (mit Panaschieren und Kumulieren), individuelle Wunschkandidaten zu wählen. Da der Marburger Bund, der bisher aufgrund des Mehrheitswahlrechts nicht im Vorstand des Ärztlichen Kreis- und Bezirksverbandes vertreten war, ein ureigenes Interesse an der Wahlrechtsänderung hatte, hatte er sich an unsere Initiative angehängt. So kam es – zum einzigen Mal bisher – zu einer Zusammenarbeit mit unserer späteren Liste Demokratische Ärztinnen und Ärzte. Die für die Satzungsänderung notwendige Zweidrittelmehrheit hätten wir auch ohne diese Zusammenarbeit erreicht. In der weiteren Zukunft sollte sich der Marburger Bund dann als ständiger Gegner der Liste erweisen, der – wenigstens auf der Funktionärsebene – jede Zusammenarbeit ablehnte. Auf dieser Mitgliederversammlung wurde der Vorstand, weil er die Beschlüsse zur Katastrophenmedizin, zum Zivilschutzgesetz und zum Bunkerbau aufgehoben und Beschlüsse der Mitgliederversammlung nicht befolgt hatte, nicht entlastet. Ein bis dahin einmaliger Vorgang in der Münchner Ärzteschaft.

»Lex München«

Nachdem es der Vorstand, wie weiter oben ausführlich dargelegt, ein Jahr vorher nicht geschafft hatte, das Delegiertenprinzip in den Ärztlichen Kreis- und Bezirksverband München einzuführen, wurde nun das Bayerische Parlament eingeschaltet. Auf Antrag der Bayerischen Staatsregierung änderte der Landtag im Sommer 1986 (mit den Stimmen der SPD!) das Kammerrecht: Das Delegiertenprinzip war nun »von oben« eingeführt worden (Lex München).

Das bedeutete, daß es nach den nächsten Wahlen in München keinen knapp fünfzigköpfigen Vorstand mit einer Mitgliederversammlung mehr geben würde, sondern anstelle der Mitgliederversammlung eine Versammlung von siebzig gewählten Delegierten, die sich wiederum einen Vorstand zu wählen haben. Mit der Mitgliederversammlung, bisher oberstes Organ, war ein wichtiges demokratisches Element in der Selbstverwaltung des Ärztlichen Kreis- und Bezirksverbands ausgeschaltet.

Nachdem wir uns nun für die Kandidatur entschieden hatten, mußten wir eine Liste mit siebzig Kolleginnen und Kollegen aufstellen. Es gelang uns relativ problemlos, genügend Kandidaten zu finden – allerdings waren anfänglich viele zwar bereit, sich aufstellen zu lassen, wenige aber wollten das Risiko auf sich nehmen, womöglich gewählt zu werden und dann wirklich in den Standesgremien mitarbeiten zu müssen. Daher gab es um die »heiße Zone«, wie wir die vorderen Listenplätze nannten, einige Diskussionen. Schließlich aber hatten wir eine Liste zusammengestellt, die sich sehen lassen konnte. Eine Mischung aus politisch oder fachlich bekannten und weniger bekannten Kolleginnen und Kollegen, aus Krankenhausärzten und Niedergelassenen.

Keine »alternative« Standespolitik

Den zu einer Kandidatur Bereiten war mehrheitlich klar, daß es wesentlich vom inhaltlichen Rahmen der Auseinandersetzung abhängen würde, ob und inwiefern wir politisch überhaupt erfolgreich in den Gremien würden arbeiten können, und daß ein Hauptziel der Mitarbeit in den Standesorganisationen sein sollte, nach außen, also nicht nur in die Ärzteschaft, sondern vor allem auch in andere gesellschaftliche Gruppierungen wie Initiativen, Parteien, Gewerkschaften, zu wirken. Eine »alternative Standespolitik«, eine Politik also, die es ermöglichen könnte, die Eigeninteressen der Ärzteschaft als Lobby noch besser zu vertreten (mit der Folge, daß es heißt: »Nun machen sogar die Linken und Alternativen bei uns mit«) war und ist nicht in unserem Interesse.

Allerdings lagen und liegen die Gefahren einer solchen institutionellen Arbeit auf der Hand: Man arbeitet in Gremien mit, von deren Existenzberechtigung man nicht überzeugt ist (oder besser: die eigentlich abgeschafft werden sollten), die aber immerhin von unseren Beiträgen finanziert werden und großen Einfluß auf gesundheitspolitische Diskussionen haben. Man wird, ob man will oder nicht, in Mauscheleien hineingezogen, deren Hintergrunde man als blauäugiger Neuling auf dem standespolitischen Parkett, der von den alten Füchsen möglichst von Informationen ferngehalten wird, nicht erkennt. Man verschwendet Kräfte und Energien auf Nebenfelder und hat für wesentlichere Aktivitäten keine

Zeit mehr. Man betreibt eben doch, ehe man es sich versieht, alternative Standespolitik, während die Zusammenarbeit mit anderen Bereichen des Gesundheitswesens, z. B. dem Pflegebereich oder der Gewerkschaft, noch mehr als vorher schon in den Hintergrund tritt, soweit sie überhaupt (noch) vorhanden war und ist.

Diskussion um Programm und Namen

Vor diesen Überlegungen stellte sich für uns die zentrale Frage nach den Inhalten und Schwerpunkten einer Liste, und in einer unserer Diskussionen darüber sagte jemand spontan: »Wir sollten möglichst viele Kollegen für uns gewinnen.« In weiteren Diskussionsabenden einigten wir uns dann aber doch auf ein »politischeres« Programm, das nicht »nur« für Frieden und gegen den Atomkrieg sein sollte. Auch auf die Gefahr hin, einige Stimmen weniger – wir rechneten zu diesem Zeitpunkt mit zehn bis fünfzehn Prozent – zu bekommen. Unser Programm sollte wenigstens in Ansätzen Themen wie Sozialabbau und, damit zusammenhängend, politische Ursachen und soziale Voraussetzungen für die anwachsende Kriegsgefahr beinhalten. Es sollte Probleme wie Arbeitsplatzbedingungen, Umweltzerstörung oder den § 218 ansprechen. Parallel dazu diskutierten wir über den Listennamen. Anfänglich dachten wir an einen Namen, der mehr das Alternative unserer Politik betonen würde. »Demokratisch« war einigen von uns zu unklar. Es gab andere, die für einen Namen wie »Friedensliste« plädierten, um so eine breite Basis zu finden. Schließlich aber entschieden wir uns doch für »demokratisch«, um so leichter einheitlich mit den anderen demokratischen Listen auftreten zu können.

Der erste Entwurf der Wahlplattform beinhaltete die Punkte Atomkriegsgefahr, IPPNW, Katastrophenmedizin; Sozialabbau und Selbstbeteiligung im Gesundheitswesen; Umweltschutz und – unter dem Eindruck von Tschernobyl noch verstärkt – die Gefahren der »friedlichen« Nutzung der Atomenergie sowie der WAA in Wackersdorf. Der Entwurf enthielt weiter die Forderung, daß die geltenden, 1976 liberalisierten Bestimmungen des § 218 beibehalten werden sollten. Ein letzter Punkt, der uns besonders wichtig erschien, befaßte sich mit der Rolle der Ärzte und der Ärztekammern im Faschismus.

»Heiße« Eisen § 218 und Faschismus

Während die ersten Punkte, von einigen anfänglichen Diskussionen um »Sozialabbau« abgesehen, relativ leicht konsensfähig waren, gab es um die »heißen Eisen« § 218 und Faschismus einige Auseinandersetzungen. Probleme traten auf, nachdem wir einen Brief mit dem vorläufigen Wahlprogramm unter dem »Briefkopf« IPPNW und Ärzteinitiative an unsere Sympathisanten als internes Rundschreiben verschickt hatten, und ein Münchner Gynäkologie-Ordinarius darauf wütend seinen Austritt aus der IPPNW erklärte, unter anderem mit der Begründung, die Auseinandersetzung um den § 218 habe nichts mit der IPPNW zu tun.

Unser internes Papier zog noch weitere Kreise. Wir waren jedenfalls sehr überrascht, als wir im April 1986 zuerst den Tageszeitungen und später einem offiziellen Brief entnehmen konnten, daß die Bundesärztekammer die Teilnahme an dem für Ende Mai in Köln geplanten internationalen Kongreß der IPPNW auch mit Bezug auf unseren Programmentwurf abgesagt hatte. Zum einen hieß es – wie üblich –, in Köln werde man sich »nur« mit dem Atomkrieg auseinandersetzen, das aber sei eine »allgemeinpolitische Auseinandersetzung« und gehöre damit nicht zu den Aufgaben der Bundesärztekammer. Zum anderen aber wurde der Münchner Ärzteinitiative vom obersten ärztlichen Standesfunktionär, Karsten Vilmar, in dem Absageschreiben in aggressivem Ton vorgeworfen, wir betrieben die »Vorbereitung gewalttätiger Auseinandersetzung« und »Volksverhetzung«, wir bewegten uns »außerhalb der Grenzen demokratischer Toleranz und sozialer Verantwortung« und würden uns als »Gegner unseres freiheitlichen Rechtsstaates und der darin üblichen Meinungsbildung« zu erkennen geben. Das geharnischte Schreiben war durch unseren internen Rundbrief, der, auf welchen Wegen auch immer, in die Hände des Präsidenten der Bundesärztekammer geraten war, ausgelöst worden, und zwar deshalb, weil wir in zwei Sätzen daran erinnert hatten, daß die heutige Macht ärztlicher Standesorganisationen nicht denkbar wäre ohne Organisationsstrukturen, die den Ärzten nach 1933 von den Nationalsozialisten bewilligt worden waren.

Die Vilmar-Reaktion bestärkte uns eher in unserem Vorhaben, die Faschismus-Problematik in unserer Wahlplattform zu belassen, und schließlich hieß der umstrittene Punkt in seiner endgültigen Fassung: »Die Ärztekammern verdanken ihren Ursprung und ihre Macht als Körperschaften öffentlichen Rechts mit Zwangsmitgliedschaft und staatlichen Funktionen den Nationalsozialisten. Ärztliche Standesfunktionäre dankten diesen Machtzuwachs den damaligen nationalsozialistischen Machthabern mit bedingungsloser Gefolgschaft. Dieses traurige Kapitel ärztlicher Standesvertretung ist auch vierzig Jahre nach Kriegsende noch nicht aufgearbeitet.«

Rolle der Standesfunktionäre im Nationalsozialismus

Bei der Auseinandersetzung mit diesem Thema geht es uns nicht um pauschale Schuldzuweisungen und Anklagen von Standesfunktionären, wie uns immer wieder vorgeworfen wird. Es kann, vierzig Jahre nach der Befreiung vom Faschismus, nicht mehr darum gehen, immer weiter noch lebende Mitläufer und Mitmacher auszugraben und an den Pranger zu stellen. Wir setzen auch nicht heutige Standesfunktionäre mit den Nationalsozialisten gleich. Wir kritisieren aber, daß keiner derjenigen, die damals – aus welchen entschuldbaren oder nicht entschuldbaren Gründen auch immer – dabeigewesen sind und nach 1945 federführend beim Aufbau der Standesorganisationen beteiligt waren, versucht hat zu erklären, warum er zwischen 1933 und 1945 mitgemacht hatte, und sein Bedauern über das, was geschehen ist, laut und öffentlich zum Ausdruck gebracht hat.

Wir meinen auch, daß Tendenzen, die mit dazu beigetragen haben, daß das Gros der Ärzteschaft so wenig Widerstand gegenüber den Nationalsozialisten leistete und daß hohe Repräsentanten der Ärzteschaft das Regime unterstützten, bis heute existieren. Immer noch werden soziale und gesellschaftspolitische Probleme, die mit in den Verantwortungsbereich einer humanen Medizin gehören müßten, vordergründig – mit dem Satz »Medizin ist unpolitisch« – ausgeklammert. Damit wird alles, was als »links« verdächtig sein und die herrschenden Machtstrukturen gefährden könnte, abgeblockt. Trotzdem sind konservative Standesfunktionäre Vorreiter, wenn es darum geht, konservative gesundheitspolitische Vorstellungen mitzutragen und durchzusetzen. Wir denken, daß die Beschäftigung mit dem Nationalsozialismus, der damals praktizierten Medizin und dem Verhalten der offiziellen Standesvertreter uns heute die Sinne schärfen kann, reaktionäre soziale und politische Veränderungen besser erkennen und vielleicht verhindern zu können.

Zweifel und zwiespältige Gefühle

Im Spätsommer 1986 hatten wir unser Programm so weit ausdiskutiert, daß wir es gedruckt an die Münchner Ärzteschaft verteilen konnten. Im Vorspann legten wir nochmals unsere Zweifel und zwiespältigen Gefühle dar: »Nach langen Diskussionen sind wir zu der Überzeugung gelangt, daß es sinnvoll ist, sozial- und friedenspolitische Akzente in der Politik ärztlicher Standesvertretung zu setzen. Sicherlich kann man über die Existenzberechtigung dieser Standesorganisationen als Körperschaften des öffentlichen Rechts mit Zwangsmitgliedschaft für alle Ärzte unterschiedlicher Auffassung sein. Solange wir sie mit unseren Zwangsbeiträgen aber finanzieren müssen, haben wir einen Anspruch darauf, unsere Vorstellungen in und über diese Körperschaften zu vertreten. Sie haben zu großen Einfluß, als daß wir sie konservativen Standesvertretern überlassen sollten.«

Wahlen im Herbst 1986

Anfang November 1986 stellten wir auf einer gut besuchten Pressekonferenz die Liste und unser Programm vor, das nun folgende sieben Punkte enthielt: Ärzte gegen die atomare Bedrohung – Gesundheit und soziale Sicherheit – Medizinische Versorgung unter wirtschaftlichem Druck – Pillen und Gerätemedizin – Krankheit und Umwelt – § 218: ein Zeichen der Wende – Ärztekammern: Vergangenheitsbewältigung und kein Ende.

Bei den Wahlen zum Ärztlichen Kreis- und Bezirksverband und gleichzeitig zur bayerischen Landesärztekammer (zu der wir mit einer nahezu identischen Kandidatenliste antraten) bekamen wir Ende November völlig überraschend 27 % der Stimmen. Unsere Liste ist im Ärztlichen Kreis- und Bezirksverband mit achtzehn von siebzig Delegierten zur zweitstärksten Fraktion geworden, ganz knapp nach der Liste »Angestellte und beamtete Ärzte Münchens« (vorwiegend Marburger Bund) und vor der CSU-nahen Holzgartner-Liste »Stabile Zukunft« und der Liste »Überparteiliche Zusammenarbeit« um den bisherigen Vorstand, für den die Wahlen eine eindeutige Niederlage bedeutet haben. Unter den 17 Münchner Delegierten zur Landesärztekammer sind wir sogar mit dreizehn Delegierten die stärkste Gruppierung geworden. Der renommierte Hämatologe und führende Repräsentant der IPPNW, Herbert Begemann, hat mit Abstand die meisten Stimmen von sämtlichen Kandidaten aller vier Li-

sten erhalten, so daß wir seinen persönlichen Wahlerfolg auch als Miß-
trauensvotum der Münchner Ärzteschaft gegen den amtierenden Präsidenten der Landesärztekammer, H.-J. Sewering, gewertet haben.

Trotz dieses Wahlerfolges sind wir uns über eines klar: Im Zweifelsfall
werden wir nichts durchsetzen können, sondern gegen eine Koalition
von Marburger Bund bis CSU in der Minderheit sein, auch wenn einige
liberale Kollegen in den anderen Listen im Einzelfall mit uns stimmen.
Dies wurde bereits auf der eingangs erwähnten ersten Delegiertenversammlung des Ärztlichen Kreis- und Bezirksverbands deutlich, auf der
sich die drei anderen Listen alle sieben Vorstandsposten untereinander
aufgeteilt haben, unter vollkommener Ausschaltung der Liste Demokratische Ärztinnen und Ärzte. Der Marburger Bund, der in Bayern weniger noch als in anderen Bundesländern die Interessen der angestellten
Ärzte vertritt, hat mit der Wahl von Holzgartner einen expliziten CSU-
Repräsentanten zum ersten Vorsitzenden des Ärztlichen Kreis- und Bezirksverbands München gekürt und damit das Votum der Münchner
Ärzteschaft völlig auf den Kopf gestellt. Und das, obwohl unsere Liste
dem Marburger Bund angeboten hatte, seinen Vorsitzenden Kunze zum
Ersten Vorsitzenden zu wählen.

Geklärte politische Fronten

Diese erste Delegiertenversammlung, die mit dem eingangs geschilderten
Pförringer-Eklat endete, hat die Fronten für unsere weitere politische
Arbeit geklärt, wobei die Delegierten des Marburger Bundes deutlich gezeigt haben, daß sie die rechtslastige Politik voll mittragen. Es gab Proteste und Austritte von Mitgliedern, und es wird eine Aufgabe für uns
sein, die Diskussion über die Rolle der Funktionäre des Marburger Bundes weiter zu führen.

Zusammenfassend läßt sich für die Wahl in München feststellen, daß
wir mit oder trotz einem politischen Programm 27 % der Stimmen erzielt
haben. Es ist uns bewußt, daß nicht alle Wählerinnen und Wähler inhaltlich voll hinter unseren Aussagen stehen. Es gibt Kolleginnen und Kollegen, die zwar mit einzelnen Punkten sympathisierten, die uns aber letztlich gewählt haben, weil sie mit dem bornierten Auftreten der Standesfunktionäre nicht mehr einverstanden sind und es gut finden, wenn frischer Wind in die Gremien gelangt. Aufgrund der in München extrem ag-

gresiv geführten Auseinandersetzung hatten wir sicher auch einen »E. Th. Mayer-Bonus«, das heißt, es gab Kolleginnen und Kollegen, die uns, obwohl sie inhaltlich nicht unserer Meinung sind, gewählt haben, weil ihnen die niveaulosen Angriffe in den *Münchner Ärztlichen Anzeigen*, die vor allem mit dem Namen des Zweiten Vorsitzenden des Ärztlichen Kreis-und Bezirksverbandes verbunden waren, zu weit gingen und sie so dem bisherigen Vorstand ihre Mißbilligung ausdrücken wollten.

Nachdem wir nicht im Vorstand vertreten und die Machtverhältnisse damit geklärt sind, scheint sich ansatzweise ein Aufweichen der verhärteten Fronten anzudeuten. Pförringer jedenfalls ist auf der zweiten Delegiertenversammlung still und leise »aus persönlichen Gründen« zurückgetreten – ohne daß allerdings nun unser Kandidat nachgewählt worden wäre. Dafür wurde Pförringer fast gleichzeitig – im Tauschgeschäft? – zum Vorsitzenden des Gesundheitspolitischen Arbeitskreises der CSU gewählt. Und die mehrheitlich rechte Delegiertenversammlung sah nach seinem Rücktritt keinen Grund mehr, sich von den Äußerungen Pförringers distanzieren zu müssen oder über den Vorfall zu diskutieren. Das galt auch für den Marburger Bund, dessen Vorsitzender ebenfalls dem Gesundheitspolitischen Arbeitskreis der CSU angehört.

Ein weiteres Zeichen für einen Entspannungskurs könnte sein, daß unsere Anträge zu Sachthemen auf der Delegiertenversammlung wohlwollend diskutiert worden sind und daß auf unsere Initiative hin beschlossen wurde, Ausschüsse zu Umwelt und Medizin und zur Münchner Krankenhausreform einzurichten. Unser Antrag, die Aufwandsentschädigungen für Funktionäre um fünfzig Prozent zu kürzen, wurde an einen Ausschuß überwiesen. Ein weiteres Zeichen dafür, daß der knallharte Konfrontationskurs in München etwas entschärft werden soll, könnte die Tatsache sein, daß wir relativ problemlos drei Delegierte und einen Ersatzdelegierten auf den 90. Deutschen Ärztetag 1987, entsprechend der Listenstärke, nach Karlsruhe schicken konnten.

Landesärztekammer

Über die Arbeit in der Landesärztekammer läßt sich zum gegenwärtigen Zeitpunkt noch wenig sagen, da die Delegierten sich in Bayern nach der konstituierenden Sitzung im Januar 1987, auf der der Präsident gewählt wurde, nur einmal im Jahr zum bayerischen Ärztetag treffen. Auf dieser ersten Sitzung lief alles so, wie wir es bisher in München gewohnt waren. Unser Gegenkandidat, Herbert Begemann, durfte sich bei der Wahl des Präsidenten nicht einmal vorstellen; der jahrzehntelang amtierende Sewering, der nach sechzehn Jahren wieder einmal einen Gegenkandidaten hatte, wurde ohne Kandidatenbefragung und damit diskussionslos erneut gewählt. Sämtliche Beisitzer- und Ausschußpöstchen, von denen nach Proporzprinzip auch uns das eine oder andere zugestanden hätte, wurden wiederum mit Hilfe des Marburger Bundes unter Ausschaltung unserer Liste verteilt.

Paradiesvogel-Effekt

Je entfernter die Gremienarbeit sich von der Basis abspielt, um so uninteressanter wird sie – sowohl für unsere Wähler, die Kolleginnen und Kollegen in München, als auch für uns als Delegierte. In der Bayerischen Landesärztekammer werden wir, das können wir schon nach der ersten Sitzung sagen, nichts erreichen. Von den 150 Delegierten in der Landesärztekammer stellen wir dreizehn[119]. Die Machtstrukturen sind zu verfilzt, als daß sich alsbald Änderungen erwarten ließen. Allenfalls für unsere Öffentlichkeitsarbeit werden die Anträge und ihre Abstimmung interessant sein. Das müssen wir uns vor Augen halten, um nicht zu viel Zeit in frustrierende Arbeit zu vergeuden. Wir sehen bereits jetzt mit durchaus gemischten Gefühlen, daß wir die bisherige öde Standespolitik mit unseren Anträgen bunter machen, ohne daß wir inhaltlich innerhalb der Gremien viel erreichen würden.

Auch eingefleischte CSU-Funktionäre mögen hin und wieder die »jungen«, »aufmüpfigen« Kolleginnen und Kollegen als eine Art Paradiesvögel betrachten, die ein bißchen Abwechslung in ihre langweiligen Sitzungen bringen. Solange die Funktionäre sicher sind, daß diese Paradiesvögel die bisherigen Machtstrukturen und Mehrheitsverhältnisse nicht gefährden, flüstern sie einem hinter vorgehaltener Hand sogar zu: »Wissen Sie, meine Tochter ist auch bei den Grünen«. Wir haben also eine gewisse linke oder liberale Alibifunktion. In wesentliche Positionen aber werden wir nicht gewählt; bei entscheidenden Anträgen stehen wir einer breiten Einheitsfront vom Marburger Bund bis hin zum Hartmannbund und zur CSU gegenüber.

Faschismus-Debatte auf dem 90. Deutschen Ärztetag

Wir tragen drängende gesundheits- und sozialpolitische Themen in die verknöcherten Gremien. Dort werden sie von Standesfunktionären, die spüren, daß sie diesen Fragen nicht mehr vollkommen stur ausweichen können, aufgegriffen und, abgeschwächt und entschärft, als eigenes Verdienst ans Revers geheftet. Das klang beispielsweise in der von den demokratischen Ärzten initiierten Faschismus-Debatte auf dem 90. Deutschen Ärztetag in Karlsruhe an. Zum Schluß erhielt der Bundesärztekammerpräsident Vilmar (der uns in München ein Jahr zuvor noch »Volksverhetzung« und die »Vorbereitung gewalttätiger Auseinandersetzung« vorgeworfen hatte, weil das Thema Nationalsozialismus und Ärzteschaft in unserer Wahlplattform stand) minutenlangen Beifall der Delegierten und eine wohlwollende Berichterstattung in den Medien. Zwar hat Vilmar in seiner Rede ein paar andere Standpunkte vertreten als im Interview im *Deutschen Ärzteblatt* (84: 847–859 [1987]), das der Ausgangspunkt der Debatte gewesen war (auf dem Ärzteblatt stand: »Die Vergangenheit wird bewältigt«, und Vilmar sagte dann auf dem 90. Deutschen Ärztetag: »Man kann die Vergangenheit niemals bewältigen«) – zu Form und Inhalt des Interviews aber hat er nichts gesagt; und er hat keine seiner die Rolle der Ärzteschaft und insbesondere die der ärztlichen Standesfunktionäre im Faschismus verharmlosenden Äußerungen zurückgenommen.

Wie geht es weiter?

Abschließend läßt sich feststellen: Unsere zukünftige Arbeit sollte sich schwerpunktmäßig nicht innerhalb dieser Gremien abspielen, sondern wir müssen versuchen, die Auseinandersetzungen über so wichtige und drängende Fragen wie Sozialabbau, atomare Bedrohung und Aufarbeitung der Rolle der Ärzteschaft im Faschismus nach außen zu tragen. Es muß uns gelingen, die inhaltliche Diskussion mit den Wählern und Sympathisanten der Liste weiterzuführen und auf zusätzliche Kolleginnen und Kollegen auszudehnen. Im Moment haben wir in München den Eindruck, als ob das Interesse der Kolleginnen und Kollegen eher abflauen würde. Dies zeigt sich daran, daß die Beteiligung an unseren Treffen nachläßt und daß sich die Hauptarbeit im Prinzip immer wieder auf die gleichen Personen verteilt. Dieses Nachlassen ist zum Teil verständlich:

Die Zeit der großen Schlachten ist jetzt nach den Wahlen vorbei, und es beginnt die Zeit der Einarbeitung und der Kleinarbeit. Das abnehmende Interesse kann auch mitbedingt sein durch eine zu starke Konzentration unsererseits auf die Gremienarbeit, die mit dazu geführt hat, daß die Informationen über das, was wir in den Standesorganisationen tun, nach außen, in die Kollegenschaft hinein, unzureichend sind. Wir überlegen daher derzeit, ob wir, ähnlich wie in Hamburg, ein Info-Blättchen versuchen sollen, mit dessen Hilfe wir regelmäßig über wichtige Themen informieren und diskutieren können. Inwieweit wir kräftemäßig und finanziell dazu in der Lage sein werden, wird die Zukunft zeigen.

7.9

Gine Elsner

Kandidatur gegen den Präsidenten der Bundesärztekammer. Liste Gesundheit und die Ärztekammer Bremen[120]

Erste Kandidatur 1975

Bereits 1975 fand sich in Bremen im Rahmen des reaktivierten »Bundes gewerkschaftlicher Ärzte« in der ÖTV eine Gruppe von Medizinern, die für die anstehenden Kammerwahlen kandidieren wollten. Erstmals sollte dokumentiert werden, daß es auch in der »Ärzteschaft« Alternativen zur orthodoxen Kammerpolitik gab. Im Rundbrief an alle 1200 wahlberechtigten Ärzte wurde damals zwar kein ausführliches Programm vorgestellt, doch die Zugehörigkeit der Kandidaten zur Gewerkschaft und ihren zu jener Zeit sehr intensiv und öffentlich diskutierten Vorschlägen zur Reform des Gesundheitswesens waren Programmatik genug.

Das herrschende Wahlrecht – Persönlichkeits- statt Verhältniswahl – verbannte unsere Kandidaten auf die letzten Plätze. Fünfhundert Stimmen erhielt Vilmar, Präsident der Landesärztekammer Bremen, später auch Bundesärztekammerpräsident, siebzig bis hundert Stimmen bekamen unsere Kollegen und landeten damit jenseits des vierzigsten Platzes bei 26 zu besetzenden Delegiertensitzen. Immerhin hatten mehr als zehn Prozent der Wähler hinter einem der Unseren ihr Kreuz gemacht.

Nach diesem Wahlergebnis versuchten wir, auf politischer Ebene eine Wahlrechtsänderung zu erwirken – ohne Erfolg. Daher verzichteten wir auf eine Kandidatur für 1979. 1983 blieben die Bestrebungen, eine Liste zusammenzustellen, trotz des glänzenden Beispiels der hessischen Mit-

217

streiter stecken, da die Koordination zwischen angestellten und niedergelassenen Kollegen nicht endgültig gelang. Nicht zuletzt scheiterten unsere Bemühungen auch an Formalia, weil uns die Auskunft über Fristen und Termine der anstehenden Wahl von der Geschäftsführung der Ärztekammer verweigert wurde. Schließlich war die Motivation zur Kandidatur gering, da man sich angesichts des weiter bestehenden Persönlichkeitswahlrechts keine Chancen ausrechnete.

Ende 1985 konstituierte sich dann eine größere Gruppe von Kollegen aus dem ehemaligen BgÄ, der IPPNW, aus politischen Parteien und von allgemeinpolitisch Interessierten. Diese Gruppe stellte beim Gesundheitssenator den offiziellen Antrag, das Wahlrecht zu ändern, um auch einer Minderheit Sitz und Stimme in der Delegiertenversammlung zu ermöglichen.

Der Behörden-»Vorgang« wurde reaktiviert und war schließlich nach langen Bemühungen erfolgreich: Die Wahlrechtsänderung kam auf die parlamentarische Bahn, so daß wir Ende 1987 mit einem günstigen Wahlausgang, mit dem Einzug in die dreißig Sitze umfassende Delegiertenversammlung rechnen können.

Die Motivation der Kollegen, jetzt in einer neu formierten Gruppe aktiv zu werden, ist vor allem deshalb gestiegen, weil vielen die Probleme des Gesundheitswesens auf den Nägeln brennen, sie andererseits aber kein Forum finden, um sich darüber auszutauschen oder gar in der Öffentlichkeit Gehör zu finden. Mit der verlautbarten Politik der Ärztekammer können sie sich schon gar nicht einverstanden erklären. So ist es nicht verwunderlich, daß die Versammlungen sehr rege besucht sind und die Formulierung des Wahlprogramms ein überraschend lebhaftes Echo gefunden hat. Sechs Monate vor dem Wahltermin hatten bereits über zehn Prozent der 2500 Wahlberechtigten das Programm unterzeichnet!

Damit sind wir hier in Bremen wohl wieder an dem Punkt angelangt, der 1929 bereits in Berlin erreicht war. Damals wurde nämlich in der Berliner Ärztekammer das Verhältniswahlrecht eingeführt. Es garantierte, daß Ärzte, die sich in Opposition zur konservativen Standesvertretung sahen, die Chance hatten, als Delegierte in die Kammer gewählt zu werden. »Seit den letzten Wahlen, die zum ersten Male nach dem Verhältniswahlsystem ... vor sich gingen, hat sich die Struktur dieser Ärztevertretung wesentlich geändert«, schrieb *Der sozialistische Arzt* 1929[121] (vgl. Abbildung Seite 219).

DER SOZIALISTISCHE ARZT

Vierteljahresschrift des „Vereins Sozialistischer Ärzte"

Geleitet von E. Simmel und Ewald Fabian

V. Jahrgang   Nr. 1   Berlin, März 1929

Zur Frage der Schwangerschaftsunterbrechung.

Wie wir bereits in der letzten Nummer des „Soz. Arzt" kurz mitteilten, hat die Berliner Ärztekammer sich in ihrer Sitzung vom 3. Dezember 1928 mit dem Problem des Gebärzwanges beschäftigt. Seit den letzten Wahlen, die zum ersten Male nach dem Verhältniswahlsystem und dank der Agitation des V. S. Ä. vor allem nach großen politischen Gesichtspunkten vor sich gingen, hat sich die Struktur dieser Ärztevertretung wesentlich geändert. Unter Führung unserer Fraktion wird in den sozialhygienischen Fragen der sozialistische Standpunkt vertreten, der bisweilen sogar Widerhall bei fortschrittlichen Kollegen außerhalb unserer Reihen findet. Zur Frage des § 218 lag der Kammer der Antrag Klauber-Alexander vor, der folgenden Wortlaut hat:

„Die Ärztekammer ist der Meinung, daß die heutigen gesetzlichen Bestimmungen und deren Ausführungsbestimmungen über die Unterbrechung und Verhütung der Schwangerschaft entsprechend der Meinung der Öffentlichkeit auch nicht der Meinung der Berliner Ärzteschaft entsprechen. Die Ärztekammer fordert daher eine Änderung der Gesetzesbestimmungen in der Beziehung, daß den Ärzten nach wissenschaftlichen und sozialen Indikationen das Recht zur Unterbrechung zusteht."

Mit der Einschränkung, die ausdrückt, daß die soziale Indikation nur n e b e n der ärztlichen zu berücksichtigen sei, wurde dieser Antrag nach einer sehr stürmischen Debatte, an der die sozialistischen Kollegen aller Richtungen sich rege beteiligten, mit großer Mehrheit gegen den Wunsch des Vorstandes angenommen. Der V. S. Ä. hat in den letzten Jahren mit allem Nachdruck die v ö l l i g e Beseitigung des § 218 propagiert. Das hindert uns nicht, den dank der wirkungsvollen Arbeit der sozialistischen Kollegen errungenen Teilerfolg zu begrüßen, der von den mit uns sympathisierenden Kollegen in anderen Ärztekammern und im Deutschen Ärztetag ausgenutzt werden muß. Dann wird es Aufgabe der sozialistischen Parteien sein, bei der Beratung der Strafreform im Reichstag den veränderten wirtschaftlichen Verhältnissen und der neuen Einstellung eines wesentlichen Teiles der deutschen Ärzteschaft Rechnung zu tragen.

Wir bringen nachstehend eine kritische Würdigung des Ärztekammerbeschlusses aus der Feder des Gen. Klauber und die Leitsätze, die er seinem Referate in der denkwürdigen Sitzung zugrundegelegt hat.

1   1

Der sozialistische Arzt, Titelblatt der Zeitschrift des »Vereins sozialistischer Ärzte« vom Mai 1929

Persönlichkeits- oder Verhältniswahlsystem?

Sechzig Jahre später ist es keineswegs so, daß in allen Landesärztekammern durch ein Verhältniswahlsystem der Minderheitenschutz garantiert wäre. Nach dem bisherigen Wahlmodus zur Ärztekammer Bremen hatte jeder Wähler »bei der Wahl so viele Stimmen, wie Mitglieder der Delegiertenversammlung in dem Wahlkreis zu wählen sind ... Der Wähler kennzeichnet auf dem Stimmzettel jeden Bewerber, den er wählen will.«[122] Als in die Kammer gewählt galten diejenigen, die die meisten Stimmen auf sich vereinigten. So wurde sichergestellt, daß die Meinung der Mehrheit sich durchsetzte: Wenn 51 % der Ärzte dieselben Kandidaten wählten, fiel die Meinung von 49 % unter den Tisch.

Weil dieses nun unserem bundesdeutschen Demokratieverständnis nicht angemessen erscheint, finden eigentlich alle Wahlen in der Bundesrepublik nach dem Verhältniswahlsystem statt. Danach werden nicht einzelne Personen gewählt, sondern Listen (oder Parteien) mit Programmen. Und die Delegierten, die in das Parlament entsandt werden, verteilen sich auf die einzelnen Listen oder Parteien entsprechend dem Anteil, den die jeweilige Liste an abgegebenen Stimmen erhalten hat. So wird verfahren bei Bundestagswahlen, bei Landtagswahlen, bei Kommunalwahlen und bei Sozialwahlen. Das Parlament (oder bei den Sozialwahlen die Vertreterversammlung) soll die Vielfalt der bestehenden Meinungen widerspiegeln und sie am Willensbildungsprozeß beteiligen. Das ist für uns Demokratie. Nicht so für die Delegiertenversammlung der Ärztekammer Bremen und für ihren Präsidenten, Karsten Vilmar!

Anfang 1987 legte der damalige bremische Gesundheitssenator Herbert Brückner, angeregt durch die Gruppe Oppositioneller Ärzte[123], dem Landesparlament (das ist die Bürgerschaft) eine Novelle zum Heilberufsgesetz vor. Einziger Gegenstand der Novelle: die Ablösung des Persönlichkeitswahlsystems durch das Verhältniswahlsystem. Ein Beschluß der Arbeitsgemeinschaft der Sozialdemokraten im Gesundheitswesen unterstützte diese Ärztegruppe in ihren Forderungen: »Für Wahlen aus der Mitte der Kammer ... ist künftig das listenbezogene Verhältniswahlverfahren nach d'Hondt vorzusehen.«[124]

Dagegen lief die bremische Ärztekammer Sturm. »Gerade in Bremen hat sich in der Vergangenheit erwiesen, daß ein reines Persönlichkeitswahlrecht dem hoch anzusiedelnden Wahlgrundsatz der unmittelbaren

Wahl am nächsten kommt und insoweit die demokratische Art des Wahlrechts darstellt«, hieß es im *Bremer Ärzteblatt* unter der Überschrift »Politik vor Recht«. Es gebe nämlich keine juristischen Gründe, die Wahlordnung zu ändern, aber sehr wohl politische, habe der Vertreter der Gesundheitsbehörde gegenüber der Ärztekammer geäußert. Und der Be-
richterstatter des *Bremer Ärzteblatts* fuhr fort: »Die beabsichtigte Änderung der Wahlordnung auf der Grundlage des jetzt in die parlamentarische Beratung einzubringenden › Ermächtigungsgesetzes ‹ hat also allein
politische Gründe!« In Zukunft werde die Arbeit der Kammer durch Politisierung erschwert[125].

Und genau das will die Ärztegruppierung auch, die in Bremen unter
dem Namen »Liste Gesundheit« bei der nächsten Kammerwahl kandidieren wird: Politisierung und Polarisierung. Denn auch die bremische Ärzteschaft ist keineswegs so monolithisch, wie sie scheint. Unterschiedliche
politische Meinungen gibt es auch in der Ärzteschaft; aber all diejenigen,
die sich einem rot-grünen Spektrum im weitesten Sinne verpflichtet fühlten, waren bislang von der politischen Arbeit in der Kammer ausgenom-
men. Das soll sich ändern.

Die Entstehung der bremischen Ärztekammer: Wozu?

Von »Gängelung« der Selbstverwaltung durch den Staat sprach Karsten
Vilmar, der Präsident der Ärztekammer Bremen, in der Bürgerschaft anläßlich der ersten Lesung der Novelle. Immer plädiert die Mehrheit der
Ärzte für weniger Staat. Und sie wird ja auch nie müde, die Freiberuflichkeit des Arztberufs auf ihre Fahnen zu schreiben: Der Arztberuf sei ein
freier – was immer das ist!

Dieser Widerspruch ist nun schon auffällig. Die Mehrheit der Ärzte will
eine Kammer und in Form der Verkammerung öffentliche Aufgaben
übernehmen, aber sie will immer weniger Staat. Paul Lüth (1974) sprach
von der »Schizophrenie ..., die durch das Insistieren auf Übernahme
staatshoheitlicher Aufgaben einerseits, die pathetische Abwehr der Verstaatlichung andererseits als derzeit einzigem Kardinalthema der berufspolitischen Programmatik der Kammern angezeigt wird.«

Ärztekammern gibt es seit dem letzten Jahrhundert, und im Laufe der
Weimarer Republik wurden in allen Ländern des Deutschen Reichs nach
und nach solche eingerichtet. Nur in Bremen nicht; der Gesetzgeber woll-

te es nicht. Erst nach 1933 bekam die bremische Ärzteschaft ihre lang geforderte Kammer – verlor dann aber sehr schnell das Recht auf Selbstverwaltung. Das reaktionär-ständische Element in den Kammern, das unter anderem dem Nationalsozialismus Tür und Tor geöffnet hatte, war dann der Grund dafür, daß die amerikanische Besatzungsmacht die Kammern nach 1945 in ihren Zonen verbot. So auch in Bremen.

Doch bereits im März 1948 beantragte der Gesundheitsausschuß des Länderrats (der amerikanischen Besatzungszonen), »die amerikanische Militärregierung davon zu unterrichten, daß der Gesundheitsausschuß des Länderrats mit großer Besorgnis von der Anordnung von OMGUS Kenntnis genommen hat, nach der Zwangsmitgliedschaft der Ärzte ... bei den Berufsvertretungen sowie die Ausübung gewisser Befugnisse der Berufsvertretungen gegenüber ihren Mitgliedern als mit den Grundsätzen einer freien Demokratie unvereinbar anzusehen sei«[126]

Der Gesundheitsausschuß begründete dann im einzelnen, warum »ein Abgehen von dem bisherigen Status der Ärztekammern nicht nur zu unübersehbaren nachteiligen Folgen für die Ärzteschaft, sondern auch zu einer schweren Gefährdung der Volksgesundheit führen müßte«. Insbesondere fürchtete der Gesundheitsausschuß »eine verderbliche Minderung des Einflusses der Ärzteschaft auf schwankend und ungenügend ausgebildete Mitglieder«, das »Entstehen wirtschaftlicher und politischer (!) Gegensätze«, eine »politische Radikalisierung Unzufriedener und Verzweifelter«. Mit der Souveränität der Bundesrepublik wurden dann allerdings auch in den ursprünglich von den Amerikanern besetzten Zonen die Ärztekammern neu errichtet; die bremische Kammer erhielt ihre parlamentarische Legitimation im Jahre 1959.

Gewählt wurde seitdem nach dem Persönlichkeitswahlsystem, das der – auch in Bremen – traditionell konservativen Ärzteschaft garantierte, alle Delegiertenplätze einzunehmen. Und dies, obwohl es in der Begründung des Gesundheitsrats an die amerikanische Besatzungsmacht geheißen hatte, daß das geltende Recht die Durchführung aller Wahlen (der Ärztekammer) nach »demokratischen Grundsätzen« sichere. »Unterschiede in politischer, religiöser und rassischer Beziehung sind demnach ausgeschlossen.« Dem war aber in der Vergangenheit nicht so: Politische Minderheiten unter den Ärzten waren sehr wohl ausgeschlossen!

Zur Programmatik

Nach mehreren Entwürfen und vielen intensiven Diskussionen einigten wir uns auf ein Programm, das sicherlich viele Kompromisse enthält und etliches ausspart, was weiterhin kontrovers blieb, das an vielen Punkten zu wenig Konkretion und Handlungsanleitung bietet, das aber wesentliche Problembereiche unseres Gesundheitswesens beleuchtet. Folgende Ziele und Schwerpunkte werden in dem Aufruf gesetzt:

- Gesundheitsversorgung: Ein Grundrecht verkommt zur Kostenfrage
- Arbeitsbedingungen im Gesundheitswesen
- Prävention
- Krankheit und Umwelt
- Selbstbestimmung und Schutz der Persönlichkeit
- Ärztinnen: Gleichberechtigung
- Frieden als Voraussetzung für Leben und Gesundheit
- Medizin und Faschismus – politische Konsequenzen

Unter anderem werden konkret die Kooperation mit anderen Berufsgruppen und Arbeitsfeldern des Gesundheitswesens, die Einführung der 35-Stunden-Woche in den Krankenhäusern, die Stärkung des Gesundheitsschutzes in den Betrieben, der Abbau von Ungleichheiten, die innerhalb Bremens zu unterschiedlichen Gesundheitsrisiken führen, die Unterstützung der Initiativen zum sofortigen Ausstieg aus der Plutoniumwirtschaft, die ersatzlose Streichung des § 218, Aufklärung in Sachen AIDS anstelle von Repression gegenüber den Betroffenen, die Möglichkeit der Beurlaubung zur Kindererziehung für Frauen und Männer, die Ablehnung jeglicher Militarisierung des Gesundheitswesens aber auch der Verharmlosung der Risiken der zivilen Nutzung der Kernenergie und schließlich die Demokratisierung der Kammergremien gefordert.

Die Liste Gesundheit in Bremen möchte in Zukunft über ihre Vertretung in der Delegiertenversammlung hinaus das Thema »Gesundheitspolitik« wieder in die öffentliche Diskussion bringen und allen Interessierten ein Forum für Austausch und Anregung bieten, denen eine bessere gesundheitliche Versorgung unserer Patienten ein Anliegen ist.

Die Einheitlichkeit der Bremer Kammer, die die Vielfalt der Meinungen ausschloß, garantierte Stärke für die bremische Standesorganisation. Seit fast zehn Jahren ist der Präsident der bremischen Landesärztekammer auch Präsident der Bundesärztekammer. Die Ruhe zu Hause ermöglicht ihm, sich überregional zu engagieren. Seine konservativen Politikvorschläge werden in Bonn gehört. Doch die Ärzteschaft ist keineswegs so einheitlich, und die Minderheit, die in der Kammer mitarbeiten will, ist keine so kleine, als daß sie sich in der Kammer nicht bemerkbar machen wird. Karsten Vilmar schoß ein Eigentor, als er in seiner Rede vor den bremischen Abgeordneten die Fünfprozentklausel ins Gefecht brachte: »In unserem freiheitlichen Rechtsstaat [ist] in den meisten Wahlordnungen zur Vermeidung einer Zersplitterung eine Fünfprozentklausel vorgesehen.«[127] Es geht nicht um fünf Prozent der Ärzteschaft, denen bislang das Recht vorenthalten wurde, in der Kammer mitzuarbeiten, sondern es geht um zwanzig Prozent oder gar um mehr! Daß die Einheitlichkeit durch eine politische Vielfalt ausgetauscht wird, daß eine Mehrheit eine Minderheit nicht mehr disziplinieren und bevormunden kann: darum geht es!

8

Winfried Beck

Der Verein demokratischer Ärztinnen und Ärzte

Geschichte, Ziele, Perspektiven

Im Bürgerhaus Bornheim

Wochenende vom 8. bis 9. November 1986. Ungefähr einhundertfünfzig Ärztinnen und Ärzte versammeln sich im Clubraum 1 des Bürgerhauses Bornheim in Frankfurt am Main. Sie sind dem Aufruf einer Gruppe hessischer Kammerdelegierter der »Liste demokratischer Ärzte« zur Gründung eines links-alternativen Ärztevereins gefolgt. Viele kennen sich von Begegnungen bei Listentreffen, Demonstrationen, sie stehen in Gruppen zusammen, am Büchertisch, am Getränkeautomaten. Der Saal füllt sich bis auf den letzten Platz. Presse ist anwesend, Vertreter der SPD, der Grünen, der DKP, der ÖTV-Hauptverwaltung, der »Vereinigung demokratische Zahnmedizin« (VDZM). Mit offensichtlich besonderer Aufmerksamkeit verfolgen die Vertreter der ärztlichen Standespresse den Verlauf der Veranstaltung. Was sind das für Kolleginnen und Kollegen, die sich hier versammelt haben? Chaoten, Linke, Grüne, einfach Nestbeschmutzer? Handelt es sich bei dieser Gründungsversammlung um eine Randerscheinung oder um ein ernstzunehmendes Ereignis, bedrohlich für den Berufsstand?

Bereits Monate vorher hatte man sich in den Standeszentralen nämlich ernsthafte Gedanken über die neue Gruppierung gemacht. Das *Deutsche Ärzteblatt* stellte am 4. 4. 1986 fest, daß sich die »Umstürzler organisieren« wollten, nachdem diese »ohne großes Aufsehen zu erregen, in diesen Jahren den Marsch durch die Institution (Ärztekammerversammlungen) angetreten« hätten.

Anlaß dieser Einschätzung war ein seit Monaten kursierendes Diskussionspapier der Vorbereitungsgruppe. Dieser auf der Grundlage der verschiedenen Listen-Wahlaufrufe und des Positionspapiers der »Arbeitsgemeinschaft der Listen demokratischer Ärzte« erstellte Programmentwurf

227

wurde auf dem Gründungskongreß zwei Tage lang diskutiert, ergänzt, konkretisiert, aktualisiert. Die endgültige, in Frankfurt am Main beschlossene Fassung wurde nach Überarbeitung durch einen Redaktionsausschuß im März 1987 als Broschüre zusammen mit der Vereinssatzung der Öffentlichkeit vorgelegt. Der auf dem Gründungskongreß für zunächst ein Jahr gewählte Vorstand spiegelt die relativ starke Beteiligung von Ärztinnen wieder. In den geschäftsführenden Vorstand wurden als Vorsitzender Winfried Beck aus Offenbach, Beate Schücking aus Marburg und Birgit Drexler-Gormann aus Mühlheim als Stellvertreterinnen gewählt. Aber auch die Verwurzelung des Vorstandes in den Ärztekammerlisten aller Bundesländer findet ihren Ausdruck in der Zusammensetzung des 21köpfigen erweiterten Vorstandes, dem Vertreter aus Nordrhein-Westfalen, Bayern, Baden-Württemberg, Bremen, Hamburg, Niedersachsen, Hessen und West-Berlin angehören (Norbert Weyres, Brühl; David Klemperer, Düsseldorf; Hannelore Hauß-Alberts, Duisburg; Gregor Weinrich, Bonn; Hermann Gloning, München; Jochen George, Mannheim; Stephan Straub, Stuttgart; Gine Elsner, Bremen; Alf Trojan, Hamburg; Ina Dickmann, Hannover; Udo Schagen, Berlin; Erni Balluff, Frankfurt; Enrique Blanco-Cruz, Frankfurt; Jürgen Seeger, Frankfurt; Hans-Ulrich Deppe, Frankfurt; Hans Mausbach, Frankfurt; Ernst Girth, Frankfurt; Sigmund Drexler, Mühlheim/Main; Krishen Gross, Frankfurt; Brigitte Ende-Scharf, Wiesbaden; Cornelia Krause-Girth, Frankfurt). Zur inhaltlichen Vertiefung der programmatischen Aussagen wurden Arbeitsgemeinschaften zu den Themen Frauen, Gentechnologie, Arzthelferinnen, Ausbildung, Weiter- und Fortbildung, ambulante Versorgung, Psychiatrie und Dritte Welt gebildet.

Die Vorgeschichte

Die Vorgeschichte des Vereins reicht mindestens zehn Jahre zurück. 1976 hatte sich erstmals eine Gruppe in der ÖTV organisierter hessischer Ärztinnen und Ärzte entschlossen, mit einem Aufruf zu den damals stattfindenden Kammerwahlen zu kandidieren. Als zahlende Zwangsmitglieder der Landesärztekammer Hessen wollten sie nicht länger tatenlos zusehen, wie mit ihren Geldern und in ihrem Namen nicht nur für die Ärzteschaft wesentliche politische Meinungen und Entscheidungen in der Kammer entwickelt und von dort aus verbreitet wurden. Sie wollten konkret und unmittelbar Einfluß nehmen, hatten doch die außerparlamentarischen Aktionen wie die der »Arbeitsgemeinschaft unabhängiger Ärzte« (AuA) allzu wenig Wirkung auf die Standespolitik gezeigt. Der Wahlausgang mit 10,5 Prozent der abgegebenen Stimme für die Liste 6, Liste demokratischer Ärzte, war für alle überraschend. Es sollte keineswegs, wie die Etablierten zunächst prophezeiten, eine Eintagsfliege sein, kein die Eintracht der Standesverbände nur vorübergehend störendes Ereignis bleiben.

Die standeskritischen Aussagen, die Ablehnung einer kommerzialisierten Medizin in tiefer Abhängigkeit von der Pharmaindustrie, die Forderung nach sozialer Dimension des ärztlichen Berufes fanden Eingang in Listenaufrufe zu Kammerwahlen in Nordrhein-Westfalen, Baden-Württemberg, im Saarland, in Rheinland-Pfalz, Hamburg, Bayern, West-Berlin, Bremen und Niedersachsen und brachten den Listen überall einen Stimmenanteil von mindestens zehn Prozent mit steigender Tendenz bei weiteren Kandidaturen.

Besonders eindrucksvoll zeigte sich diese Entwicklung zum Zeitpunkt der Gründung des Vereins demokratischer Ärztinnen und Ärzte. Die Listen demokratischer Ärzte erreichten bei den Kammerwahlen in Baden-Württemberg durchschnittlich 22 Prozent, die Hamburger Ärzteopposition 20 Prozent, die erstmals kandidierende Liste demokratischer Ärztinnen und Ärzte in München und Nürnberg 27 Prozent, und die Fraktion Gesundheit in West-Berlin errang gar 49 Prozent der abgegebenen Stimmen.

Diese Verbreiterung der oppositionellen Ärztekammerbewegungen machte eine überregionale Zusammenarbeit notwendig. Anträge in den Delegiertenversammlungen, die Einschätzung der traditionellen Verbände und Listen, besonders der Umgang mit dem Marburger Bund und dessen jegliche Kooperation vermissen lassendes Verhalten, die zahlreichen formalen Fragen der Kammertätigkeit, wie Beitragsordnungen, Wahlordnungen, Satzungsfragen usw., erforderten immer häufiger Kontakte der Listen untereinander. Es kam in der Konsequenz dieser Entwicklung im Dezember 1982 in Dortmund zur Gründung einer überregionalen Arbeitsgemeinschaft, der »Arbeitsgemeinschaft der Listen demokratischer Ärzte«. Die gemeinsamen Vorstellungen und Ziele wurden in einem Positionspapier »Gemeinsam gegen den Sozialabbau zur Wehr setzen« (*Frankfurter Rundschau* vom 12. 7. 1983) festgehalten. Der Arbeitsgemeinschaft schlossen sich die Liste demokratischer Ärzte Hessen,

Nordwürttemberg, Saarland, Westfalen-Lippe, die Liste soziales Gesundheitswesen Nordrhein sowie die Unabhängige Liste demokratischer Ärzte Nordbaden und Rheinland-Pfalz an, eine lose Zusammenarbeit sagten die Hamburger Ärzteopposition und die Berliner Fraktion Gesundheit zu.

Ähnlich wie bei der Namensfindung des Vereins demokratischer Ärztinnen und Ärzte hatte es schon hier Diskussionen zu der Formulierung »demokratisch« gegeben. Mangels einer anderen, den politischen Anspruch ausreichend korrekt und eindeutig wiedergebenden Bezeichnung einigte sich die überwiegende Mehrzahl der anwesenden Listenvertreter auf diese durch die Listenmehrheit bereits geprägte Namensgebung, die schließlich auch Pate für den Vereinsnamen stand. Hinter dieser Entscheidung steht die Auffassung, daß mit dem Begriff demokratisch am deutlichsten der Anspruch auf Demokratisierung der Kammern, auf Einbindung der Interessen der Bevölkerung und Abgrenzung von den Standesverbänden getroffen wird.

Fortan organisierte die Arbeitsgemeinschaft mit Geschäftsführung und Büro in Frankfurt am Main zweimal jährlich Fortbildungsveranstaltungen. Dabei wurden und werden jeweils nach ausführlicher Berichterstattung aus den einzelnen Kammerbezirken Referate zu gesundheitspolitischen Themen gehalten, anschließend diskutiert und regelmäßig eine Stellungnahme bzw. Presseerklärung verabschiedet. Dazu zählen Stellungnahmen zur Einzelleistungsvergütung in der ambulanten Versorgung, zur Kassenärztlichen Bedarfsplanung, zur Einführung des AiP oder zur Gebietsarztweiterbildung ebenso wie auch Presseerklärungen zu aktuellen gesundheitsrelevanten Themen wie Smog und Gesundheit, die Folgen von Tschernobyl und die darauf folgende Reaktion der offiziellen Ärzteschaft. Diese von der Standespolitik abweichenden Positionen trugen wesentlich dazu bei, daß die gewohnte konservativ-reaktionäre Eintönigkeit der Meinungsäußerung aus ärztlichem Munde zunehmend durchbrochen wurde.

Die Öffentlichkeit, hier besonders die neuen sozialen Bewegungen und die DGB-Gewerkschaften, konnte sich fortan auf solidarische und kompetente Unterstützung in grundsätzlichen Fragen durch eine wachsende Minderheit innerhalb der ärztlichen Berufsgruppe stützen, sei es zu Themen wie Arbeitszeitverkürzung mit der Forderung nach der 35-Stunden-Woche bei vollem Lohnausgleich, nach Abrüstung und Umwidmung von

Mitteln zugunsten der Erhaltung der Gesundheit, zu Fragen der Umweltzerstörung oder der Frauendiskriminierung.

Warum Gründung eines neuen Ärzteverbandes?

Schon sehr bald zeigten sich die Grenzen des Wirkungsbereiches der Arbeitsgemeinschaft als Zusammenschluß ausschließlich von Delegierten in Landesärztekammern ohne eine organisatorische Basis außerhalb dieser Ärzteparlamente. Zwar konnte das Frankfurter Büro mit Hilfe der regelmäßigen Zahlungen der Delegierten auf ein Sonderkonto einen unregelmäßig viermal pro Jahr erscheinenden Rundbrief mit Veröffentlichungen und Anträgen der Listen erstellen, die Konzentration auf Gremienarbeit ließ die außerparlamentarischen Möglichkeiten jedoch ungenügend genützt. Zunehmend wurde der Wunsch von weniger kammerpolitisch interessierten Kolleginnen und Kollegen nach einem organisatorischen Rahmen für gesundheits- und sozialpolitisches Engagement geäußert. Der wachsende Widerspruch zwischen der Gesundheitsgefährdung durch die ökologische Katastrophe, durch die atomare Bedrohung, durch die sich allgemein verschlechternden Arbeits- und Lebensbedingungen einerseits und Sprachlosigkeit oder bornierte Hilflosigkeit der Standesführung andererseits hatte bereits alternative ärztliche Bewegungen entstehen lassen. Die Internationale Ärztevereinigung zur Verhütung des Atomkrieges (IPPNW) war mittlerweile auch vom *Deutschen Ärzteblatt* nicht mehr zu übersehen, die Gesundheitstage hatten Signale für einen menschlicheren Medizinbetrieb gesetzt, Ärztinnen und Ärzte beteiligten sich an Selbsthilfe- und anderen Bürgerinitiativen. Eine Alternative zu den mächtigen Standesverbänden, ein Gegengewicht zur Bundesärztekammer mit ihren weitverzweigten Verbindungen zu den konservativen Parteien, dem Innen- und dem Verteidigungsministerium, zur Pharma- und zur Geräteindustrie und zur Versicherungswirtschaft waren und sind diese Bewegungen allerdings nicht.

Wiederholt wurde daher die Anregung zur Gründung eines entsprechenden Verbandes geäußert und genauso oft wieder verworfen. Es waren vor allem zwei Gründe, die gegen eine organisatorische Weiterentwicklung vorgetragen wurden: Zum einen befürchtete man die Bürokratisierung durch eine bundesweite Organisation, die Gefahr der Zentralisierung, die Erstickung basisdemokratischer Strukturen. Zum anderen wurde die Gefahr eines neuen Standesverbandes im alternativen Gewande beschworen, solange ausschließlich Ärztinnen und Ärzte Mitglieder werden konnten. Anzustreben sei vielmehr eine berufsübergreifende Vereinigung aller im Gesundheitswesen Beschäftigten. Daß gerade dieses Ziel in den Friedensinitiativen im Gesundheitswesen nicht erreicht werden konnte, war allerdings noch gut im Gedächtnis, hatte sich doch die IPPNW gegen die zahlreichen berufsübergreifenden Friedensinitiativen durchgesetzt, nicht zuletzt wegen des hohen Sozialprestiges des ärztlichen Berufes. Auch die Erfahrungen im Verein demokratische Zahnmedizin (VDZM) hatten gezeigt, daß aktive Beteiligung anderer Berufsgruppen, hier Zahntechniker und Zahnarzthelfer, de facto nicht stattfindet. Vergleichbares gilt für die Sozialdemokraten im Gesundheitswesen (ASG). Die aus der Arbeitsgemeinschaft sozialdemokratischer Ärzte (AsÄ) hervorgegangene SPD-Arbeitsgemeinschaft hat keine Erhöhung ihrer Wirksamkeit in gesundheitspolitischen Fragen erfahren, im Gegenteil haben die hier organisierten Ärztinnen und Ärzte – vorwiegend Beamte aus der Sozialverwaltung – kaum Einfluß auf die Standesgremien oder andere sozialpolitisch relevante Bereiche. Von ihren tradierten Zielen als Nachfolgeorganisation des Vereins sozialistischer Ärzte (VSÄ) der Weimarer Zeit ist nicht einmal der Name übriggeblieben.

Wie bei der ASG hatte die Auflösung des Bundes gewerkschaftlicher Ärzte in der ÖTV (BgÄ) keineswegs zu einer Intensivierung der gemeinsamen Arbeit der im Gesundheitswesen organisierten Berufsgruppen geführt, sondern eher eine Lähmung der wenigen gewerkschaftlich organisierten Ärztinnen und Ärzte bewirkt, sozusagen ein politisches Vakuum hinterlassen. Andererseits: Wie würde sich das Verhältnis eines neuen berufsübergreifenden Verbandes zur ÖTV gestalten? Wäre es nicht sinnvoller, eine solche gemeinsame, alle Berufsgruppen umfassende Arbeit innerhalb dieser Gewerkschaft zu intensivieren, statt einen neuen, möglicherweise mit der ÖTV konkurrierenden Verband zu gründen, also letztlich eine Schwächung der ÖTV in Kauf zu nehmen?

All diese Überlegungen mündeten in die Mehrheitsauffassung, für die Gründung eines »Vereins demokratischer Beschäftigter im Gesundheitswesen« fehle das entsprechende Fundament.

Andererseits konnten sich die Delegierten auf die jahrelange Erfahrung in den Kammern und auf die bundesweite Struktur der Arbeitsgemeinschaft der Listen stützen. Vor allem aber herrschte die Erkentnnis, daß ein

Gegengewicht zu den allmächtigen Kammern und Verbänden dringend geschaffen werden müsse, gab es und gibt es doch keine vergleichbar privilegierte und politisch einflußreiche Berufsgruppe. Die Einführung eines Sanitätskorps in der Bundeswehr und der Entwurf eines Zivilschutzgesetzes waren auf Drängen der Ärzteschaft erfolgt. Die Regelung des § 218 wurde ärztlicherseits entscheidend im Sinne einer Verschärfung beeinflußt. Die kritiklose Unterstützung der Pharmaindustrie, die Verfilzung mit der Versicherungswirtschaft erlebt jede(r) Berufsangehörige bei den gesponserten Fortbildungsveranstaltungen oder bei Werbeschreiben durch die Kammerpräsidenten für sogenannte Gruppenverträge mit privaten Krankenversicherungen, deren Beirat sie angehören. Selbst im internationalen Rahmen zeigt sich der Einfluß der Bundesärztekammer. Die Wiedereingliederung der rassistischen »Medical Association of South-Africa« (MASA) in den von der Bundesrepublik Deutschland und den USA dominierten Weltärztebund geht vor allem auf die Aktivitäten der bundesdeutschen Delegierten zurück.

War nicht angesichts dieser Machtkonzentration eine reine Ärztevereinigung als Gegengewicht wirkungsvoller als eine viele Berufsgruppen umfassende Organisation? Die hessischen Delegierten der Liste demokratischer Ärzte jedenfalls meinten, nicht länger warten zu können, und entschlossen sich, die Gründung eines bundesweiten Vereins zu initiieren. Sie schafften die formalen Voraussetzungen dafür am 24. September 1985 durch Eintragung in das Frankfurter Vereinsregister und ermöglichten einen inhaltlichen Einstieg durch die Vorlage eines Programmentwurfs. Die weitere Ausgestaltung sollte einer Mitgliederversammlung zu einem späteren Zeitpunkt vorbehalten bleiben.

Angesichts der Bedeutung für die weitere Diskussion innerhalb der fortschrittlichen Ärzteschaft und der Auseinandersetzung mit dem politischen Gegner sei hier das Programm des Vereins demokratischer Ärztinnen und Ärzte in seinen Grundaussagen und Forderungen skizziert.

Das Programm

Zentrale Aussage ist das Bekenntnis zum politischen und sozialen Engagement des Arztes. »Die Barrieren zwischen Gesundheit und Politik sind künstlich, sie müssen abgetragen werden, weil sie bei der Bekämpfung von Krankheit und der Förderung von Gesundheit hinderlich sind ... Die

Einflußnahme auf die Politik mit dem Ziel der Veränderung der Lebens- und Arbeitsbedingungen muß hinzukommen, wenn die Lebensumstände, und damit die Gesundheitslage der Bevölkerung verbessert werden sollen.«

Der Verein sieht sich damit in der Tradition fortschrittlicher Ärztinnen und Ärzte zu Beginn dieses Jahrhunderts. »In der Weimarer Republik repräsentierte u. a. der Verein sozialistischer Ärzte die Tradition der fortschrittlichen Ärztebewegung. Damals wirkten viele politisch unterschiedlich orientierte Ärzte im Sinne der heute von uns vertretenen Ziele, unter ihnen Georg Benjamin, Max Hodann, Julius Moses, Albert Niedermeyer, Wilhelm Reich, mit ihnen auch Alfred Döblin und Friedrich Wolf, die als Schriftsteller bekannt geworden sind. Die faschistische Machtergreifung unterdrückte ihre Ideen und beendete 1933 ihren Einfluß, aber nur für jene zwölf Jahre in Deutschland. Denn ihr Widerstand ging im Exil und in der Illegalität weiter. Ihre Gedanken und Forderungen kehrten nach 1945 zu uns zurück und wirken auch heute noch weiter.«

Im Gegensatz zur bundesdeutschen Standesführung werden die Ziele der Weltgesundheitsorganisation für eine europäische Gesundheitspolitik – das Programm »Gesundheit 2000« – unterstützt, das Bekenntnis zu den Grundsätzen der Weltgesundheitsorganisation abgelegt: »Wir bekennen uns aus sozialer Verantwortung zu den Grundsätzen der WHO: › Die Gesundheit ist der Zustand des vollständigen körperlichen, geistigen und sozialen Wohlbefindens und nicht nur das Freisein von Krankheit und Gebrechen. Die Erlangung des bestmöglichen Gesundheitszustandes ist eines der Grundrechte eines jeden Menschen ohne Unterschied der Rasse, Religion, des politischen Bekenntnisses, der wirtschaftlichen oder sozialen Stellung. ‹ Wir sehen in dieser Definition eine deutliche Entsprechung zu Artikel 2 (2) unseres Grundgesetzes: › Jeder hat das Recht auf Leben und körperliche Unversehrtheit. ‹«

Breiten Raum nimmt die Beschäftigung mit der Frage der Demokratisierung ein, Demokratisierung nicht nur innerhalb der ärztlichen Berufsvertretungen, innerhalb des Gesundheitswesens, sondern auch im gesellschaftlichen Rahmen. »Die Durchsetzung demokratischer Prinzipien im Gesundheitswesen ist allerdings abhängig von der allgemeinen Entwicklung des demokratischen Fortschritts, denn das Gesundheitswesen läßt sich nicht aus der Gesellschaft herauslösen. Es ist vielmehr eng mit der Wirtschaftsstruktur verbunden. Insofern ist die Demokratisierung stets im Zusammenhang mit den gesellschaftlichen Rahmenbedingungen zu sehen. Seitdem die tiefgreifende Wirtschaftskrise sich auch nachhaltig im Gesundheitswesen auswirkt, kommt es nicht nur zum Abbau sozialer Leistungen, sondern auch zur massiven Einschränkung und Behinderung der Rechte der Arbeitnehmer. ... Für uns steht im Vordergrund ärztlichen Handelns die Orientierung an der sozialen Verantwortung unter demokratischen Arbeitsbedingungen. Wir gehen davon aus, daß dies in einem der reichsten Länder der Erde möglich ist.«

Die konkrete Anwendung dieser grundsätzlichen Positionen wird in den folgenden neunzehn Kapiteln dargelegt. Angesichts der am stärksten das Leben aller Menschen bedrohenden Gefahren eines Atomkrieges steht der Abschnitt »Ärzte gegen den Atomkrieg« zuvorderst. Gemeinsam mit der Internationalen Ärztevereinigung zur Verhütung des Atomkriegs IPPNW wird ein sofortiger Atomteststop gefordert »als erster Schritt zum Abbau radioaktiver Gefährdung und zur Bremsung des Rüstungswettlaufs«. Gegenüber der zivilen Nutzung der Atomenergie bzw. der medizinischen Verwendung ionisierender Strahlung wird eine sehr kritische Position bezogen: »Die Risiken der zivilen Nutzung der Atomenergie sind zu hoch.« Konsequenterweise wird der sofortige Ausstieg aus der Atomenergie und im medizinischen Bereich die Einschränkung radiologischer Diagnostik bzw. bei deren Anwendung die Unabhängigkeit von kommerziellen Interessen verlangt.

Die gleiche vorsichtige Haltung gegenüber den vielfältigen Einflüssen moderner Technologie auf das Leben der Menschen, der Wechselwirkung zwischen Umwelt und Gesundheit, erfordere eine stärkere Hinwendung zu einer primär-präventiven Krankheitsbekämpfung. Dies schließe die Forderung nach Einrichtung von Instituten für Umweltmedizin, die Schaffung von Planstellen für Umweltingenieure und weitere ökologische Spezialisten in den Gesundheitsämtern ein. »Wir fordern die Verankerung des › Arztes für Umweltmedizin ‹ in der ärztlichen Weiterbildungsordnung sowie entsprechende Ausbildung von Medizinstudenten und in anderen umweltschutzorientierten Berufen.« Ohne einen Ausbau der im internationalen Vergleich unterentwickelten sozial-epidemiologischen Forschung sei allerdings eine Abkehr von der Überbewertung der kurativen Medizin nicht möglich.

Wegen der Bedeutung des öffentlichen Gesundheitsdienstes gerade auch in dieser Frage wird diesem Stiefkind unseres Gesundheitswesens ein eigenes Kapitel gewidmet. Bei gleichzeitiger Forderung nach Ausbau und Neustrukturierung des öffentlichen Gesundheitsdienstes wird vor der Vereinnahmung für militärische, ordnungsrechtliche und sozialdarwinistische Interessen gewarnt.

Im Abschnitt »Frauen in der Medizin« wird nicht nur die Diskrimninierung der Ärztinnen gegenüber den Ärzten, die Benachteiligung der weiblich Beschäftigten im Gesundheitswesen überhaupt kritisiert, sondern auch auf die Rolle der Frau als Patientin eingegangen. »Typisch weibliche Beschwerden oder Befindlichkeiten werden über die Medizin zu Krankheiten erklärt und profitbringend medizinisch behandelt (z. B. Menstruation, Klimakterium). Ihre psycho-sozialen Zusammenhänge werden vernachlässigt. Statt Selbständigkeit und Selbstheilungskräfte zu fördern, trägt die Medizin dazu bei, daß Frauen zum › schwachen Geschlecht ‹ gemacht werden.« Und da die Regelung des Schwangerschaftsabbruches die krasseste Form der Frauendiskriminierung darstellt, wird die Fristenlösung als Verbesserung gegenüber der bisherigen Regelung bei Ablehnung jeglicher strafrechtlicher Verfolgung, aber auch die Entwicklung einer kinder-, frauen- und familienfreundlichen Politik gefordert.

Gegenüber der Reproduktionsmedizin wird gerade aus der Sicht der Frauen eine ablehnende Haltung eingenommen: »Wir lehnen diese Form der Sterilitätsbehandlung ab, fordern jedoch mehr Gelder für die ganzheitliche Erforschung der Sterilität und ihre adäquate Behandlung.«

Im Abschnitt »Gentechnologie und Medizin der Zukunft« wird angesichts einer wachsenden naturwissenschaftlichen Einseitigkeit der Medizin auf die komplizierten Wechselwirkungen, den Gesamtzusammenhang zwischen somatischer und psychosozialer Dimension verwiesen. »Zu fordern ist eine grundsätzliche Umorientierung genetischer Forschung auf die Analyse der Gefahren und die Folgenabschätzung. Weitere Forschungsschwerpunkte sollten auf den Gebieten der Evolutionsbiologie und der Ökologie liegen. Vorläufig sollte keine Erlaubnis der Freisetzung gentechnologisch veränderter Organismen erteilt werden. Die Forschung mit vitalen menschlichen Gameten und lebendem embryonalen Gewebe sind abzulehnen. Auf internationaler Ebene sollte ein Moratorium weiterer gentechnologischer Anwendung bei Kontrolle aller schon existierenden Anwendungsarten durch die Weltgesundheitsorganisation vereinbart werden. Bei schon angelaufenen gentechnischen Arbeiten in Labors sind scharfe Sicherheitskontrollen erforderlich. Bei Feststellung von Gefahren für Umwelt und Gesundheit sind solche Arbeiten abzubrechen. ... In vielen LÄK's werden demnächst die Berufsordnungen im Sinne der Beschlüsse des Deutschen Ärztetages 1985 geändert. Die dort verabschiedeten Regelungen schließen einen Mißbrauch befruchteter Eizellen nicht aus. Wir setzen uns in den jeweiligen LÄK's dafür ein, daß dort eindeutige Regelungen Bestandteil der Berufsordnung werden, die Experimente mit befruchteten Eizellen eindeutig verhindern.«

Im Abschnitt »Ausländische Arbeitnehmer, Asylsuchende, Flüchtlinge« bzw. »Ausländische Ärztinnen und Ärzte« wird zur Beseitigung der unzureichenden Versorgung dieser Bevölkerungsgruppen die gleichberechtigte und in Ausländerregionen bevorzugte Niederlassungsmöglichkeit für ausländische Ärztinnen und Ärzte gefordert. Dazu gehöre die Abschaffung des § 10 der Bundesärzteordnung und die Schaffung eines Beauftragten für Ausländer im Beirat jeder Landesärztekammer.

In drei Kapiteln wird der Zusammenhang von Krankheit und sozialer Lage analysiert. »Soziale Unterschiede zwischen arm und reich sind bis heute im internationalen Nord-Süd-Gefälle, auch in Europa, die entscheidende Grundlage der Chancenungleichheit auf dem Gebiet von Krankheit und Gesundheit. Auch in der Bundesrepublik Deutschland ist Chancengleichheit auf dem Gebiete der Gesundheit und im Gesundheitswesen noch keineswegs gewährleistet. So weit sozialepidemiologische Untersuchungen vorliegen, ist sichtbar geworden, daß bei der Verteilung und Häufung von Krankheiten, beim Krankenstand, bei der gesundheitsrelevanten Beschaffenheit von Wohnung und Wohnmilieu, Nahrung, Arbeitsbedingungen und in der Lebenserwartung charakteristische soziale Unterschiede existieren. Das gleiche gilt für die medizinische Versorgung. Der Teufelskreis von gesellschaftlicher Benachteiligung und vorzeitigem Gesundheitsverschleiß besteht weiter. *Weil du arm bist, mußt du eher sterben.* Daran hat sich auch nach Einführung der Krankenversicherung nichts Entscheidendes geändert. Die ungesündere, belastendere Lebensweise, die man den unteren Gesellschaftsschichten aufzwingt, prägt in entscheidender Weise die Gesundheitslage der Mehrheit der Bevölkerung.«

Im Programm wird scharf kritisiert, daß die herrschende ökonomisierende Gesundheitspolitik unter dem demagogischen Begriff der Kostenexplosion zunehmend Risiken und Kosten auf die Sozialversicherten verlagert. Dies stehe im Widerspruch zur gesamtgesellschaftlichen Verantwortung des Staates für die Gesundheit der Bevölkerung. Gefordert wird eine Begrenzung der Ausgaben der Versicherten und eine Erhöhung der Arbeitgeberanteile an den Beiträgen zur gesetzlichen Krankenversicherung bei Übernahme des verbleibenden Defizites durch Verwendung von Steuergeldern. Die sogenannte Selbstbeteiligung sei rückgängig zu machen. »Wir fordern eine Vereinheitlichung der in mehr als 1000 Krankenkassen zersplitterten Krankenversicherung, die Abschaffung der Privaten Krankenversicherungen und die Aufhebung der Pflichtversicherungshöchstgrenze. Denn nur so können die Krankenkassen zu einer Solidargemeinschaft werden, in der alle gemeinsam die finanziellen Lasten übernehmen – auch und gerade diejenigen mit den höchsten Einnahmen und den geringsten Risiken.«

»Arbeit darf nicht krank machen!« Unter dieser Überschrift wird darauf hingewiesen, daß die Entwicklung der Frühinvalidität die krankmachende Wirkung der Arbeitsausübung zeige. Betriebsärzte seien hier besonders gefordert, die Ursachen arbeitsbedingter Erkrankungen aufzuzeigen. Dazu sei deren Unabhängigkeit von der Betriebsleitung erforderlich, werden überbetriebliche Werksarztzentren bei Mitspracherecht der Betriebsräte gefordert.

»Arbeitslosigkeit macht krank.« Die in dieser Überschrift bereits 1931 belegte Erkenntnis werde von den Standesfunktionären immer noch geleugnet. Im Programm werden daher von der Ärzteschaft ausgehende Impulse und konkret die Einführung der 35-Stunden-Woche bei vollem Lohnausgleich auch als primär-präventive Maßnahme gefordert.

Im Abschnitt »Mißstände in der Struktur des Gesundheitswesens« werden vor allem allgemeine strukturelle Mängel beschrieben. (Die Konkretisierung dieser Aussage sollte der Arbeit in den Arbeitskreisen vorbehalten bleiben. Schon im Februar 1987 legte die Mitgliederversammlung Vorschläge zu einer veränderten ambulanten Versorgung vor.) Die Vielzahl ärztlicher Dienste, die scharfe Trennung zwischen ambulanter und stationärer Versorgung, das anachronistische Einzelleistungsvergütungssystem und das ambulante Behandlungsmonopol der Kassenärztlichen Vereinigung werden kritisiert. Darüber hinaus führe die fehlende überregionale Koordination bei fehlender Entscheidungspartizipation der Betroffenen zur bürokratischen Aufblähung der Institutionen und zu der Unfähigkeit, Prävention, Heilbehandlung und Rehabilitation sinnvoll aufeinander abzustimmen.

Als weiteres wesentliches Hindernis auf diesem Wege wird das Vorhandensein eines medizinisch-industriellen Komplexes definiert. Im Kapitel »Bittere Pillen oder das Geschäft mit der Krankheit« wird eine grundsätzliche Neuorientierung weg von der Medikamenten- und Apparatemedizin gefordert. Anzustreben sei ein Medizinverständnis, das die Ganzheitlichkeit des Menschen begreift und Ansätze zur Verhütung und Lösung psychosozialer Probleme aufzeigt. Die Befreiung der Medizin von kommerziellen Interessen dürfe dabei nicht haltmachen vor den Großverdienern unter den Ärzten. Man müsse »den ärztlichen Beruf vom Odium der Gewerblichkeit und der Abhängigkeit von Interessen der pharmazeutischen Industrie befreien und die ärztliche Dienstleistung und Hilfeleistung ihres Warencharakters entkleiden.«

Für die »Medizin in der Dritten Welt« werden weit über die hiesigen Probleme hinausgehende Schwierigkeiten erkannt. Diese seien angesichts der multinationalen Ausdehnung der Pharmakonzerne einer rein nationalen Betrachtungsweise nicht zugänglich. Die koloniale und neokoloniale Mitverantwortung verpflichte uns zum Eingreifen. Armut als Ursache von achtzig Prozent der Krankheiten in diesen Ländern seien allein durch nationale Programme nicht zu beseitigen. Neben einer Unterstützung aller Bewegungen zur Beendigung der Ausbeutungsverhältnisse wird konkret die Unterstützung des Primary Health Care Konzepts der Weltgesundheitsorganisation und die Unterstützung fortschrittlicher Ärztevereinigungen in Ländern der Dritten Welt gefordert.

Bezüglich der eigenen Geschichte konstatiert das Programm für die Ärzteschaft von 1933 bis 1945 eine unterlassene Aufarbeitung. Noch immer werde die breite Unterstützung und Duldung der Nazis durch die Ärzteschaft geleugnet, würden alle Versuche der Wahrheitsfindung von offizieller Seite diskriminiert, Verbrechen wie die Euthanasie verharmlost. »Wir werden uns dafür einsetzen, daß die Bedeutung des Nürnberger Ärzteprozesses für die zeitgemäße Erneuerung medizinischer Ethik allgemein anerkannt wird, und es wird die Zeit kommen, wenn die Namen von ärztlichen Widerstandskämpfern über dem Eingang von Kliniken und Instituten zu lesen sein werden.«

Es ist sicher kein Zufall, daß nach diesem historischen Abschnitt die »Grundzüge einer bedarfsgerechten psychiatrischen Versorgung« behandelt werden, fand doch während der Diskussion um das Programm der letzte Euthanasieprozeß gegen drei Ärzte in Frankfurt am Main statt, bei dem es um die Ermordnung Tausender psychiatrisch Kranker ging. Und heute, elf Jahre nach Erscheinen der Psychiatrie-Enquête ist die Psychiatrie in der Bundesrepublik Deutschland immer noch in einem reformbedürftigen Zustand, scheitern die insbesondere von der Deutschen Gesellschaft für soziale Psychiatrie (DGsP) entwickelten Vorstellungen an mangelnden finanziellen Mitteln, aber auch an einer immer noch in der Öffentlichkeit vorhandenen Neigung zur Diskriminierung psychisch Kranker. »Die notwendige Reform der entsprechenden Gesetze und die Freigabe der erforderlichen Mittel hat sich an folgenden Leitlinien zu orientieren:

- rechtliche Gleichstellung psychisch Kranker.
- Rechtsanspruch psychisch Kranker auf bestmögliche Behandlung und Betreuung am Wohnort.
- Vorrang ambulanter vor stationärer psychiatrischer Versorgung.«

Wesentliche Mängel in der Qualität ärztlicher Berufsausübung haben ihre Ursache in einer nicht bedarfsgerechten Ausbildung. »Obwohl die ärztliche Approbationsordnung inzwischen zum fünften Mal geändert wird, hat sich die Kritik an der ärztlichen Ausbildung keinesfalls verringert: Nach wie vor fallen theoretische und praktische Ausbildung weit auseinander, und der patientenzentrierte Teil wird vernachlässigt, die Ausbildungszeit hat sich nicht wesentlich verkürzt, die psychosozialen Inhalte führen nach wie vor eine Randexistenz. Ausgebaut und verfeinert wurde indessen das Prüfungssystem, das Inhalte prüft, die zuvor keineswegs entsprechend gelehrt werden.« Die Ausbildung dürfe nicht als Steuerungsinstrument für eine sogenannte Ärzteschwemme benutzt werden, sondern müsse patientenzentriert und auf die Sozialversicherten orientiert werden. Das bedeute für die medizinische Ausbildung:

»– Die Entwicklung interdisziplinären Lernens.
- Die Reduzierung der angebotenen Disziplinen auf Basisfächer, in denen exmplarisch gelehrt wird.
- Die praxisorientierte Ausbildung in kleinen Gruppen.
- Den studienbegleitenden Ausbau der psychosozialen Fächer.
- Dezentrale öffentliche Prüfungen, in denen die Studenten ihr Wissen über medizinische Sachverhalte und Probleme darlegen können.
- Eine Prüfungsform, die sich demokratisch kontrollieren läßt und Prüfungswillkür ausschließt.

- Die Zurücknahme des Arztes im Praktikum.
- Am Ende des Medizinstudiums muß ein berufsqualifizierender Abschluß stehen.«

Für die Auseinandersetzung mit der Standesführung ist die Kritik der organisierten Ärzte-Lobby, der Rolle der Ärztekammern, der Kassenärztlichen Vereinigung und des ärztlichen Verbändewesens besonders wichtig. Die heute wieder völlig unangemessene Machtfülle dieser während der Nazizeit so unrühmlichen Organisationen stehe im Widerspruch zu den vorhandenen Erwartungen der Bevölkerung an die Ärzte und dienten vorrangig der Privilegienwahrung. Dabei werde die Zwangsmitgliedschaft der Ärztinnen und Ärzte als Legitimation für die einseitig reaktionär-konservative Politik mißbraucht, würden die Deutschen Ärztetage trotz Ausschaltung eines wesentlichen Teils der Opposition in diesem Sinne funktionalisiert, ohne wirklichen Einfluß auf die Ausschüsse und Gremien mit ihren vielfältigen Verbindungen zur Industrie, zum Militär und zu den politischen Machtzentren. Aber auch die scheinbar so vielfältigen Verbände dienten letztlich dieser Integration der Ärztebasis in die Interessen des medizinisch-industriellen Komplexes, wie am Beispiel des Marburger Bundes und des Hartmannbundes dargelegt wird. Und die Kassenärztlichen Vereinigungen, die Vertretung der niedergelassenen Ärztinnen und Ärzte machten davon keine Ausnahme. Ihrem Wirken sei es zu verdanken, daß die Einkommensschere zwischen sozial engagierten Ärztinnen und Ärzten einerseits und Apparatemedizinern andererseits immer mehr klaffe, daß Abrechnungsbetrug zum Regelverhalten hätte werden können. »Wir brauchen keine solche Standespolitik, die Privilegien und Macht für Wenige anstrebt. Wir brauchen eine Berufspolitik, die Ärztinnen und Ärzte als kompetente Mitstreiter für ein Gesundheitswesen begreift, das optimale Bedingungen für die Gesundheit aller unter gleichen Bedingungen für alle schafft.«

Das Programm schließt mit einem Aufruf: »Wir haben uns deshalb entschlossen, den Verein › Demokratische Ärztinnen und Ärzte ‹ zu gründen, und rufen alle, die uns unterstützen wollen, zum Beitritt auf. Wir laden ein, mitzuhelfen, demokratische Perspektiven im Medizin- und Gesundheitswesen durchzusetzen. – Wir wenden uns an die berufserfahrenen Kolleginnen und Kollegen, die von der bisherigen Standespolitik enttäuscht sind und eine soziale Wende in der ärztlichen Berufspolitik wün-

Frankfurter
Ärztinnen und Ärzte
vermeiden die Verschreibung von Arzneimitteln der Firmen SANDOZ und CIBA GEIGY

Die Chemie-Katastrophe von Basel hat den Rhein schwerstens vergiftet. Entgegen feuerpolizeilichen Verboten waren in der zur Aufbewahrung von Maschinen errichteten Leichtbauhalle ohne automatische Feueralarmanlage 4 Tonnen leicht brennbare Lösungsmittel neben 824 Tonnen hochwirksamen Giften wie E 605 und 12 Tonnen von Quecksilberverbindungen gelagert. Davon flossen mindestens 200 kg Quecksilber in den Rhein. Dadurch kam es zunächst zu Fischsterben und Trinkwasserverseuchung, langfristig zum Einbau des Quecksilbers in die Nahrungskette mit der Gefahr von Schwermetallvergiftungen. 200 Meter von der Brandstelle enfernt wurde das Kampfgas Phosgen (Grünkreuz) gelagert, das im 1. Weltkrieg zu tausenden Toten und in Bhopal zu über 2.000 Toten und 200.000 Verletzten geführt hatte. Während dieser Katastrophe leitete die Baseler Firma Ciba-Geigy 6 Tonnen hochgiftiges Atracin in den Rhein.

Wir sind bestürzt über die Unternehmenspolitik vieler Chemiefirmen, die bewußt oder aus sträflichem Leichtsinn Umwelt und Menschenleben gefährden. Neben den bekanntgewordenen Katastrophen wie Soweso, Bhopal und Basel tragen andere pharmazeutische Firmen wie z.B. Hoechst, Bayer, Hoffmann-la-Roche und BASF täglich durch Schadstoffeinleitungen in Gewässer, Luft und Deponien zur Umweltzerstörung bei: z.B. ist die Dioxinkonzentration in der Muttermilch bedenklich gestiegen. Die Weltgesundheitsorganisation schätzt, daß etwa 1/3 der Krebserkrankungen durch Umweltschädigung der pharmazeutisch-chemischen Industrie hervorgerufen werden. Somit wird die pharmazeutischchemische Industrie die einerseits Medikamente zur Gesundung herstellt, auf der anderen Seite zu einer Gefahr größten Ausmaßes für unsere Gesundheit.

Die Interessenverstrickung vieler Politiker und ärztlicher Standesfunktionäre mit der chemisch-pharmazeutischen Industrie, sowie die mangelnden Arbeitssicherheits- und Umweltschutzkontrollen sind uns längst zur traurigen Gewißheit geworden. Von ihnen sind keine vorbeugenden Maßnahmen zu erwarten. Es geht uns nicht nur um Entschädigung der Opfer, sondern um eine Verhinderung zukünftiger Katastrophen und schleichender Umweltvergiftung.

Diese bewußt oder leichtfertig in Kauf genommene Umweltverseuchung und Gesundheitsgefährdung durch viele Chemie- und Arzneimittelhersteller wollen wir nicht weiter durch achselzuckendes Stillschweigen unterstützen. Deshalb haben wir uns entschlossen, als Zeichen unserer Ablehnung dieser Unternehmenspolitik gegenüber, die Verschreibung von Arzneimitteln zu vermeiden, die von den Firmen Sandoz und Ciba-Geigy hergestellt werden, soweit sie ohne Therapieeinbußen ersetzbar sind. Davon lassen wir uns auch nicht durch die Milliardenschweren Werbeaufwendungen der pharmazeutischen Industrie abbringen. Dies geben wir unseren Patienten, auf deren Unterstützung wir bauen, durch einen Anschlag im Wartezimmer bekannt.

Anschläge sind gegen DM 5,- in Briefmarken zu beziehen bei:
Dr. W. Beck, Atzelbergstraße 46, 6000 Frankfurt 60 und
Praxis Balluff / Basten / Metz, Böttgerstr. 20, 6000 Frankfurt 60

Plakat Frankfurter Mitglieder des Vereins Demokratischer Ärztinnen und Ärzte anläßlich der Rheinvergiftung durch die Firmen Sandoz und Ciba Geigy vom November 1986 schen. Wir sprechen auch die Kolleginnen und Kollegen an, die in den nächsten Jahren die Approbation erhalten werden und denen der Zugang zur beruflichen Existenz erschwert werden soll. Helft uns, dem sinnentleerten, ständisch-fixierten Denken und Handeln seine Grenzen aufzuweisen und das Berufsbild des Arztes im sozialen, humanen und demokratischen Sinne weiterzuentwickeln. – Gleichzeitig rufen wir dazu auf, in allen Bundesländern Listen von Ärztinnen und Ärzten aufzustellen, um bei Kammerwahlen und in den Kammern die drängenden Fragen der Gesundheitssicherung aufzuwerfen und grundlegende Alternativen vorzutragen.«

Die Reaktionen auf die Vereinsgründung und die bisherige Tätigkeit

Die Reaktionen in der Öffentlichkeit auf die Vereinsgründung waren überwiegend positiv. »Frischer Wind von links« konstatierte das Ärztemagazin *Status* und stellte bemerkenswerterweise in der gleichen Nummer (5. 11. 1986) für den Marburger Bund das »Zerbrechen an seinen inneren Widersprüchen« fest. Eine mögliche Alternative für das »Heer nichtshabender Ärzte« formiere sich gegenwärtig in Gestalt des Vereins demokratischer Ärztinnen und Ärzte. Auch nichtärztliche Medien diagnostizierten diese »Konkurrenz von links für die Etablierten gegen die konservativen Medizinerverbände« (*Frankfurter Rundschau*, 28. 10. 1986), denen »die standespolitische Nabelschau nicht ausreicht« (*Ärztezeitung*, 2. 12. 1986). Und wenn die *Frankfurter Allgemeine Zeitung* (11. 11. 1986) kritisiert, bei dem Gründungskongreß sei »kein linkes Thema ausgelassen worden«, so muß der Autor doch einräumen, daß der Verein das vorhandene Potential »nun in politische Macht« umsetze. In mehreren Blättern wird die Kritik am herrschenden Abrechnungssystem hervorgehoben. »Die Standespolitiker interessiert doch nur, was abrechenbar ist!« interpretiert die *Ärztliche Praxis* (22. 11. 1986) das Vereinsprogramm, und im SPD-Organ *Vorwärts* wird die Kritik am »Schummelsystem« anerkennend hervorgehoben (17. 1. 1987).

Der Vorsitzende der Kassenärztlichen Vereinigung Hessen, Dr. Löwenstein, sah im Vereinsprogramm einen Angriff auf das System. »Der berühmte Marsch durch die Institutionen! Bei den Kammern längst mit großem Erfolg im Gange, hier peilt er nun die KV an.« In Wahrheit stelle der Verein die »Weichen zu den Ketten der Staatsmedizin und natürlich zu

Machtpositionen solcher Vereinspotentaten«. (Referat vom 29. 11. 1986) Hier gerät die Kritik eines prominenten Standesvertreters gar zur ängstlich-hilflosen Übertreibung der Absichten und auch Möglichkeiten dieses damals nicht einmal vier Wochen alten Vereins. Doch die eigentliche inhaltliche Kritik folgte erst mit zeitlicher Verzögerung. Mittlerweile hatte der Verein durch einen Boykottaufruf gegen die Firmen Sandoz und Ciba Geigy nach der Rheinvergiftungskatastrophe von sich reden gemacht (Abbildung S. 242), eine besonders von den nichtärztlichen Medien sehr beachtete Aktion. Die erste Mitgliederversammlung nach dem Gründungskongreß hatte »Vorschläge zur Änderung des Honorierungssystems in der ambulanten medizinischen Versorgung« diskutiert und verabschiedet und damit seine von den traditionellen Ärzteverbänden bezweifelte Kompetenz auch in konkreten berufsspezifischen Fragen unter Beweis gestellt. Für den *Kassenarzt* wurde daraus ein »Angriff auf die gesamte Ärzteschaft« (4, 87), denn wenn es um das Geld der Spitzenverdiener geht, dann »hört der Spaß auf«, dann wird eine »Gefahr für alle« beschworen. Nichts anderes als die pauschalierte Honorierung mit Degression ab einer gewissen Patientenzahl, eine Mindestausstattung der Praxen für die Basisärzte und eine bessere Honorierung primär-ärztlicher Leistungen für die Gebietsärzte bei für diese weiter geltendem Einzelleistungshonorierungssystem, allerdings unter Aufhebung des kassenärztlichen Behandlungsmonopols wurden gefordert, weil nur so alternative Modelle zur herrschenden ambulanten Versorgung erprobt werden könnten.

Ebenfalls für Unruhe hatte ein im Auftrag des Vereins erstelltes Gutachten des Bremer Professors für öffentliches Recht und wissenschaftliche Politik, Gerhard Stuby, »Zum Recht auf organisierte Opposition in den Ärztekammern und zu den prozessualen Möglichkeiten seiner Durchsetzung« gesorgt. Denn trotz des Anwachsens der oppositionellen Listen in den Kammern waren die Vertreter aus Hessen, Westfalen-Lippe und drei der vier Bezirke Baden-Württembergs von der Teilnahme am 90. Deutschen Ärztetag in Karlsruhe vom 12. bis 16. Mai 1987 ausgeschlossen. Man fürchtete die zunehmend realer werdende Konkurrenz ebenso wie die mit Unverständnis auf die Ausgrenzung reagierende Öffentlichkeit. Die schärfste Kritik kam allerdings erwartungsgemäß vom Marburger Bund und dem Hartmannbund. Der Vorsitzende des Marburger Bundes, Hoppe, drohte gar mit »Berliner Verhältnissen bald überall« und der Bewerbung seines Verbandes um Mitgliedschaft im Deutschen Gewerkschaftsbund, wahrlich eine Horrorvision für gestandene Ärztefunktionäre (*Ärztezeitung* vom 30. 1. 1987). Offenbar hatte Hoppe den Vorwurf im Vereinsprogramm noch nicht verdaut, »der einst in seiner Gründungsphase gewerkschaftlich orientierte Marburger Bund trage inzwischen die Zeichen ermüdeter und saturierter Anpassung«.

Ärztliche Vergangenheitsbewältigung

Der Hartmannbund wiederum, im Programm als »deutlich rechts von der CDU stehend« bezeichnet, »dessen Einfluß neuerdings eher stagniert«, konnte sich mit den Ausführungen zur Rolle der Ärzteschaft von 1933 bis 1945 nicht abfinden. Im Organ des Hartmannbundes *Der deutsche Arzt* vom 25. 3. 1987 kontert der Leitartikler unter der Überschrift: »Demokratische Ärzte und die Vergangenheitsbewältigung« mit einer eigenen Geschichtsauffassung und unterstellt dem Verein »leichtfertigen Umgang mit der Geschichte«. Die überwiegende Mehrheit der Ärzte habe nämlich Distanz zum NS-System gehabt, eine gebetsmühlenhaft vorgetragene Auffassung, die allerdings durch die häufige Wiederholung auch nicht glaubwürdiger wird. Die vom Hartmannbund als Replik auf das Vereinsprogramm begonnene Beschäftigung mit der eigenen Geschichte wurde, offenbar wegen ihrer Bedeutung für das Ansehen der Ärzteschaft in der Öffentlichkeit, im *Deutschen Ärzteblatt* vom 2. 5. 1987 fortgesetzt. In dem ausführlichen Interview mit dem Bundesärztekammerpräsidenten Karsten Vilmar ist aber nicht mehr der Verein das Angriffsobjekt – diese Auseinandersetzung bleibt dem Hartmannbund vorbehalten –, sondern die Internationale Ärztevereinigung zur Verhütung des Atomkriegs (IPPNW). Anlaß ist ein Beitrag des Wiesbadener IPPNW-Mitgliedes Hanauske-Abel in der englischsprachigen Zeitschrift *The Lancet* (2. 8. 1986, S. 271 ff.). Auf mehreren Seiten wird in dem Interview erneut die These von der Unschuld des überwiegenden Teils der deutschen Ärzteschaft aufgestellt. Die Unhaltbarkeit dieser Vorstellungen zeigte sich allerdings schon kurz darauf im Rahmen des 90. Deutschen Ärztetages in Karlsruhe, wo zum ersten Mal in der Geschichte deutscher Ärztetage eine Diskussion über die Zeit von 1933 bis 1945 stattfand. Erstmals war ein entsprechender Antrag der oppositionellen Delegierten, wenn auch mit äußerst knapper Mehrheit, angenommen worden. Berücksichtigt man die vorausgegangenen harten und zum Teil sozialdemagogisch ausgetragenen Auseinandersetzungen um eine Strukturreform des Gesundheitswesens mit mehr finanzieller »Eigenverantwortlichkeit«, Risikozuschlag und Aufweichung der Versicherungspflicht, so erscheint die Auseinandersetzung mit der eigenen Geschichte nicht mehr nur als akademisches Unterfangen, sondern ist als Hintergrund einer aktuellen Politik des Sozialabbaus unter gleichzeitiger Erhaltung der Privilegien des Ärztestandes zu sehen. Die neu entfachte Diskussion kündigt möglicherweise eine Neuorientierung der Ärzteschaft an, kann Klarheit bringen und Zusammenhänge öffentlich machen.

Ausblick

Die Geschichte des Vereins demokratischer Ärztinnen und Ärzte ist noch zu kurz, um ein Resüme seiner Wirkung ziehen zu können. Die bisher geleistete Arbeit und die Reaktionen der Öffentlichkeit aber auch der Ärzteschaft bestätigen die Notwendigkeit eines links-alternativen Ärzteverbandes. Die Zuspitzung der sozialen Risiken für wachsende Teile der Bevölkerung verlangt nach Ärztinnen und Ärzten an der Seite dieser Menschen. Die offiziellen Standesvertreter mit ihrer Doppelmoral, ihrem ständigen Rufen nach mehr »Eigenverantwortung« und »Selbstbeteiligung« der Patienten, während sie selbst schamlos in die Taschen der Solidargemeinschaft greifen und nach den Zahnärzten die bestverdienende Gruppe aller Selbständigen darstellen, haben dieser Herausforderung nichts Positives entgegenzusetzen. Ihr Einfluß muß begrenzt werden. Ein Korrektiv ist erforderlich. Der Verein demokratischer Ärztinnen und Ärzte kann diese Funktion wahrnehmen, grundsätzliche Alternativen formulieren, sich politisch schärfer, prägnanter in der Öffentlichkeit zu Wort melden, als es den Kammerlisten wegen ihres Eingebundenseins in Körperschaft öffentlichen Rechts möglich ist. Aber auch auf einer weniger augenfälligen Ebene kann der Verein eine positive Rolle spielen, eine Lücke füllen, wie folgendes Beispiel zeigt.

Die »National Medical and Dental Association« (NAMDA) als Vertreterin der nichtrassistischen Ärzteschaft Südafrikas wandte sich mit der Bitte um Unterstützung bei der Verbreitung ihrer Vorstellungen eines demokratisch verfaßten nichtrassischen Gesundheitswesens in Südafrika an den Verein. An welche andere ärztliche Gruppierung hätten sich diese südafrikanischen Kolleginnen und Kollegen auch wenden sollen angesichts der uneingeschränkten Unterstützung des rassistischen südafrikanischen Ärzteverbandes »Medical Association of South-Africa« (MASA)?

Die Zukunft wird zeigen, ob der Verein demokratischer Ärztinnen und Ärzte die in ihn gesetzten Erwartungen erfüllt. Erfolg oder Mißerfolg werden nicht allein von der Aktivität seiner Mitglieder, seinen Arbeitsgemeinschaften und seines Vorstandes abhängen. Ohne eine demokratische Weiterentwicklung der politischen Verhältnisse in der Bundesrepublik Deutschland, ohne ein Minimum an politischem Spielraum wird der Mißerfolg unvermeidbar sein. Die solidarische Zusammenarbeit des Vereins mit den kritischen, links-alternativen Kräften wird so zur Voraussetzung seines erfolgreichen Wirkens auf dem langen und steinigen Weg gesellschaftlichen Fortschritts. Der Verein wird dabei an die Tradition des Vereins Sozialistischer Ärzte der Weimarer Zeit anknüpfen. Dessen kontinuierliche und erfolgreiche Bündnisarbeit bis unmittelbar vor der Machtübernahme durch die Nationalsozialisten – eine der wenigen Ausnahmen unter den durch Zersplitterung gekennzeichneten politischen Verhältnissen gerade auch in der Linken – war ganz wesentlich auf seine strikte Unabhängigkeit von jedweder politischen Partei zurückzuführen. Der Verein demokratischer Ärztinnen und Ärzte wird diese Erfahrungen zu beherzigen haben. Die bereits hergestellten Kontakte auf Vorstandsebene zu den Grünen und der SPD werden positive Rückwirkungen sowohl auf den Verein als auch auf die Parteien haben, wenn die für ein erfolgreiches Wirken so notwendige strikte Parteiunabhängigkeit nicht aufgegeben wird. Es wird darauf ankommen, daß es gelingt, diesen Weg beizubehalten.

9

Wolfgang Kirchhoff

Zahnärzte in Opposition

Zahnärzte in Opposition? Eine Variante gesundheitspolitischen Denkens und Handelns aus sozialmedizinischer Sicht, die für eine zukünftige Gesundheitspolitik bedeutungsvoll sein könnte.

Historischer Überblick

Zahn-, Mund- und Kiefererkrankungen begleiten die Menschheit seit alters her. Das jeweilige Ernährungs- und Hygieneverhalten bestimmten ihre Erscheinungsform. Der Abrieb der Zähne, Paradontose und Zahnverlust standen am Anfang. Die Aufnahme von Zucker führte später zu höchster Durchseuchung mit Karies. Erst nach der Einführung der Antibiotika konnten schlimmste Verlaufsformen vermieden werden. Berufsvorläufer der Zahnärzte waren geschickte Handwerker, Priester, Magier, Scharlatane und Barbiere. Im 18. Jahrhundert wurde das Fachgebiet selbständiger. Das gesammelte Wissen der Chirurgen, die Kenntnisse der fahrenden Zahnbrecher, die zahntechnischen Erfindungen der Handwerker und die systematische Anatomie der akademischen Medizin ließen durch den französischen Zahnheilkundigen Pierre Fauchard 1728 ein erstes empirisches, sich allein der Zahnheilkunde widmendes Lehrbuch entstehen[128].

Der in Berlin lehrende Amerikaner Miller entwickelte 1889 infolge der zellular-pathologischen Erkenntnisse Virchows und der bakteriologischen Forschungsergebnisse Kochs eine streng naturwissenschaftliche Kariestheorie. In diese Zeit fielen wesentliche Erkenntnisse der experimentellen Hygiene auf naturwissenschaftlichem Gebiet einerseits, Virchows Durchdringung der Medizin mit seiner bürgerlich-humanistischen Weltanschauung, die zunehmende Verbreitung der Analysen von Marx und Engels über Zusammenhänge von sozialer Lage und Erkrankung andererseits. Damit richtete sich auch der Blick der Zahnheilkunde auf die Möglichkeiten der Gesundheitsbildung, der Ernährungsfragen, der Hygiene und der Prävention im öffentlichen Gesundheitswesen und anderer nicht-privatwirtschaftlicher Organisationsformen. Millers Kariestheorie ließ erstmals die völlige Durchseuchung der Bevölkerung mit Karies durch sozialmedizinisch sinnvoll organisierte kollektive Präventivmaßnahmen vermeidbar erscheinen. Kariesepidemiologische Untersuchungen bei Kindern wurden um 1900 vorgenommen. Schon 1901 forderte der sozialmedizinisch engagierte Zahnmediziner Ritter die Einstellung von Schulzahnärzten[129]. Zwei Gruppen waren am leichtesten erreichbar: Kinder und Jugendliche in Schulen und das Militär in den Kasernen. Die fortschrittlichen Kräfte in der Zahnheilkunde wurden gelenkt durch die naturwissenschaftlich erstmals greifbar erscheinende Möglichkeit der Hebung der Volksgesundheit durch Krankheitsverhütung und eine von Virchow und der 1848 gescheiterten bürgerlichen Revolution geprägten humanistischen Grundvorstellung von einer reformistischen Veränderbarkeit der sozialen Lage der Massen. So veröffentlichte Williger 1913 den für diese Zeit aufschlußreichen und in seinen zahnmedizinischen Schlußfolgerungen bis heute gültigen Aufsatz über den »Einfluß der sozialen Lage auf Zahnkrankheiten«[130]. Ähnlich der liberal-bürgerlichen Einschätzung Virchows[131] vernachlässigte er den Klassencharakter des monarchistisch-bürgerlichen Staates. Denn dieser Staat sollte sich den objektiven, umfangreich dargelegten Erfordernissen mit aller Kraft widersetzen, wenn die Auflösung der Machtverhältnisse notwendig wurde. Waren zuvor dem Klassencharakter entsprechend nur begüterte Schichten in den Genuß der Reparatur eingetretener Gebißschäden gekommen, so brachten jetzt präventive Maßnahmen für größere Kollektive von Unterprivilegierten reichlich Fortschritte. Es gelang die Abwendung von der reinen Privatpraxis für die finanzstarke Klientel zugunsten von Bildung, Aufklärung und Behandlung im öffentlichen Gesundheitswesen, in Wohltätigkeitsvereinen wie dem »Deutschen Zentralkommitee für Zahnpflege in den Schulen«, in Zahnkliniken kommunaler oder betrieblicher Art (z. B. bei Krupp), in Kassenambulatorien, Landesversicherungsanstalten, Knappschaftszahnkliniken oder auf dem Lande durch sogenannte »fliegende Zahnkliniken« für Kinder[132]. Ein Teil der Zahnärzteschaft stemmte sich mit rassenanthropologischen und -hygienischen, primitivbiologistischen Argumentationen dieser Entwicklung entgegen. So sicherten sie auf der einen Seite die imperiale Klassengesellschaft ab und waren gleichzeitig die propagandistischen Vorläufer der nationalsozialistischen Bewegung.

Den Umfang der entstandenen alternativen Einrichtungen und die verschiedenen Versorgungstypen geben folgende Zahlen wieder: Williger berichtet 1913 über den Stand von Ende 1912 von 124 Schulzahnkliniken in 122 Städten und von 70 geplanten oder nahe bevorstehenden Einrichtungen in Deutschland[133]. 1975 gibt Köhler für 1909 18 Schulzahnkliniken und 13 schulzahnärztliche Nebeneinrichtungen, bis 1929 1000 Schulzahnpflegestätten und für 1939 500 hauptamtliche und 1500 nebenamtliche Schulzahnärzte an[134]. 1981 erwähnt Leibfried für die Zeit bis 1918 34 Schulzahnkliniken und bis 1931 126 Zahnkliniken als Eigenbetriebe der Ortskrankenkassen mit über fünfhundert festangestellten akademischen Zahnärzten[135]. So dürften zum Schluß nach vorsichtigen Schätzungen etwa zwanzig Prozent aller Zahnärzte Angestellte dieser Einrichtungen gewesen sein, wenn man noch die Eigenbetriebe der Betriebs-und Knappschaftskassen hinzuzählt. So ist die Situation der Zahnärzteschaft in der Weimarer Republik gekennzeichnet von Verteilungskämpfen. Die privatwirtschaftlich tätigen Praxisinhaber kämpften an verschiedenen Fronten gegen eine z. T. beträchtliche Opposition. Ihre Lage ist prekär: Die Hebung der Gebißgesundheit bei Kindern, Jugendlichen, Kassenpatienten, die zunehmende und effektive Konkurrenz nicht privatwirtschaftlicher Einrichtungen, eine fortschrittliche, selbstbewußte, durch die Arbeiterbewegung kontrollierte Kassenpolitik, die gespaltene Interessenlage von Zahntechnikern, Dentisten, Akademikern beeinträchtigen in wirtschaftlich schlechten Zeiten Verhandlungspositionen und Honorarpolitik erheblich. Ein typischer Artikel in den *Zahnärztlichen Mitteilungen* (ZM), dem obersten Standesblatt, hatte 1921 die Überschrift:»Sind Krankenkassenzahnkliniken eine Gefahr für die wirtschaftliche Existenz der Zahnärzte?«[136] Seit 1920 veröffentliche man im gleichen Blatt die sogenannte »Cavete-Liste«, in der alle Krankenkassen aufgeführt waren, die ihren Mitgliedern die freie Arztwahl zugunsten eigener Ambulatorien ein geschränkt hatten. Diese Einrichtungen sollten von den angestellten Zahnärzten unter Androhung von beruflicher Benachteiligung boykottiert werden. Die politisch in den Nationalsozialismus involvierte Standesgeschichtsschreiber Venter und Maretzky unterlegen der Auseinandersetzung 1974 richtigerweise allgemeinpolitische Fragestellungen zukünftiger gesellschaftlicher und wirtschaftlicher Gestaltung[137]. Oppositionell und gesundheitspolitisch weitaus stärker der Interessenlage der arbeitenden Menschen zugewandt, schlossen sich die angestellten Zahnärzte in einer eigenen Organisation zusammen. Eine weitere von der offiziellen Standespolitik abweichende Gruppierung von niedergelassenen Zahnärzten gab seit 1928 das Mitteilungsblatt *Deutsche Zahnärzte-Korrespondenz* heraus. Über diese reformistischen Ansätze hinausgehend, versuchte die »Zahnärztliche Sektion« als Untergliederung im »Verein sozialistischer Ärzte« (VSÄ), eine Sozialisierung des Gesundheitswesens im Zusammenhang gesamtgesellschaftlicher Veränderungen zu erreichen. Gegenüber der patientenfeindlichen, reaktionären Standespolitik organisierten sie Widerstand. Sie wollten, wie es Alfred Cohn, der Mitbegründer des oppositionellen »Reichsverbandes Deutscher Krankenkassenzahnärzte« bereits 1921 vorhergesehen hatte[138], die Verstaatlichung der Zahnheilkunde und der Schulzahnpflege erreichen. Ihr Ziel war die weitere Demokratisierung bestehender Systeme von staatlichen und kommunalen Kassenpolikliniken und die Aufrechterhaltung der freien Arztwahl[139]. Ablehnung fand eine selbstbeteiligende Krankenscheingebühr ebenso wie die Zuzahlung zu den Arzneikosten. Bei den oppositonellen Zahnärzte im VSÄ taten sich insbesondere Dr. Fabian und Prof. Dr. Kantorowicz hervor. Der für die gewerkschaftliche Organisation eintretende Fabian war Schriftführer im VSÄ und Herausgeber der Zeitschrift *Der sozialistische Arzt*. Er flüchtete nach seiner Haftentlassung aus Plötzensee 1933 nach Prag und baute dort das *Internationale Ärztliche Bulletin* auf, in dem er bis 1938 auch über die zahnmedizinische Entwicklung im Nazi-Deutschland berichtete[140]. Kantorowicz war die bis heute herausragendste Persönlichkeit der Zahnmedizin. Er gilt als Begründer der systematischen Kinder- und Jugendzahnpflege, eines Systems, das später nur im Ausland erfolgreiche Anwendung fand[141]. Der weltbekannte Sozialmediziner, SPD-Mitglied, verfocht die Synthese einer fortschrittlichen Wissenschaftstheorie mit sozialethischem und politischem Engagement. Das brachte ihn schon 1933 ins KZ und darauf ins türkische Asyl. Mit diesem Exponenten verschwanden bis zum heutigen Tage die einzigen erfolgversprechenden sozialmedizinischen Ansätze einer drastischen Verringerung der häufigsten Krankheitsbilder dieses Fachgebietes.

1933 zügig und willig gleichgeschaltet, zerschlug man alsbald im innigen Bündnis mit den Nazis die Konkurrenz: Zahnkliniken und Ambulatorien. Die politisch fortschrittliche jüdische, sozialdemokratische und kommunistische Konkurrenz wurde mit Berufsverbot belegt, ins Asyl, in die KZ bzw. in den Tod getrieben. Wenn es auch nicht gelang, den Berufsdualismus Dentisten – Zahnärzte zu beseitigen und ein einheitliches Schulzahnpflegegesetz zu schaffen, so wurden doch in der NS-Zeit wesentliche Grundlagen für das Behandlungsmonopol heutiger Kassenzahnärzte verwirklicht. Ohne erkennbaren Widerstand wurde die organisierte Zahnärzteschaft zum propagandistischen Zuträger für Imperialismus und Völkermord. »Alte Kämpfer« und Opportunisten machten Karriere in Partei, Staat und Wissenschaft. Schulzahnärzte beteiligten sich an der Erstellung der »Erbkartei«, einer Grundlage für Sterilisation und Euthanasie. SS-Zahnärzte standen auf den Selektionsrampen und in den Gaskammern der KZ. Sie organisierten den größten Goldraub der Geschichte: tonnenweise Zahngold aus den Mundhöhlen lebender und toter Häftlinge. Als oppositionelle Einzelpersönlichkeiten dieser Zeit gelten der Zahnarzt Dr. v. Malinowsky als Mitglied der Bekennenden Kirche[142] und der Zahnarzt Helmut Himpel, der sich aus humanitären Gründen der Widerstandsgruppe »Rote Kapelle« anschloß und 1943 in Plötzensee hingerichtet wurde[143]. Eine Würdigung der Opfer wurde bisher nicht vorgenommen.

Die Zeit nach 1945

Die Nachkriegszeit gestaltete sich mit alten und neuen Kräften im alten Geist. Im Gegensatz zur DDR, in der es zur Gründung eines staatlichen Gesundheitswesens mit Ambulatorien und Betriebszahnkliniken kommen sollte, war der westdeutsche Einsatz gegen die von den Besatzungsmächten intendierten Zentralisierungspläne für die Sozialversicherung erfolgreich[144]. Darüber hinaus geht das Einzelleistungsvergütungssystem maßgeblich auf zahnärztliche Einflußnahmen zurück, gerade auch gegenüber den Ärzten, die sich bereits weitgehend mit der Kopfpauschale abgefunden hatten[145]. Nach dem Gesetz über die Ausübung der Zahnheilkunde von 1952 wurde ein einziger Berufsstand von Zahnärzten gebildet. Die gegründeten Zahnärztekammern bekamen im Rahmen der Selbstverwaltung öffentliche Aufgaben und die Berufsgerichtsbarkeit übertragen.

1953 wurden erstmals die Honorare erhöht. Dennoch verblieben bis zum Urteil des BVG über die generelle Kassenzulassung eines jeden Zahnarztes wirtschaftliche Probleme und Ungleichheiten bestehen. Die am Honorarkuchen spärlicher teilhabenden »Jungzahnärzte« gründeten 1949 die »Zahnärztevereinigung«, 1954 den »Verband der niedergelassenen Nicht-Kassenzahnärzte Deutschlands«. Als bedeutungsvoller sollte sich die 1955 aus der Taufe gehobene »Notgemeinschaft deutscher Zahnärzte des Bundesgebietes«, die Keimzelle des späteren »Freien Verbandes Deutscher Zahnärzte«, herausstellen. Dieses Analogon zum Hartmannbund gründete sich vor allem als ultrakonservative Kampforganisation und rechte Opposition zu den Körperschaften zur wirtschaftlichen Besserstellung ihrer Klientel[146]. Die hauptsächliche Stoßrichtung ist die Bekämpfung konkurrierender Einrichtungen der gesetzlichen Krankenversicherung zum Zwecke ihrer Privatisierung und gesellschaftlichen Entsolidarisierung. Ein von der eigentlichen und gemäßigten Standesführung gegründeter Gegenverband ging Ende der sechziger Jahre im »Freien Verband« auf. Dieser hat sich bis heute in allen entscheidenden Fragen sachlicher und personeller Art und auf jeder Ebene der Standespolitik durchsetzen können. An der Spitze der Körperschaften kommt es gelegentlich zu Interessensdivergenzen, die aus militanter Standespolitik einerseits und öffentlichen Belangen im Gefolge von wirtschaftlichen Kriseninterventionen andererseits und mit personellen Konsequenzen bedacht werden[147]. Im »Freien Verband« ist die Hälfte aller Zahnärzte organisiert.

Dem geeinigten Berufsstand gelang 1965 unter vehementer Einflußnahme die Schaffung einer neuen Bundesgebührenordnung[148]. Mit dieser Gebührenordnung und der sich anbahnenden sozialpolitischen Entwicklung der SPD-FDP-Ära war der Grundstein gelegt für die Spitzenverdienerposition unter den sogenannten freien Berufen. Der SPD, dem BdO, vor allem dem DGB und hier besonders Schmidt und Muhr, später auch der DAG blieben die erheblichen Unterschiede im Niveau und der Qualität der zahnmedizinischen Versorgung zwischen Privatklientel und Mitgliedern der GKV nicht verborgen. Da die Zahnärzteschaft bisher nach der Devise »Klasse statt Masse« behandelt hatte, war die Forderung nach Einbeziehung des Zahnersatzes, der Kieferorthopädie und der Parodontosebehandlung in das Sachleistungssystem mehr als gerechtfertigt. Dieser überfälligen Forderung kam 1974 ein Urteil des Bundessozialgerichtes nach. 1975 waren entsprechende Verträge nach turbulenten Auseinander-setzungen in Kraft. Obgleich sich nach diesen Abschlüssen, die allerdings allein die sachgerechte und selbstbeteiligungsfreie Reparatur eingetrete-ner Zahnschäden ohne kollektive präventive Flankierung betrafen, die höchsten Gewinne in der Geschichte der Zahnheilkunde erzielen ließen, wurden sie aus verschiedenen Gründen von den maßgeblichen Standespo-litikern torpediert. Man wollte der lukrativeren Privathonorare bei gerin-gerem Arbeitsaufwand nicht verlustig gehen und sich einer Überprüfbar-keit von Qualität und Wirtschaftlichkeit entziehen. Vermutlich war es auch der Versuch, sich von der wirtschaftlichen Krisenhaftigkeit durch Privathonorare abzukoppeln und die überdurchschnittlichen Gewinne in der allgemeinen Kassenstatistik zu verschleiern. Zum taktischen Spielma-terial geriet das durchsichtige Angebot einer gänzlich ineffektiven und kostenaufwendigen individuellen Prävention. Das Management der zyk-lischen Wirtschaftskrise unter Kanzler Schmidt veranlaßte den SPD-Mi-nister Ehrenberg zum sozialpolitischen Mißgriff einer Unterstützung der schrittweisen Selbstbeteiligung. Ihrer Wiedereinführung durch die ge-setzliche Krankenversicherung, später sogar mit Festzuschüssen bei Edel-metallen, stand nichts mehr im Wege. In den gedanklichen Bereich struk-tureller Veränderungen zugunsten materieller Benachteiligung ihrer Ver-sicherten stößt die GKV nur selten vor. Im Gegensatz zu ihnen, wenn auch aus Gründen der Senkung der Lohnnebenkosten, gibt über den vorherr-schenden Reformbedarf und die ungenügende Qualität zahnärztlichen Wirkens das 1987 von der CDU-Regierung in Auftrag gegebene Sachver-ständigengutachten Auskunft[149].

Die vier Nachkriegsjahrzehnte sind von eigennütziger wirtschaftspoli-tischer Opposition der Zahnärzteschaft gegenüber den Versicherten ge-kennzeichnet. Relevante gesundheitspolitische Konzepte zur Hebung der Volksgesundheit wurden nicht erstellt. Das Behandlungsmonopol wurde zäh und erfolgreich verteidigt. Die idealistischen Schulzahnärzte im öf-fentlichen Gesundheitsdienst (ÖGD), durch ihre Vergangenheit ohne Fürsprache, scheiterten konzeptionell an ihrer geringen Anzahl und der beständigen Niederdrückung seitens der Kassenzahnärzte. Erste zaghafte Opposition regte sich in der Studentenbewegung.

257

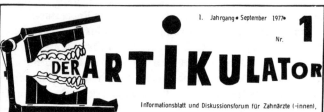

1. Jahrgang • September 1977•

Nr. 1

DER ARTIKULATOR

Informationsblatt und Diskussionsforum für Zahnärzte (-innen),

Helferinnen, zahnmedizinische Fachhelferinnen,

Zahntechniker (-innen) und Studierende der Zahnheilkunde

Herausgegeben von der

VEREINIGUNG DEMOKRATISCHER ZAHNÄRZTE

IN EIGENER SACHE

Die Vereinigung demokratischer Zahn-Ärzte tritt erstmals mit dem Versuch einer Zeitschrift an Sie - die Öffentlichkeit - heran. Wir haben sie vorläufig einmal: "Der Artikulator" genannt. Diese Namensgebung zu begründen, erscheint uns überflüssig. Nicht ganz so überflüssig ist es allerdings, diese Zeitschrift an sich zu begründen. Deshalb im folgenden einige Erläuterungen hierzu.

Mit dieser Zeitschrift soll der Versuch gemacht werden, den fortschrittlichen und demokratischen Kräften in unserer Berufsgruppe ein lebendiges Diskussionsforum zu geben. Wer die einseitige und tendenziöse Einheits-standespresse , deren intellektuelles Niveau zumeist unterhalb der Gürtellinie zu suchen ist, kennt, wird einen solchen Schritt begrüßen müssen. Diskussionsforum soll heißen, daß hier das gesamte fortschrittliche und demokratische Spektrum zu Worte kommen soll und nicht einzelne Dogmatiker, die glauben, die Wahrheit gepachtet zu haben. Nur so, scheint es uns möglich zu sein, neue Wege aufzuzeigen und Alternativen zu unseren herkömmlichen Berufsbildern zu diskutieren.

Schwerpunkte dieser Zeitschrift sollen naturgemäß gesundheitspolitische, sozialpolitische und sozialpsychologische Themenbereiche sein. Diese Themenbereiche sollen zur Standortbestimmung der Medizin und besonders der Zahnmedizin in unserem gegenwärtigen **Gesellschaftssystem** beitragen, um die Bildung eines kritischen Problembewußtseins in unserem verkrusteten Berufsstand zu erreichen. Das setzt die kritisch-solidarische Zu-sammenarbeit aller Berufsgruppen der Zahnmedizin voraus. Angesprochen werden also nicht nur die Zahnärzte(-in-

nen), sondern auch die Zahnärztehelferinnen, die ZMF's, die Zahntechniker und natürlich auch die Studierenden der Zahnheilkunde. Dennoch wollen wir für die abhängig Beschäftigten keine Ersatzgewerkschaft sein, sondern wir meinen, daß gewerkschaftliche Organisation Selbstverständlichkeit sein sollte.

Darüber hinaus ist die Zeitung "Der Artikulator" auch Informationsdienst der zu gründenden Vereinigung demokratischer Zahnärzte, in der über alle Aktivitäten berichtet werden soll und deshalb ein lebendiges Abbild der Vereinigung darstellen könnte.

Der Versuch der Herstellung einer Gegenöffentlichkeit, der Eröffnung eines Diskussionsforums, der Kooperation mit den anderen Berufen des zahnmedizinischen Sektors und anderen fortschrittlichen und demokratischen Vereinigungen sowie der ständigen Einrichtung eines Informationsdienstes, muß ein regelmäßiges Erscheinen voraussetzen. Für den Anfang haben wir an eine lockere Folge bei viermaligem Erscheinen pro Jahr gedacht. Ein so häufiges Erscheinen setzt allerdings ein höheres Spendenaufkommen, eine größere Anzahl von Vereinigungsmit-gliedern bei gesicherten Mitgliedsbeiträgen und nicht zuletzt die aktive Mitarbeit aller Betroffenen in unserem Berufswesen voraus.

Aus diesem Grunde fordern wir bei dieser Gelegenheit zum Einsenden von Artikeln auf, da nur so die Möglichkeit eines echten Diskussionsforums gewährleistet ist. Besondere Schwer-

1

der artikulator, Ausgabe Nr. 1 vom September 1977

Die Gründung der »Vereinigung demokratische Zahnmedizin e. V.«

Die Studentenbewegung der sechziger Jahre förderte oppositionelle Impulse selbst in einer Berufsgruppe, deren politischer Organisationsgrad in fortschrittlichen Parteien oder Organisationen traditionsgemäß gering ist. Neben allgemeinpolitischen Fragestellungen der damaligen Zeit standen naturgemäß Ausbildungsprobleme[150], Bemühungen um die kostenlose Instrumentierung studentischer Arbeitsplätze in den Zahnkliniken und die inhaltliche Planung von Gruppenpraxen im Vordergrund[151]. Gruppenpraxen erschienen als kurzfristiger Ausweg aus der Arbeit in isolierten Kleinbetrieben, denn Zahnmedizinern steht nur die sogenannte »freie« Praxis als Betätigungsfeld offen. Aus dem frustrierenden und zur Isolation treibenden Berufsalltag heraus begann man nach einigen Jahren erste Schritte hinsichtlich einer oppositionellen berufspolitischen Organisation zu diskutieren. Auf der Grundlage der unvergessenen Thesen des legendären Kongresses »Medizin und gesellschaftlicher Fortschritt« vom Januar 1973 in Marburg begann eine kleine Gruppe Marburger Zahnärzte im Jahr 1977 mit der Vorbereitung eines Arbeitsprogramms, der Vereinsgründung und der Herausgabe einer Zeitschrift. Im September 1977 erschien die erste Ausgabe der Zeitschrift *der artikulator* (Abbildung S. 258). Sie bildete fortan Arbeitsgrundlage und Diskussionsforum. 1978 wurde die »Vereinigung demokratische Zahnmedizin« als Verein eingetragen. In ihr organisierten sich fortschrittliche Zahnärzte, Zahntechniker, Zahnarzthelferinnen und Fachhelferinnen. Ihre ideologische Ausrichtung war gewerkschaftlich und kassenmäßig orientiert. Einigkeit herrschte über die Kritik am vorhandenen ambulanten Versorgungssystem und die Veränderungsbedürftigkeit einer festgefahrenen Standespolitik. Die gesundheitspolitische Situation der Zahnheilkunde wurde im gesamtgesellschaftlichen Zusammenhang und im Rahmen der antagonistischen Kräfteverhältnisse analysiert[152,153]. Damit artikulierte sich erstmals nach 1933 wieder eine Gruppe von Zahnmedizinern außerhalb des zur Bedeutungslosigkeit herabgewürdigten öffentlichen Gesundheitswesens über Ziele einer Gesundheitsversorgung, die sich an den realen Bedürfnissen der Bevölkerung orientierten und nicht an den Privilegien und wirtschaftlichen Belangen der eigenen Berufsgruppe.

Eine nicht unumstrittene Entscheidung der Gründungsversammlung war der Beitritt von Zahnarzthelferinnen und Zahntechnikern, also von

Lohnabhängigen, in eine Organisation, die mehrheitlich und finanziell von zumeist selbständigen Zahnärzten getragen wurde. Die knappe Entscheidung basierte vor allem auf der Idee der Gründung von Gruppenpraxen, für die auch Mitbestimmungsmodelle und finanzielle Beteiligungen in die Diskussion gekommen waren. Wenn auch im Laufe der Zeit eine Reihe von Problempunkten aus dem tarifvertraglichen, gewerkschaftlichen und arbeitssicherheitsgesetzlichen Bereich aufgegriffen werden konnten, so stehen nach wie vor die eindeutig zahnärztlichen Belange im Vordergrund. Die angestrebten Beteiligungsmodelle konnten nicht verwirklicht werden, und die aktiven Zahnarzthelferinnen und Zahntechniker arbeiteten vorzugsweise im realistischeren gewerkschaftlichen Zusammenhang.

Die Arbeit begann für die Situation der Bundesrepublik praktisch bei Null. Es fehlte in der Literatur jegliches Konzept einer gesundheitspolitischen Planung. Es gab keine relevante epidemiologische Studie, keine Untersuchung zur Qualität zahnärztlicher Arbeit, keine seriöse Bedarfsplanung oder Vorstellung über alternative Versorgungseinrichtungen im Vergleich zum Ausland oder effiziente präventive Strategien. Die Zahnheilkunde lag im Dornröschenschlaf. Die etablierten Standespolitiker und ihr Gefolge, die Wissenschaftler, verhielten sich streng marktwirtschaftlich: Angebot und Nachfrage oder »Lücke schafft Brücke«. Das desolate Versorgungsniveau wurde mit einer Mauer des Schweigens umgeben. Die eigentlichen Ursachen überdeckte man mit der sorgsam gewobenen Selbstverschuldungslegende der Patienten. Damit schuf man eine sprachlose und gleichsam »zahnlose« Gesellschaft. Mühsam gestalteten sich anfangs die Datenerhebung, die Ausgestaltung der Zeitschrift, die bundesweiten Zusammenkünfte und die versuchte Einflußnahme auf Krankenkassen, Gewerkschaften, Parteien, die Zahnärzteschaft selbst und die betroffene Bevölkerung.

Arbeitsschwerpunkte seit 1978

Zunächst einmal galt es, einem nach außen militant und monolithisch auftretenden, jede Meinungsabweichung verfolgenden Berufsstand mit einer standespolitischen Gegenöffentlichkeit auf dem Gebiet der Gesundheitspolitik entgegenzuwirken. Das geschah durch wissenschaftlich orientierte epidemiologische Schlußfolgerungen und Programmatiken.

Darüber hinaus wurde die Argumentation der kritischen Laien- und Selbsthilfebewegung einbezogen und die Beratung relevanter Institutionen eingeleitet.

Infolge der Besonderheiten der Rolle des Zahnersatzes im Zusammenhang mit dem herrschenden Krankheitsbegriff kam der Zahnärzteschaft in der Gesamtmedizin seit jeher die Vorreiterrolle bei der Aushöhlung der gesetzlichen Sozialversicherung zu. Diese Tendenz wurde sichtbar gemacht, die Selbstbeteiligung beim Zahnersatz und in der Kieferorthopädie[154] sowie alle weiteren Privatisierungsbestrebungen verdeutlicht und bekämpft. Dem gegenübergestellt wurde der Nachweis unseres wenig effektiven ambulanten Versorgungssystems und die extrem gestiegenen Kosten für eine anachronistische Reparaturzahnheilkunde. Die unrealistische Vergütung zahlloser Einzelleistungen ohne jegliche Qualitätskontrolle, die patientenfeindliche Gutachtertätigkeit in einem von Konkurrenz geschwächten Kassensystem und die fragwürdige Bewertung der Wirtschaftlichkeit waren Eckpfeiler der Kritik. Für publizitätswirksame Skandale und Betrugsaffären sorgte die Zahnärzteschaft selbst. 1983 wurde eine ausführliche und beachtete Stellungnahme zum Neuentwurf einer Gebührenordnung für Zahnärzte[155] vorgelegt. Eine Beratung des zuständigen Ministeriums zeigte 1987 beim Referentenentwurf und beim Sachverständigengutachten Resonanz.

1982 widmete sich die Vereinigung der Kostendämpfungspolitik und den Strukturreformen im Gesundheitswesen[156]. Hierbei wurde immer deutlicher, daß privatwirtschaftlich betriebene Gruppenpraxen keine echte Alternative zum ÖGD sein können, zu Ambulatorien, Zahnkliniken, zu allgemeiner und kollektiver Prävention. Dies zeigte die in den Vordergrund gestellte organisatorische Weiterentwicklung fortschrittlicher Versorgungseinrichtungen in der Schweiz und in Skandinavien. Gegen die von der Zahnärzteschaft propagierte rassistische Südafrikapolitik wurde eine Solidaritätskampagne für Länder der Dritten Welt geführt. Fortschrittliche Zahnmediziner setzten sich, gegen erhebliche Widerstände, für Abrüstung und gegen zynische Katastrophenschutzpläne ein. Ebenfalls 1982 erfolgte die erste und bisher einzige Studie über die Beteiligung der Zahnmedizin im Faschismus[157]. Diese wichtige Publikation zog in den folgenden Jahren weitere nach sich[158,159]. Darüber hinaus gab es eine reiche Anzahl von grundsätzlichen Stellungnahmen zu Sachbereichen, deren Aufzählung hier nicht vorgenommen werden soll.

261

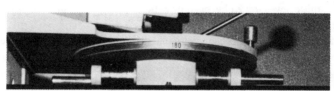

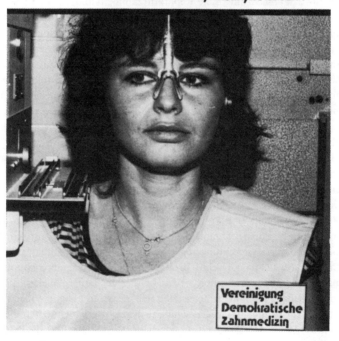

Patienteninformation der VDZM

Betont wissenschaftlich war die unter eine zahnärztliche Pressezensur gefallene Studie der WHO »Zahnärztliche Versorgungssysteme und ihre Beziehung zur Zahn- und Mundgesundheit der Bevölkerung« von 1973. Darin wurde die ganze Misere der bundesdeutschen Zahnheilkunde aufgerollt. Beispielsweise sind neunzig Prozent der Kinder und Jugendlichen ungenügend oder gar nicht zahnmedizinisch versorgt. Im internationalen Vergleich mit anderen Industrienationen liegt die Bundesrepublik bei der Bewertung der Gebißgesundheit nach wie vor so ziemlich am Ende. Für diesen denkwürdigen Zustand aber wendet die arbeitende Bevölkerung die höchsten Beiträge der Welt auf. Diesen Zusammenhängen wurde 1980 eine umfangreiche Sonderausgabe der Zeitschrift gewidmet[160]. Die darin aufgestellten Schlußfolgerungen fanden breite Zustimmung im ÖGD und im Ausland. Sicherlich waren sie ein Beitrag zur Ablehnung der Kostenerstattung ineffektiver individueller Prophylaxe durch Kassenzahnärzte. Ihre Bestätigung durch spätere international vergleichende Untersuchungen fand sie in den folgenden Jahren[161].

Bei zahlreichen Fragestellungen mußten die Zusammenhänge des antagonistischen Kräftespiels von Profitinteressen im Gesundheitswesen aufgezeigt werden. Eine bedeutende Rolle spielten die Hintergründe ernährungsbedingter Krankheitsfaktoren, insbesondere die des Zuckers. Im Zentrum stand die Verfilzung des Zuckerkartells mit der Zahnärzteschaft. Hier konnten zahlreiche juristische und organisatorische Zweckbündnisse aufgedeckt werden. Es gab Stillhalteabkommen gegenüber der aggressiven Zuckerwerbung, eine eigenartige Verknüpfung von Zuckerwerbung und Fluoridverabreichung, Vermietungen von Zahnärztehäusern an Süßwarenhersteller, Forschungs- und Veröffentlichungsfinanzierung präventiver Fluoridierungskampagnen durch das Zuckerkartell usw.[162,163]

Zunehmend konnten Daten äußerst unzureichender Qualität zahnärztlichen Arbeitens erhoben und argumentativ als kostensenkende Qualitätskontrollverfahren in die gesundheitspolitische Diskussion eingeführt werden. Die Problematik der Meßbarkeit ärztlichen Arbeitens durch Zeitmeßverfahren, epidemiologische Effizienzüberlegungen, Qualitätskriterien in Relation zu Praxisjahresumsätzen, Tagesprofilen, Vielabrechnern, Großpraxen usw. regte zu Neubewertungen an. Ökologieprobleme aus dem Praxisbereich der Abfallbeseitigung, der Amalgamabscheidung und der Hygieneprodukte traten hervor. Im Mittelpunkt aller

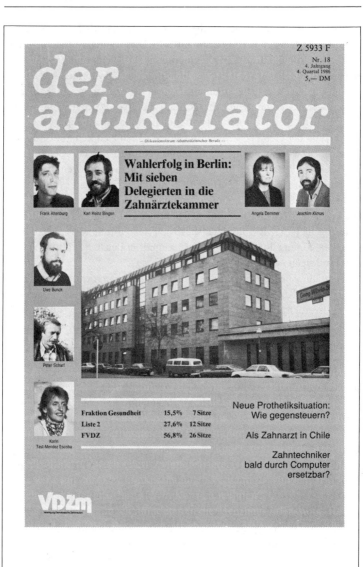

der artikulator, Ausgabe Nr. 18 1986

Überlegungen aber stand die realitätsbezogene Möglichkeit der weitgehenden Verhinderung der Volksseuchen Karies und Parodontose und ihrer Folgeerkrankungen. Ihre Genese ist längst so weit wissenschaftlich abgeklärt, daß die drastische Verringerung um mehr als die Hälfte durch sozialmedizinisch geplante organisatorische Veränderungen gesellschaftlicher und gesundheitspolitischer Strukturen zu gewährleisten wäre.

Eine Gegenöffentlichkeit, die die berufsbezogene Ebene verläßt, erreicht auch andere gesellschaftliche Schichten. Die Vereinigung war mit verschiedenen Aktionen und Vorträgen auf bisher allen Gesundheitstagen vertreten. Pressearbeit in Zeitschriften, Tageszeitungen, im Rundfunk wurde geleistet. Gezielte eigene Publikationen befaßten sich mit der Amalgamproblematik, der Strahlengefahr beim Röntgen[164] und der epidemiologisch bedeutsamen Angst vor dem Zahnarzt[165]. Die fachberatende Mitarbeit bei dem in der »Bittere Pillen Patientenreihe« erschienenen Sachbuch »Zahn um Zahn« (1986) erreichte die wohl bisher größte Anzahl von Betroffenen[166].

Einschätzung der Arbeitsergebnisse und Ausblick

Nach zehnjährigem Bestehen der Vereinigung, nach erheblichen finanziellen Aufwendungen für Zeitschrift, Geschäftsführerin, eine Bürogemeinschaft mit der Zeitschrift *Demokratisches Gesundheitswesen* und einem großen ideellen Einsatz zahlreicher Personen ist die Frage nach der Wirksamkeit berechtigt. Zunächst lassen sich Einflüsse nicht monokausal belegen oder für eine Gesamtentwicklung objektiv einschätzen. Sicherlich wurde epidemiologisches, sozialmedizinisches, an Effizienz und Qualität orientiertes Denken gefördert. Das Fachwissen fortschrittlicher Zahnmediziner konnte erstmals wieder in den Dienst der Interessen der Sozialversicherten gestellt werden. Mit den Schatten der berufsständischen Nazivergangenheit wurden auch die »verschütteten Alternativen« wieder für die Zukunft ans Licht gezogen. Damit erscheinen erneut realistische Auswege aus der gegenwärtigen Misere. Daten und Fakten für noch zu leistende Arbeit wurden zusammengetragen. Mitglieder der Vereinigung wurden in die Berliner Zahnärztekammer gewählt. In anderen Bundesländern wird man ihrem Beispiel folgen. »Massenwirksamkeit« konnte bei den Spitzenverdienern innerhalb der freien Berufe naturgemäß nicht erzielt werden. Aber demokratische Traditionen in einem von ultrakonservativen Führern dominierten Berufsstand wurden wieder sichtbar.

Eher abschätzbar sind die Kontakte mit den gesundheitspolitischen Institutionen, vor allem dem DGB und den Orts- und Betriebskrankenkassen. Beide Organisationen zeigten sich im Umgang mit fortschrittlichen Zahnmedizinern zurückhaltend, zuweilen kontaktscheu. Oft blieb ein Eindruck von beharrenden Harmonisierungsbestrebungen mit dem herrschenden System und geringer Innovationsneigung zurück. Dennoch kam es zu zahlreichen Begegnungen mit dem DGB auf verschiedenen Ebenen, mit den gesetzlichen Krankenkassen auf Bundes- und Länderebene bis hin zu örtlichen Vertreterversammlungen und mit dem Wissenschaftlichen Institut der Ortskrankenkassen. Gutachter in Orts- und Betriebskrankenkassen wurden tätig. Das Bundesministerium für Arbeit und Sozialordnung ließ sich beraten. Demgegenüber blieb die Sozialdemokratie auf diesem Sektor in selbstgefälliger Isolation und ohne sichtbares Veränderungsbedürfnis. Allein die Grünen als noch relevante politische Kraft im Deutschen Bundestag scheinen im Rahmen ihrer Konzeption zahnmedizinisch problembewußt. Aus der Bevölkerung kamen zahlreiche Anfragen. Das Interesse aus dem Ausland war dagegen begrenzt.

Diese unvollständige Bilanz macht eine Weiterarbeit sinnvoll. Die Zahnmedizin muß ihren gesellschaftsverändernden Beitrag zur Demokratisierung des Gesundheitswesens auch gegen größte Widerstände leisten. Dazu bedarf es der Basiserweiterung und der Intensivierung der Vertrauensarbeit zu den relevanten Institutionen, zu Parteien und Berufskollegen. Mittelfristige Ziele sind der Aufbau konkurrierender Versorgunsalternativen nicht-privatwirtschaftlicher Art. Dazu zählen Kinder- und Jugendzahnkliniken, Ambulatorien, kommunale oder selbstverwaltete Zahnkliniken, Polikliniken und werksärztliche Zentren mit zahnmedizinischen Abteilungen, der Ausbau des ÖGD und die Durchführung allgemein bekannter und wirkungsvoller Präventivstrategien. Vorhandene ambulante Versorgungseinrichtungen bedürfen der Demokratisierung und einer umfassenden Qualitäts- und Wirksamkeitskontrolle. Vertrauenszahnärztliche Dienste der gesetzlichen Krankenversicherung und der Landesversicherungsanstalten im Rahmen eines funktionsfähigen Gutachterwesens bei notwendigen Beratungsstellen sind ein Schritt in die richtige Richtung.

10

Anhang

10.1

Anmerkungen und Literatur

Zu 2 – THOMANN: ÄRZTEOPPOSITION (Seite 11–28)

1 Frank, J. P.: Akademische Rede vom Volkselend als der Mutter der Krankheiten (Pavia 1790), Leipzig 1960

2 Ebenda, S. 151.

3 Ebenda, S. 159

4 Mai, F. A.: Ein sozialhygienischer Gesetzentwurf aus dem Jahre 1800, ein Vorbild für die Gegenwart, Berlin 1913.

5 Stiebel, S.: Erster Bericht über Dr. Christ's Kinderkrankenhaus, Frankfurt 1845.

6 Thomann-Honscha, C.: Der Aufbau der Säuglingsfürsorge in Frankfurt bis zum Jahre 1914. Med. Diss., Frankfurt, im Druck.

7 Nadav, D. S.: Julius Moses und die Politik der Sozialhygiene in Deutschland, Gerlingen 1985, hier S. 29.

8 Ebenda, S. 30.

9 Karbe, K.-H.: Salomon Neumann (1819–1908). Ausgewählte Texte, Leipzig 1983.

10 Einen sehr guten Überblick über das Wirken von S. Neumann gibt K.-H. Karbe in dem Band »Salomon Neumann (1819–1908). Ausgewählte Texte« Leipzig 1983, der zur weiterführenden Lektüre empfohlen werden kann.

11 Neumann, S.: Die öffentliche Gesundheitspflege und das Eigentum, Berlin 1847.

12 Die *Medicinische Reform* ist heute als Reprint in jeder größeren Bibliothek vorhanden. Sie wurde in der Bundesrepublik Deutschland im Olms Verlag, Hildesheim 1975, in der DDR im Akademie Verlag, Berlin 1983, nachgedruckt.

13 Virchow, R.: Was die »medizinische Reform« will, in: *Medicinische Reform* Jg. 1848, 1, S. 1–2.

14 Virchow, R.: Die Anstellung von Armen-Ärzten, in: *Medicinische Reform* Jg. 1849, 2, S. 185–187 (Artikel ungezeichnet).

15 Neumann, S.: Die Thronrede des Medicinal-Departments im Cultusministerium, in: *Medicinische Reform* Jg. 1848, 1, S. 5–7.

16 Ebenda.

17 Virchow (Anm. 13), S. 2.

18 Virchow, R.: Die öffentliche Gesundheitspflege, in: *Medicinische Reform* Jg. 1848, 1, S. 21–22.

19 Ebenda, S. 43–47.

20 Virchow, R.: Radicalismus und Transaction, in: *Medicinische Reform* Jg. 1848, 1, S. 93–95.

21 Die Zusammenstellung basiert auf unterschiedlichen Aufsätzen von Virchow, Neumann und Leubuscher in der *Medicinischen Reform*.

22 Virchow (Anm. 18), S. 37–40.

23 Virchow, R.: Die medicinische Gesetzgebung, in: *Medicinische Reform* Jg. 1849, 2, S. 181–182 (Artikel ungezeichnet).

24 Karbe (Anm. 9), S. 36.

25 Tutzke, D.: Entwicklung der bürgerlichen Sozialhygiene in Deutschland, in: *Medizin und Gesellschaft*, Beiheft zur *Zeitschrift für ärztliche Fortbildung*, Bd. 10, Jena 1981, S. 104–116.

26 Winter, J.: Ärzte und Arbeiterklasse in der Weimarer Republik, in: Kühn, K.: Ärzte an der Seite der Arbeiterklasse, Berlin 1977, S. 25–37.

27 Im Gegensatz zur *Medicinischen Reform* ist die Zeitschrift *Der sozialistische Arzt* nur in wenigen Exemplaren vorhanden. Die Zeitschrift kann als Mikrofilm über die Staatsbibliothek Preußischer Kulturbesitz, Berlin (Fernleihe) bezogen werden.

28 Simmel, E.: Gedanken zum Zusammenschluß sozialistischer Ärzte, in: *Der sozialistische Arzt* Jg. 1931, 7, S. 135–136.

29 Marcuse, J.: Nationalsozialistische Rassenexperimente, in: *Der sozialistische Arzt* Jg. 1932, 8, S. 76–78.

30 Simmel (Anm. 28), S. 139.

31 Ebenda, S. 138.

32 Leibfried, S., und F. Tennstedt: Berufsverbote und Sozialpolitik, Bremen 1979.

33 Benjamin, H.: Georg Benjamin, Leipzig 1977.

34 Bromberger, B., und H. Mausbach: Ärzte im Widerstand, in: Bromberger, Mausbach, Thomann: Medizin, Faschismus, Widerstand, Köln 1985, S. 263 bis 340.

Zu 3 – DEPPE: ÄRZTE IN DER GESUNDHEITSBEWEGUNG

35 Die Kritik konzentrierte sich auf die ungleiche Behandlung von Privat- und Kassenpatienten, den Einfluß des Kapitals auf die Krankenversorgung, auf Pharma- und Geräteindustrie, die hierarchischen Strukturen im Kranken-

haus, die Einkommen ärztlicher Großverdiener (Chefärzte), regionale Versorgungsunterschiede, die Vernachlässigung der psychosozialen Dimension in der Medizin, die strikte Trennung zwischen ambulanter und stationärer Versorgung, ja auf den Krankheitsbegriff insgesamt. Begünstigt durch die allgemeine politische Reformdynamik dieser Zeit kam es zu konkreten Veränderungen wie der gesetzlichen Festschreibung der Lohnfortzahlung im Krankheitsfall von Arbeitern, der Anerkennung psychosomatischer Erkrankungen, der für die Unternehmen verbindlichen Einrichtung von betriebsärztlichen Diensten, zur Debatte um das »klassenlose Krankenhaus«, zur Erweiterung des Leistungskatalogs der gesetzlichen Krankenversicherung auch unter präventivmedizinischen Gesichtspunkten. Siehe hierzu ausführlich Deppe, H.-U.: Krankheit ist ohne Politik nicht heilbar, Frankfurt 1987, S. 44 ff. und S. 175 ff.

36 Literatur zu diesem Beitrag:

Ärzte in Opposition, in: *Dr. med. Mabuse* Jg. 1980, 16, S. 16 ff.

Arbeitsgemeinschaft der Listen Demokratischer Ärzte: Gemeinsam gegen Sozialabbau zur Wehr setzen. Ein Positionspapier oppositioneller Fraktionen in den Landes- und Bezirksärztekammern, in: *Frankfurter Rundschau* vom 12. Juli 1983.

Burkert, H., F. Hoppe, G. Schwandner (Hrsg.): Kritik des Gesundheitswesens und grüne Alternativen, Kassel 1986.

Deppe, H.-U. u. a. (Hrsg.): Medizin und gesellschaftlicher Fortschritt, Köln 1973.

Deppe, H.-U. (Hrsg.): Vernachlässigte Gesundheit, Köln 1980.

Deppe, H.-U.: Gesundheitspolitik, Ärztepolitik und Gesundheitsbewegung, in: *Demokratisches Gesundheitswesen* Jg. 1986, 12, S. 19–21, und Jg. 1987, 1, S. 19–20.

Deppe, H.-U.: Krankheit ist ohne Politik nicht heilbar. Zur Kritik der Gesundheitspolitik, Frankfurt a. M. 1987.

Jäckle, R.: Gegen den Mythos – Ganzheitliche Medizin, Hamburg 1985.

Kühn, H.: Die rationalisierte Ethik. Zur Moralisierung von Krise und Krankheit, in: Jahrbuch für kritische Medizin, Argument Sonderband 146, Hamburg 1987, S. 8–31.

Liste Demokratischer Ärzte. Bilanz dreijähriger Mitarbeit in der Landesärztekammer Hessen, in: *Frankfurter Rundschau* vom 16. Oktober 1979.

Michel, K. M., und T. Spengler: Kursbuch 88, Gesundheit, Berlin 1987.

Regus, M.: Oppositionelle und alternative Bewegung im Gesundheitswesen der BRD, in: H. Spaar (Hrsg.): Ärzte in der Entscheidung, a.a.O., S. 142 bis 169.

Regus, M.: Vom Marburger Kongreß zum Gesundheitstag 1980, in: *Demokratisches Gesundheitswesen* Jg. 1980, 2, Editorial.

Regus, M., und P. Walger: Bloß alternative – oder demokratische Medizin?, in: *Demokratisches Gesundheitswesen* Jg. 1982, 5, S. 13–16.

Spaar, H. (Hrsg.): Ärzte in der Entscheidung, (= Medizin und Gesellschaft Bd. 24), Berlin 1984.

Zu 4 – WINKELMANN: ÄRZTE GEGEN ATOMKRIEG

37 Graesner, S.: Historische Skizzen zum Zivilschutz, Rundbrief. 1985, 13, S. 23.

38 Deneke, V.: Mediziner gegen Fortbildung in Katastrophenmedizin, in: *Deutsches Ärzteblatt* Jg. 1981, 78, S. 1856.

39 Zitiert nach Stempel, G.: Exkurs: Ärzteschaft zu Krieg und Frieden, in: »Die Überlebenden werden die Toten beneiden«. Ärzte warnen vor dem Atomkrieg, Köln 1982, S. 189.

40 Bopp, F., u. a.: Die Göttinger Erklärung deutscher Atomforscher, in: *Das Gewissen* Jg. 1957, 5, S. 2.

41 Zitiert nach Stempel (Anm.39), S. 194.

42 Katz, F.: Ärzteschaft und Atomgefahr, in: *Blätter für deutsche und internationale Politik* Jg. 1958, 3, S. 122.

43 Schweitzer, A.: An die Menschheit, in: *Das Gewissen* Jg. 1957, 2, S. 5–7.

44 Aufruf der 936 Hamburger Ärzte und Tepe, H. J.: Der hippokratische Eid und die Atomrüstung in: *Blätter für deutsche und internationale Politik* Jg. 1958, 3, S. 258–261 u. 282–283.

45 Schweitzer, A.: Es gibt nur die Alternative: Friede oder Atomkrieg, in: *Das Gewissen* Jg. 1958, 3, S. 47–51.

46 Zitiert nach Stempel (Anm. 39), S. 198–199.

47 Katz (Anm. 42), S. 126.

48 Jogschies, R., Betrifft: Ärzte gegen den Atomkrieg, Köln 1986.

49 Stauder, K. H.: Psychologische Bemerkungen zur Atomdebatte, in: *Blätter für deutsche und internationale Politik* Jg. 1958, 3, S. 243–246.

50 Bayerische Ärztinnen und Ärzte gegen Atomenergie, sowie Berliner und Hamburger Ärzteinitiative gegen Atomenergie: »Die Überlebenden werden die Toten beneiden«, s. o. (Anm. 38).

Zu 5 – SCHAGEN: DER BUND GEWERKSCHAFTLICHER ÄRZTE

51 *Zeitschrift für das gesamte ärztliche Hilfs- und Pflegepersonal im öffentlichen und privaten Gesundheitsdienst, für Gesundheitsfürsorge und Wohlfahrtspflege mit amtlichen Bekanntmachungen*, Stuttgart. Neben rein fachlichen Artikeln finden sich in dieser Zeitschrift Berichte über die gesundheitliche Lage der Bevölkerung nach dem Krieg und die gesundheitspolitische Diskussion bestimmende Themen. So berichtet in der ersten Nummer etwa der Privatdozent Dr. A. Mitscherlich aus Heidelberg über »Niemandskinder«, die Kinder, die Vater, Mutter und Geschwister verloren haben und nicht versorgt sind, und ruft zur Unterstützung des Aufbaus von Kinderdörfern auf; der Ministerialdirektor im Arbeitsministerium Stuttgart, D. Stetter, setzt sich für den Neuaufbau der Sozialversicherung »selbstverständlich mit nur einem Versicherungsträger« ein; Rudolf Virchow wird als Vorkämpfer der Demokratie im dritten erschienenen Heft gewürdigt. »Euthanasie« und »Der

Nürnberger Ärzteprozeß« sind Gegenstand der Aufklärung und Diskussion (Jg. 1946, 3; Jg. 1947, 9).

52 *ZS für das gesamte ...* Jg. 1947, 5.

53 *Sanitätswarte* Jg. 1949, S. 43.

54 *Sanitätswarte* Jg. 1949, S. 49–50.

55 »Anläßlich des 52. Deutschen Ärztetages in Hannover vom 2. bis 4. September 1949 fand auf Initiative des Bundes Gewerkschaftlicher Ärzte eine Besprechung statt: »Die lebhafte Diskussion, die sich entspann und an der sich alle Gruppen beteiligten, hatte als wesentliches Ergebnis, daß Einmütigkeit über das zu erstrebende Ziel einer gerechten Lösung der wirtschaftlichen Probleme der Gesamtärzteschaft seitens aller an der Diskussion beteiligten Gruppen bestand. So waren die Vertreter des Bundes Gewerkschaftlicher Ärzte ... und ... des Bayerischen Gewerkschaftsbundes in der Lage, einer Entschließung des Hartmannbundes vom 1. September 1949 an den Bundestag ihre volle Zustimmung zu geben. Differenzen traten einzig bei der Erörterung organisationstaktischer Fragen in Erscheinung. Für den Bund Gewerkschaftlicher Ärzte in der Gewerkschaft Öffentliche Dienste, Transport und Verkehr: Dozent Dr. Hornung, Dr. Wiegleb, für den Landesverband Bayerischer Ärzte in der Landesgewerkschaft 12 des Bayerischen Gewerkschaftsbundes: Dr. Münzberg, als Mitglieder des Verbandes der Ärzte Deutschlands (Hartmannbund): Dr. Ostermann, Dr. Tander, Dr. Thieding, für den Marburger Bund: Dr. Stockhausen, Dr. Porschen, für den Verein der Nichtkassenärzte: Dr. Kehrings, Dr. Trampe.«

56 *Sanitätswarte* Jg. 1949, S. 76

57 Hierzu Schmacke, N.: Der Standort der Gesundheitsämter in der aktuellen gesundheitspolitischen Diskussion, in: Medizin, Moral und Markt, Jahrbuch für Kritische Medizin, Bd 12, Berlin, 1987.

58 Geschäftsbericht ÖTV 1964—1967, S. 680.

59 Eigene Zusammenstellung nach den Geschäftsberichten der ÖTV, JÜHE 1982 und persönliche Mitteilung U. Peretzki-Leid (Hauptvorstand der ÖTV).

60 Unter Mitarbeit von Ärzten erschienen: 1970 Stellungnahme zur Krankenhausplanung, Krankenhausfinanzierung, Inneren Struktur der Krankenhäuser; 1972 Vorschläge des Bundes Gewerkschaftlicher Ärzte in der ÖTV zur Neuorientierung eines sozialmedizinischen Dienstes. Wenn es hierin in Teilen auch im wesentlichen um eine bessere Organisationsform der einzelnen Gutachterdienste (des vertrauensärztlichen Dienstes der Krankenversicherungen mit dem Rentengutachterdienst der Landesversicherungsanstalten und dem ärztlichen Dienst der Bundesanstalten für Arbeit) ging, so gleichzeitig aber auch um die Möglichkeit für Versicherte, von sich aus sozialmedizinische Beratung in Anspruch nehmen zu können; 1972 ebenfalls die Stellungnahme zur Versorgung der seelisch Kranken und der geistig Behinderten.

61 DGB Landesbezirk Berlin (Hrsg.): Stellungnahme zum Aufbau der Sozialmedizin an der Freien Universität Berlin, Berlin 1973.

62 ÖTV-Hauptvorstand (Hrsg.): Die medizinische Versorgung in der Bundesrepublik Deutschland, Stuttgart 1974.

63 ÖTV (Hrsg.): Vorschläge und Forderungen der Gewerkschaft ÖTV zur ärztlichen Aus- und Weiterbildung in der Bundesrepublik Deutschland, Stuttgart
1982.

64 Geschäftsbericht der ÖTV für die Jahre 1980–1983, S. 767–772.

65 Am 12. 5. 1966 hatte der 7. Bundeskongreß des DGB den Bundesvorstand beauftragt, »alle geeigneten Schritte bei Bundestag, Bundesrat und Bundesregierung zu unternehmen, um die Verfassungswidrigkeit der NPD feststellen
zu lassen«, und beschlossen, »daß die Zugehörigkeit zur NPD unvereinbar ist
mit der Mitgliedschaft bei den im DGB zusammengeschlossenen Industriege-
werkschaften und Gewerkschaften«. Im Oktober 1973 beschloß der DGB-
Bundesvorstand: »Der Bundesvorstand des DGB hat sich erneut mit der Abgrenzung gegen politische Extremisten beschäftigt. Er stellt fest, daß die Tätigkeit für oder die Unterstützung von linksextremen Parteien, Vereinigungen
oder Gruppierungen unvereinbar mit der Mitgliedschaft in einer DGB-Ge-
werkschaft ist. Zu diesen linksextremen Organisationen, die eine gewerk-
schaftsfeindliche Aktivität entfalten, zählen beispielsweise die KPD, die
KPD/ML und die von ihnen gegründete »Revolutionäre« oder »Rote Ge-
werkschaftsopposition«, die sogenannten Arbeiter-Basis-Gruppen sowie die
anderen Gruppierungen mit gleichen oder ähnlichen Zielen. Der DGB-
Bundesvorstand fordert alle Mitgliedsgewerkschaften auf, die organisatorischen Schlußfolgerungen aus diesem Grundsatzbeschluß – erforderlichen-
falls Satzungsänderungen – zu ziehen. Der Beirat der ÖTV und der Hauptvorstand haben diese Beschlüsse im Oktober 1973 und im Januar 1981 übernommen. (Taschenbuch für ÖTV-Vertrauensleute, Ausgabe 1984, S. 82–83).

66 ÖTV-Hauptvorstand (Hrsg.): Geschäftsbericht der Gewerkschaft ÖTV
1980–1983, Stuttgart 1984, S. 593–601.

67 [entfällt]

Zu 6 – REDLER—HASFORD/JÄCKLE: GESUNDHEITSLÄDEN ...

68 Göpel, E.: Global denken und lokal handeln. Gesundheitsläden als Bürgerinitiativen für die Gesundheit in den Städten und Gemeinden, in: *Infodienst
der Gesundheitsläden* Jg. 1987, 6, S. 15.

69 Baader, G., und U. Schultz (Hrsg.): Medizin und Nationalsozialismus. Ungebrochene Vergangenheit – Ungebrochene Tradition? Berlin, 1980.

Zu 7.2 – SCHAGEN: VOM KRITIKER ZUM STANDESFUNKTIONÄR

70 Auf die allgemeine Vorgeschichte der Gesundheitsbewegung, die eine ihrer
wichtigsten Wurzeln in Westberlin hat und ohne die die starke Politisierung
der Ärzte Westberlins Anfang der siebziger Jahre nicht verständlich wird,
kann hier aus Raumgründen nicht eingegangen werden. Der interessierte Leser wird auf H.-U. Deppe, Krankheit ist ohne Politik nicht heilbar, Frankfurt
1987, S. 175 ff. verwiesen.

71 Gelsner, K.: Der Marburger Bund – Chronik der organisierten Krankenhausärzte. Herausgegeben vom Marburger Bund, Verband der angestellten und
beamteten Ärzte Deutschlands e. V. Bundesverband Köln, Frankfurt 1985,
S. 196.

72 Ebenda, S. 195.

73 Die Angaben beruhen auf persönlichen Mitteilungen von Roderich Nehls.
Die offizielle Chronik des Marburger Bundes (s. Anm. 71) schweigt sich über
die Hintergründe dieser Vorgänge aus.

74 Rundschreiben der ÖTV, Bezirk Berlin, an die Mitglieder des BgÄ vom ...

75 *Die Berliner Ärztekammer* Jg. 1974, S. 280 u. 314.

76 *Die Berliner Ärztekammer* Jg. 1978, H. 10 u. 11).

77 Herausgeber von: Medizin als Strafe – Erfahrungen aus dem Strafvollzug,
Berlin 1977.

Zu 7.4 – KNAUER/WEINRICH ZEHN JAHRE IN DER KAMMER

78 Auszug aus dem Protokoll der Bezirksabteilungskonferenz »Bund gewerkschaftlicher Ärzte« am 24. April 1975 in Bonn.

79 Abkommen des Marburger Bundes, Verband der angestellten und beamteten
Ärzte, Landesverband Hessen, und der Deutschen Angestellten-Gewerkschaft (DAG), Landesverband Hessen, über das Zusammenwirken beider
Landesverbände im Betriebsbereich der einzelnen Krankenhäusern vom 19.
April 1985: »Ausgehend von der Überzeugung, daß eine wirkungsvollere Interessenvertretung notwendig ist / unter Wahrung der Eigenständigkeit der
beiden Verbände / bestimmt von der Bereitschaft zur engstmöglichen Kooperation in allen Fragen, die sich aus dem Beschäftigungsverhältnis, dem Arbeitsrecht, dem Sozialrecht und bei der Tarifpolitik ergeben / in der Erwar-
tung, daß die Mitglieder und Gliederungen der beiden Organisationen die
Prinzipien gewerkschaftlichen Handelns anerkennen und beachten / in Anlehnung und Vertiefung des entsprechenden Abkommens auf Bundesebene
vom 20.03. 1950 / schließen / der Marburger Bund, Verband der angestellten
und beamteten Ärzte Deutschlands, Landesverband Hessen, / und die Deutsche Angestellten-Gewerkschaft, Landesverband Hessen, / das nachfolgen-
de / *Abkommen über das Zusammenwirken beider Landesverbände* ab. /
1. Beide Verbände konsultieren sich gegenseitig vor Abgabe von Grundsatz-
Stellungnahmen und Äußerungen zu Themen der Gesundheitspolitik, der
Krankenhauspolitik und der ärztlichen Versorgung und stimmen nach Möglichkeit ihre Positionen ab. Die Konsultationspflicht ergibt sich insbesondere
vor Initiativen auf parlamentarischer oder ministerieller Ebene. / 2. Die Vor-
stände der Vertragsschließenden werden jeweils an den Sitzungen auf Landes-
und Bezirksebene beratend beteiligt, sofern beide Organisationen berühren-
de Fragen behandelt werden. / 3. Auf der Ebene des Krankenhausbetriebes
soll ebenfalls ein engeres Zusammenwirken der Verbände durch Kontaktauf-
nahme der Vertrauensleute seitens der DAG und der Obleute des Marburger

Bundes hergestellt werden, um im Betriebsbereich zu einem gemeinsamen Auftreten zu kommen. Soweit sich in einzelnen Krankenhäusern die Organisation der Vertrauens- und Obleute im Aufbau befindet, leistet der jeweils bereits vertretene Verband dem noch nicht oder nicht ausreichend vertretenden Verband organisatorische Unterstützung bei der Werbung und Betreuung von Mitgliedern / 4. Beide Verbände prüfen, inwieweit aus der beschlossenen Vereinbarung weitere organisatorische Konsequenzen gezogen werden können, wobei das Prinzip der Eigenständigkeit der Verbände nicht durchbrochen werden darf. / Die Beratungen zu diesem Thema finden auf der Ebene der Landesverbandsleitungen und der Landesvorstände statt. / 5. Die vertragsschließenden Verbände suchen gemeinsam nach Möglichkeiten, weitere Arbeitnehmer-Organisationen im Gesundheitswesen in ihre Zusammenarbeit einzubeziehen. / 6. Beide Organisationen streben für die jeweiligen Personal- und Betriebsratswahlen gemeinsame Listen an. Die Listenbezeichnungen sollen erkennen lassen, daß es sich um gemeinsame Listen der DAG und des Marburger Bundes handelt. / 7. Die DAG schafft die Voraussetzungen, daß Vertreter des Marburger Bundes unmittelbar in die Tarifverhandlungen und Tarifabschlüsse auf Landesebene im Gesundheitsbereich einbezogen werden. / 8. Auf bezirklicher und Landesverbandsebene werden gemeinsame Schwerpunktaktionen zur Mitgliederwerbung durchgeführt. Ebenso werden gemeinsame Veranstaltungen zu besonderen Schwerpunktthemen durchgeführt. / 9. Beide Organisationen tauschen von Fall zu Fall Zusammenstellungen von gemeinsam interessierenden Sachproblemen aus. / 10. Diese Vereinbarung tritt am Tage ihrer Unterzeichnung durch die bevollmächtigten Vertreter beider Verbände in Kraft und verpflichtet die Mitarbeiter und Mitglieder beider Organisationen, seine Bestimmungen bei allen gewerkschaftlichen Aktivitäten zu beachten.«

80 Die damalige Bezirkssekretärin Frau Gerda Bläser hatte schon 1974 zusammen mit einem Kollegen versucht, ÖTV-Ärzte für die Arbeit in der Ärztekammer und zur Aufstellung einer oppositionellen Liste zu bewegen. Dies scheiterte daran, daß man in relativ kurzer Zeit keine hundert Unterschriften zusammen bekommen konnte.

81 Auszug aus der Wahlplattform aus dem Jahr 1977: »Unsere Liste tritt für eine konsequente Reform des Gesundheitswesens im Interesse der Patienten und Sozialversicherten ein und lehnt jegliche Standespolitik ab. / Die Standespolitiker haben zu einer durchgreifenden Reform bisher keinen nennenswerten Beitrag geleistet. Ihre Reaktion auf den Entwurf des Kostendämpfungsgesetzes war bezeichnend. Die politischen Boykottaktionen deckten den Hauptinhalt der Standespolitik auf: Sicherung ökonomischer und sozialer Privilegien. / Nicht in der Konfrontation gegen, sondern in der Zusammenarbeit mit den Sozialversicherten und den Gewerkschaften sehen wir den Ausweg aus der gegenwärtigen strukturellen und finanziellen Krise. / Zur *strukturellen Reform des Gesundheitswesens* halten wir folgende Maßnahmen für notwendig: / *1. Organisation des Gesundheitswesens:* Wir erstreben ein integriertes System medizinischer Versorgungseinrichtungen finanziert

aus Steuermitteln und einer allgemeinen Pflichtversicherung, die das teuere und bürokratische Kassenwirrwarr beendet und allein von den Versicherten demokratisch verwaltet wird. / *2. ambulante Versorgung:* Förderung kollegialer Zusammenarbeit insbesondere durch fachübergreifende Gemeinschaftspraxen; Verstärkung der präventiven Aufgaben und Ausbau der Vorsorgeuntersuchungen; Zulassungsstop in überversorgten Gebieten; Beteiligung des Krankenhauses an der ambulanten Versorgung; Einrichtung von Ambulatorien spez. in unterversorgten ländlichen und Großstadtrandgebieten; / *3. stationäre Versorgung:* Novellierung der Krankenhausgesetzgebung: Mitbestimmung der Beschäftigten und ihrer Gewerkschaften in den Krankenhausgremien; Abbau des Chefarztsystems und Übergang zu kollegialen Leistungs- und Leitungsformen; mehr Funktionsstellen für Ärzte mit Dauerverträgen; Verbesserung des Bettenschlüssels, Ausdehnung des Personalvertretungsgesetzes auf alle Krankenhäuser; / *4. Fort- und Weiterbildung:* Verpflichtung des Krankenhausträgers zur Weiterbildung; gesetzliche Regelung der Facharztausbildung; Facharztprüfung; Institutionalisierte Weiterbildungsmöglichkeiten; / *5. Ausbildung:* Ausbau der Hochschulkapazitäten und Abbau des Numerus clausus; keine privaten medizinischen Hochschulen; Ausbau der akadem. Lehrkrankenhäuser mit Polikliniken; Novellierung des Krankenhauspflegegesetzes; rechtliche und materielle Absicherung der Auszubildenden im Praktischen Jahr gemäß Forderungen der ÖTV und des VDS; / *Psychiatrie:* Ausbau einer gemeindenahen psychiatrischen Versorgung; Konsequenzen aus der Enquete zur Lage der Psychiatrie müssen schnell gezogen werden; / *7. Arbeitsmedizin:* Ausbau unabhängiger überbetrieblicher Werksarztzentren; Förderung der Arbeitsmedizin durch Lehrstühle und Facharztanerkennung; Erweiterung der Kompetenzen der Werksärzte in der Prävention und Behandlung für einen unabhängigen und einheitlichen sozialmedizinischen Dienst; / *8. § 218:* keine Behinderung in der Durchführung des Gesetzes durch konfesionelle oder politische Interessengruppen; / *9. Arzneimittelversorgung:* Offenlegung der Kosten- und Preiskalkulation der Pharmaunternehmen; Preiskontrollen und eine wissenschaftliche öffentliche Arzneimittelinformation; langfristig ist die öffentlich kontrollierte Bereitstellung eines übersichtlichen Angebotes an qualitativ hochwertigen und preisgünstigen Arzneimitteln erforderlich. / *10. Teilzeitarbeit:* Schaffung von Halbtagsstellen im ambulanten und stationären Sektor, spez. in Engpaßbereichen; / *11. Berufspolitik:* freiwillige Mitgliedschaft in der Ärztekammer; Übernahme der Kammergerichtsbarkeit in die allgemeine Rechtspflege; Minderheitenschutz in den Organen der Kammer (Vorstand, Delegationen) und in den offiziellen Publikationen (Ärzteblatt). / *Wir rufen alle Ärzte im Kammerbezirk Nordrhein dazu auf, gemeinsam mit allen Kräften des Fortschritts die medizinische Versorgung sichern und verbessern zu helfen!* / Nehmen Sie sich die Zeit zum Lesen unseres Programmes und wählen Sie die Liste [.]«

82 Presserklärung der Gewerkschaft ÖTV, Bezirk NW I, Gesundheitsabteilung, Sept. 1977.

83 Beschluß der Bezirksdelegiertenkonferenz ÖTV Bezirk NW I (1980): Die Gewerkschaft ÖTV wird aufgefordert, die in den verschiedenen Ärztekammern arbeitenden ÖTV-Mitglieder bei ihrer berufspolitischen Arbeit im Interesse der Patienten in Zusammenarbeit mit den Sozialversicherten und den Gewerkschaften verstärkt zu unterstützen.

84 Dr. Hoppe kandidierte 1977 als 2. Vorsitzender im Bezirk Düsseldorf, 1981 und 1985 kandidierte er als 1. Vorsitzender des Marburger Bundes als Spitzenkandidant im Bezirk Köln.

85 Hauptvorstand der ÖTV: ÖTV fordert Verbesserung der ärztlichen Ausbildung, Stuttgart, Dez. 1979.

86 Thesen der Liste Soziales Gesundheitswesen, 1980.

87 Hauptvorstand der ÖTV: Vorschläge und Forderungen der ÖTV zur ärztlichen Aus- und Weiterbildung in der Bundesrepublik Deutschland Stuttgart, August 1982.

88 Albrecht, M., und G. Weinrich: Stellungnahme zur Ärzteschwemme, in: Jahrbuch Kritische Medizin, Bd. 3, S. 8 f.

89 Kammerversammlung der Ärztekammer Nordrhein 23. 11. 1985, dass. 4. 4. 1987.

90 Antrag der Liste Soziales Gesundheitswesen Kammerversammlung 8. 10. 1977.

91 Kammerversammlung 12. 12. 1981.

92 Vgl. *Deutsches Ärzteblatt* Jg. 1980, 18, S. 1161 f.

93 Vgl. *Deutsches Ärzteblatt* Jg. 1985, 7, S. 395 f.

94 Wörtlicher Bericht über die Sitzung der Kammerversammlung der Ärztekammer Nordrhein am 1. 5. 1982, S. 16.

95 Beschluß – Protokoll der Kammerversammlung v. 6. 5. 1982.

96 Rundbrief der AG der Listen Demokratischer Ärzte März 1987, S. 56 f.

97 Programm der Liste Soziales Gesundheitswesen zur Kammerwahl, Juni 1985: »Ärzte/Ärztinnen für den Frieden / Die Liste Soziales Gesundheitswesen vertritt in der Kammerversammlung nach wie vor den Standpunkt, daß in einem mit modernen Massenvernichtungswaffen geführten 3. Weltkrieg ärztliche Hilfe sowie humanes Überleben überhaupt nicht mehr möglich ist. Daher ist es insbesondere Aufgabe des Arztes, prophylaktisch tätig zu werden: Nämlich durch die Aufklärung der Bevölkerung über die schrecklichen Folgen eines Atomkrieges den Widerstand gegen Rüstung und Krieg zu stärken. / Im Sommer 1984 hat das Bundesinnenministerium den Entwurf eines › Zivilschutzgesetzes ‹ vorgelegt. Dieses Gesetz geht im Gegensatz der Ansicht vieler Experten davon aus, daß die Folgen eines Krieges mit Massenvernichtungswaffen organisatorisch zu bewältigen seien. / Im Abschnitt 4 des Entwurfes ist vorgesehen, daß die Ärztekammern und deren Organe zur generellen Zusammenarbeit mit den Kriegsplanern verpflichtet und damit bereits zu Friedenszeiten Dreh- und Angelpunkt einer Vorbereitungs- und Verharmlosungsstrategie werden sollen: / – Meldung aller Ärzte und deren Qualifikation, im Rahmen der Planung des personellen Bedarfs für den Krieg / – Erfassung der Praxen niedergelassener Ärzte für die Versorgungsplanung / – An-

gebot meist kriegsverharmlosender › Weiterbildungsveranstaltungen ‹ / – Planung neuer Bettenkapazitäten (Hilfskrankenhäuser) für den Krieg. / Für den Kriegsfall selbst sollen die Kammern zur Ausführungsbehörde der Militärs degradiert werden. / Wir unterstützen die › Frankfurter Erklärung ‹ der IPPNW (Internationale Ärztevereinigung zur Verhütung eines Atomkrieges) sowie den › Appell Gesundheitswesen für den Frieden ‹. Viele von uns arbeiten in der Friedensbewegung mit. Wir vertreten die Ziele der Friedensbewegung in der Ärztekammer und werden dafür eintreten, daß die Ärztekammer gegen diesen Gesetzesentwurf Stellung bezieht.«

98 Presseerklärung der Liste Soziales Gesundheitswesen, Mai 1987, Begründung der Ärztekammer Nordrhein für die Auszeichnung an Prof. Bonhoeffer: »In einer Zeit, in der sich viele ausschließlich um ihren beruflichen Erfolg kümmern, anstatt sich auch berufspolitisch in für das Überleben der Menschheit wichtigen Fragen zu engagieren, macht Prof. Dr. K. Bonhoeffer vom medizinischen Standpunkt die furchtbaren und nicht beherrschbaren Folgen eines atomaren Krieges sowohl für die Kolleginnen und Kollegen als auch für die uns anvertrauten Patienten deutlich. Mit der IPPNW, die für ihre Arbeit mit dem Friedens-Nobel-Preis von 1985 ausgezeichnet wurde, sucht er nach politischen Lösungen für eine drohende Katastrophe, der man sinnvoll nur vorbeugen kann.«

99 *Frankfurter Rundschau* 15. 5. 1982: »Wie der Computer ganz persönlich rechnete«.

100 Schreiben des Landesbeauftragten für den Datenschutz v. 16. 11. 1982.

101 Landgericht Münster AZ 140370/82.

102 Boykottaufruf Schopfheimer Ärzte.

103 Beschluß – Protokoll Kammersitzung 13. 5. 1983

104 *Rheinisches Ärzteblatt* Jg. 1986, 24, S. 1079.

Zu 7.5 – KALVELAGE/WIETHOLD: »GRÜNE SPINNER …«

105 Ärzte in Opposition, in: *Dr. med. Mabuse* Jg. 1980, 16

106 Clever, U.: Die Geschichte der Standesorganisationen und ihrer oppositionellen Alternativen, in: G. Baader und U. Schultz (Hrsg.): Medizin und Nationalsozialismus, Dokumentation des Gesundheitstages Berlin, Berlin 1980.

107 Deppe, H.-U., G. Kaiser u. a. (Hrsg.): Medizin und gesellschaftlicher Fortschritt, Köln 1973.

108 Scholmer, J.: Die Krankheit der Medizin, Neuwied 1971.

109 Programm des Gesundheitstages Hamburg (1981), Hamburg 1981, S. 14 f.

110 Hamburger Ärzteinitiative gegen den Atomkrieg (Hrsg.): Ärzte warnen vor dem Atomkrieg – Die Überlebenden …, Hamburg 1981.

111 Deneke, J. F. V.: Ein Angriff auf die sittliche Substanz des Arzttums, in: *Deutsches Ärzteblatt* Jg. 1981, 40, S. 1856 f.

112 *Demokratisches Gesundheitswesen* Jg. 1985, 5, 7/8.

113 [entfällt]

Zu 7.6 – HARBEKE: DEMOKRATISCHE ÄRZTE DES SAARLANDES

114 Nach dem Gesundheitstag 1981 in Hamburg trafen sich Teilnehmer und sonstige Interessierte in wöchentlichen Abständen zur internen Diskussion und zur Vorbereitung breiter gestreuter Informationsveranstaltungen; einige Ärzte gehörten zu diesem Kreis.

115 *1982:*
2960 wahlberechtigte Ärzte
1844 abgegebene Stimmen (62,3 %)
1809 gültige Stimmen

Liste 1 – Berufsverband der Praktischen Ärzte und Allgemeinärzte	472 Stimmen,	9 Sitze
Liste 2 – Gruppe der Fach-, Chef-, Ober- und beamteten Ärzte	775 Stimmen,	14 Sitze
Liste 3 – Marburger Bund	375 Stimmen,	6 Sitze
Liste 4 – Liste Demokratischer Ärzte	187 Stimmen,	3 Sitze

576 wahlberechtigte Zahnärzte wählen
16 Delegierte nach dem Persönlichkeitswahlrecht

1986:
3431 wahlberechtigte Ärzte
2135 abgegebene Stimmen (62,23 %)
2118 gültige Stimmen

Liste 1 – wie 1982	343 Stimmen,	5 Sitze
Liste 2 – wie 1982	721 Stimmen,	11 Sitze
Liste 3 – Fachübergreifende Liste Saarländischer Ärzte	319 Stimmen,	5 Sitze
Liste 4 – Marburger Bund	363 Stimmen,	6 Sitze
Liste 5 – Gemeinschaftsliste Saarländischer Ärzte	192 Stimmen,	3 Sitze
Liste 6 – Liste Demokratischer Ärzte	180 Stimmen,	2 Sitze

617 wahlberechtigte Zahnärzte wählen mit 394 gütligen Stimmen 16 Delegierte nach dem Persönlichkeitswahlrecht

116 Das »Saarländische Ärztesyndikat«, freier Verband der Ärzte des Saarlandes, wurde Ende der vierziger Jahre gegründet, also vor der Angliederung an die Bundesrepublik Deutschland. Wichtig erscheint vor allem die Tendenz, das »Syndikat« als Dach aller ärztlichen Gruppierungen zu verstehen.

117 Der »Wirtschaftlichkeitsausschuß« soll sich mit der Wirtschaftlichkeit ärztlichen Handelns befassen, d. h. mit der Effizienz-Kosten-Relation – das hat nichts mit Kostendämpfung zu tun, denn wirtschaftliches Handeln kann zunächst teurer sein.

zu 7.7 – GEIMER: ... BADEN-WÜRTTEMBERG

118 Im folgenden wird vor allem der Bezirk Nordbaden dargestellt. Auf die anderen drei Bezirke wird nur verwiesen, soweit mir Informationen vorliegen.

Zu 7.8 – DIETRICH/JÄCKLE: FRUST UND ERFOLG

119 Von den 150 Delegierten in der Landesärztekammer stellen wir dreizehn. Die Nürnberger Liste der demokratischen Ärzte ist mit einer Kollegin und einem Kollegen vertreten (das entspricht 25 % der Nürnberger Delegierten). In anderen großen bayerischen Städten wie Würzburg, Erlangen, Rosenheim, Augsburg gibt es derzeit noch keine vergleichbaren Listen. Vielleicht sind die Erfolge in München und Nürnberg für dortige Kolleginnen und Kollegen ein Ansporn, bei den nächsten Wahlen ebenfalls zu kandidieren.

Zu 7.9 – ELSNER: KANDIDATUR GEGEN DEN PRÄSIDENTEN...

120 Literatur zu diesem Beitrag:
Lüth, P.: Die Subkultur der Ärzte am Beispiel ihrer Körperschaften und Verbände, in: Volkholz, V., Elsner, G. u. a. (Hrsg.): Analyse des Gesundheitssystems, Frankfurt 1974.
121 Zur Frage der Schwangerschaftsunterbrechung: *Der Sozialistische Arzt* Jg. 1929 5, S. 1.
122 Wahlordnung für die Wahl zu den Delegiertenversammlungen der Ärzte- und Zahnärztekammer Bremen vom 16. September 1963 (Brem.GBl. S. 158).
123 Siehe dazu Stuby, G.: Zum Recht auf organisierte Opposition in den Ärztekammern und zu den prozessualen Möglichkeiten seiner Durchsetzung, Rechtsgutachten für den Verein Demokratischer Ärztinnen und Ärzte, Bremen 1986.
124 Siehe dazu: Die Kammern sind nur Hüter des ärztlichen Besitzstandes, in: *Ärzte-Zeitung* vom 13. November 1986.
125 Was ist Demokratie: Politik vor Recht – Parteiprogramm vor Persönlichkeit? in: *Bremer Ärzteblatt* Jg. 1987, 39, S. 7–9.
126 59. Tagung des Direktoriums des Länderrats vom 22. April 1948; Staatsarchiv Bremen: M. l. c Nr. 179/5.
127 Neues Heilberufsgesetz: Jetzt wird der Senat die Wahlordnung ändern! in: *Bremer Ärzteblatt* Jg. 1987, 39, S. 11–14.

Zu 9 – KIRCHHOFF: ZAHNÄRZTE IN OPPOSITION

128 Vgl. Hoffmann-Axtheim, W.: Die Geschichte der Zahnheilkunde. Die Quintessenz, Berlin 1973, S. 187.
129 Vgl. Köhler, H., Die Leistungsfähigkeit der Jugendzahnpflege in Stadt und Großraum Hannover, Med. Diss., Hannover 1975, S. 5.
130 Vgl. Williger, F., Einfluß der sozialen Lage auf Zahnkrankheiten, in: M. Mosse – G. Tugendreich, Wisomed, 1981, S. 623.
131 Vgl. Tutzke, D. (Hrsg.): Geschichte der Medizin, Berlin 1983, S. 125.
132 Willinger (Anm. 130), S. 635.

133 Ebenda.

134 Vgl. Köhler (Anm. 129), S. 5 f.

135 Vgl. Leibfried, S., in: E. Hansen u. a. (Hrsg): (WSI-Studie) Seit über einem Jahrhundert ...: Verschüttete Alternativen in der Sozialpolitik, Köln 1981.

136 Hesse-Böbeln: Sind die Krankenkassenzahnkliniken eine Gefahr für die wirtschaftliche Existenz der Zahnärzte? in: *Zahnärztliche Mitteilungen* Jg. 1921, S. 57.

137 Maretzky/Venter: Geschichte des deutschen Zahnärzte-Standes, Köln 1974, S. 176 f.

138 Cohn, A.: Die Verstaatlichung der Zahnheilkunde, Berlin 1921.

139 Vgl. VSÄ-Programmatik zur Arbeit in der Ärztekammer Berlin-Brandenburg, Pkt. 7 u. 8, in: *Der sozialistische Arzt* Jg. 1920, 3.

140 Vgl. Leibfried, S., und F. Tennstedt (Hrsg.): Arbeitsberichte zu verschütteten Alternativen in der Gesundheitspolitik, 3, Bremen 1980.

141 Eine ausführliche Biographie über Kantorowicz findet sich in: Kirchhoff, W. (Hrsg.): Zahnmedizin und Faschismus, Marburg 1987.

142 Vgl. Kudlien, F.: Ärzte im Nationalsozialismus, Köln 1985, S. 222.

143 Eine kurze biographische Darstellung Himpels findet sich in: Bromberger/Mausbach/Thomann: Faschismus und Widerstand, Köln 1985.

144 Maretzky/Venter (Anm. 10), S. 265.

145 Ebenda, S. 270.

146 Born, U.: Die Geschichte des Freien Verbandes Deutscher Zahnärzte, 1955 bis 1960, S. 60.

147 Kirchhoff, W.: Der Mut zur sozialen Lücke, in: *der artikulator* Jg. 1984, 12, S. 78 f.

148 Maretzky/Venter (Anm. 10), S. 265

149 Vgl. u. a. Auf den Zahn gefühlt, in: *Demokratisches Gesundheitswesen* Jg. 1987, 6, S. 35.

150 Kirchhoff, W.: Sind Reformen für die ärztliche Ausbildung notwendig?, in: *Zahnärztliche Mitteilungen* Jg. 1972, 17, 18

151 Kirchhoff, W.: Die zahnärztliche Gruppenpraxis, in: *Zahnärztliche Mitteilungen* Jg. 1973 ,13.

152 Kirchhoff, W.: Einige Ausführungen über die gesundheitspolitische Situation, in: *der artikulator* Jg. 1977, 1, S. 4 f.

153 Vgl. auch Kirchhoff, W.: Einige Aspekte zur ambulanten zahnmedizinischen Versorgung in der BRD, in: *Demokratisches Gesundheitswesen* Jg. 1981, 1

154 U. a. A. Schmidt und U. Deppe in: *der artikulator* Jg. 1981, 6.

155 Stellungnahme der Vereinigung dem. Zahnmed. zum Neuentwurf einer Gebührenordnung Zahnärzte (GO-Z), Selbstverlag, 1983.

156 Eine ausführliche Stellungnahme zu Kostendämpfung und/oder Strukturreform erfolgte in: *der artikulator* Jg. 1982, 9, S. 2 f.

157 Vgl. Zahnmedizin im Faschismus, Sondernummer *der artikulator*, April 1983.

158 Kirchhoff, W. (Hrsg.): Zahnmedizin und Faschismus, Marburg 1987.

159 N. Guggenbichler hat zuletzt in einer Reihe von Artikeln im *artikulator*, u. a.

Jg. 1986, 17, 18 u. Jg. 1987, 19, zur Aufarbeitung der zahnmedizinischen Faschismusproblematik beigetragen.

160 Vgl. Kinder- und Jugendzahnheilkunde in der Krise, Sondernummer *der artikulator* 1980.

161 Spiekermann, H.: Stand und Entwicklungsperspektiven der Zahnmedizin in der Bundesrepublik Deutschland – mit internationalem Vergleich, in: *der artikulator* Jg. 1985, 13, S. 45.

162 Vgl. Schlömer, R.: Der Zahnarzt auf der Milka-Kuh? – Zuckerindustrie und Zahnschäden, in: Argument Sonderband 86, Berlin 1982, S. 84 f.

163 Ein Vertragsentwurf »Vereinbarung zwischen der Kassenzahnärztlichen Vereinigung Nordrhein, vertreten durch den Vorstand, und der Wirtschaftsvereinigung Zucker« ist nachzulesen in: *der artikulator* Jg. 1982, 8, S. 19.

164 Richter, G.: Gefahr durch Amalgam, Arsen, Röntgen?, Bonn 1984.

165 Kirchhoff, W.: Angst vor dem Zahnarzt, Bonn 1984.

166 Federspiel, K.: Zahn um Zahn, Köln 1986.

10.2

Die Autoren

WINFRIED BECK

Dr. med., geb. 1943, niedergelassener Orthopäde in Frankfurt am Main, Delegierter der Liste Demokratischer Ärzte Hessen seit 1976, Geschäftsführer der Arbeitsgemeinschaft der Listen demokratischer Ärzte, Vorsitzender des Vereins demokratischer Ärztinnen und Ärzte.

HANS-ULRICH DEPPE

Dr. med., geb. 1939, Professor und Direktor des Zentrums der Psychosozialen Grundlagen der Medizin im Klinikum der Johann-Wolfgang-Goethe-Universität, Frankfurt am Main, wo er seit 1972 Medizinische Soziologie und Sozialmedizin lehrt. Delegierter der Liste Demokratischer Ärzte in der Landesärztekammer Hessen.

WULF DIETRICH

Dr. med., geb. 1946, Anästhesist, IPPNW-Mitglied, Delegierter im ÄKBV München und in der Bayerischen Landesärztekammer.

GINE ELSNER

Dr. med., geb. 1943, Hochschullehrerin für Arbeitsmedizin an der Universität Bremen, Mitglied des erweiterten Vorstands des Vereins demokratischer Ärztinnen und Ärzte, Gründungsmitglied der Liste Gesundheit Bremen.

283

MARTIN GEIMER

Dr. med., geb. 1947, Arzt für Innere Medizin, Oberarzt der Radiologischen Abteilung am Heinrich-Lans-Krankenhaus in Mannheim, Mitglied der Mitarbeitervertretung des Krankenhauses, der ÖTV, der IPPNW, des VDÄÄ, als Kandidat der »Unabhängigen Liste Demokratischer Ärzte« Mitglied der Vertreterversammlung der Bezirksärztekammer Nordbaden und der Landesärztekammer Baden-Württemberg.

ERNST GIRTH

Dr. med., geb. 1945, Oberarzt an der Medizinschen Klinik 1 der Städtischen Kliniken Offenbach am Main, Delegierter der Liste Demokratischer Ärzte Hessen seit 1976, Mitglied der ÖTV, Personalrat in den Städtischen Kliniken Offenbach am Main.

CLAUS-PETER HARBEKE

Dr. med., geb. 1949, Arzt für Neurologie und Psychiatrie/Psychotherapie, Oberarzt an der Saar-Klinik für Psychogene Erkrankungen in Blieskastel, Delegierter der Liste Demokratischer Ärzte Saar in der Ärztekammer des Saarlandes seit 1982.

RENATE JÄCKLE

Dr. med., geb. 1949, Medizinjournalistin in München, IPPNW-Gründungsmitglied, Delegierte im ÄKBV München und in der Bayerischen Landesärztekammer, Mitglied im Gesundheitsladen.

BERND KALVELAGE

Dr. med., geb. 1949, niedergelassener Internist, Mitglied der Hamburger Ärzteopposition in der Kammerversammlung der Ärztekammer Hamburg, Mitglied in der IPPNW und der Gewerkschaft ÖTV.

WOLFGANG KIRCHHOFF

Dr. med. dent., geb. 1943, niedergelassener Zahnarzt in Marburg, Mitbegründer der Vereinigung demokratische Zahnmedizin.

ERHARD KNAUER

Dr. med., geb. 1945, Psychiater, Delegierter der Liste Soziales Gesundheitswesen in der Ärztekammer Nordrhein.

ELISABETH REDLER-HASFORD

Dr. phil., geb. 1949, Lehr- und Forschungstätigkeit im Bereich Politik und Soziologie des Gesundheitswesens, Mitglied im Gesundheitsladen München.

UDO SCHAGEN

Dr. med., geb. 1939, Forschungsstelle Zeitgeschichte im Institut für Geschichte der Medizin an der FU Berlin, Mitglied der Redaktion Reihe »Kritische Medizin« im Argument-Verlag, Mitglied der Delegiertenversammlung der Ärztekammer Berlin seit 1974, zunächst über die Liste Bund Gewerkschaftlicher Ärzte, zuletzt der Fraktion Gesundheit. Arbeitsgebiet: Aus- und Weiterbildung der Gesundheitsberufe, Strukturfragen des Gesundheitswesens.

KLAUS-DIETER THOMANN

Dr. med., geb. 1951, niedergelassener Arzt für Orthopädie und Rheumatologie in Frankfurt am Main.

GREGOR WEINRICH

Dr. med., geb. 1950, Krankenhaus-Radiologe, Delegierter der Liste Soziales Gesundheitswesen in der Ärztekammer Nordrhein, Redakteur der Zeitschrift »Demokratisches Gesundheitswesen«.

GERHARD WIETHOLD

Dr. med., geb. 1941, niedergelassener Internist, Mitglied der Hamburger Ärzteopposition in der Kammerversammlung der Ärztekammer Hamburg, Mitglied im Verein Demokratischer Ärztinnen und Ärzte.

FRITJOF WINKELMANN

Dr. med., geb. 1939, niedergelassener Internist und Psychoanalytiker in München, IPPNW-Mitglied (von Herbst 1983 bis 1986 im Beirat der IPPNW), Delegierter im ÄKBV München und in der Bayerischen Landesärztekammer.

10.3

Kontaktadressen

BADEN-WÜRTTEMBERG

Nordbaden: Unabhängige Liste demokratischer Ärzte (ULDÄ) – Dr. med. Martin Geimer, Königsseestraße 12, 6800 Mannheim 81

Süd-Württemberg: Liste Demokratie im Gesundheitswesen / Ärzte gegen atomare Bedrohung – Dr. med. Mechthild Klingenburg, Karl-Brennstuhl-Straße 22, 7400 Tübingen 9

Südbaden: Liste unabhängiger demokratischer Ärztinnen und Ärzte – Dr. med. Bertram Richthammer, Bertholdstraße 38, 7800 Freiburg

Nord-Württemberg: Liste demokratischer Ärzte: Doris Heinmüller, Neufferstraße 55, 7000 Stuttgart 30

BAYERN

Liste demokratischer Ärztinnen und Ärzte – Dr. med. Hermann Gloning, Montensstraße 1, 8000 München 19

Liste demokratischer Ärztinnen und Ärzte – Dr. med. Petra Gassong, Adam-Klein-Straße 47, 8500 Nürnberg 80
Gesundheitsladen, Auenstraße 31, 8000 München 5

BERLIN

Fraktion Gesundheit in der Ärztekammer Berlin – Thomas Dersee, Lankwitzer Straße 11, 1000 Berlin 45

BREMEN

Liste Gesundheit Bremen – Prof. Dr. Gine Elsner, Richard-Dehmel-Straße 10, 2800 Bremen 1

HAMBURG

Liste Hamburger Ärzteopposition – Dr. med. Gerhard Wiethold, Mittelweg 31, 2000 Hamburg 13

HESSEN

Liste demokratischer Ärzte Hessen – Dr. med. Winfried Beck, Wolframstraße 10, 6050 Offenbach am Main
Verein demokratischer Ärztinnen und Ärzte, Kurfürstenstraße 18, 6000 Frankfurt am Main 90

NORDRHEIN-WESTFALEN

Ärztekammer Nordrhein

Bezirk Köln: E. Knauer, Maria-Theresia-Allee 59, 5100 Aachen (G. Weinrich, Schumannstraße 30, 5300 Bonn 2)
Bezirk Düsseldorf: E. Hermes-Husemann, Spillheide 78, 4300 Essen 16 (D. Klemperer, Aachener Straße 198, 4000 Düsseldorf 1)

Liste demokratischer Ärzte Westfalen-Lippe

Bezirk Arnsberg: M. Albrecht, Am Kuhlenweg 22, 4600 Dortmund 50
Bezirk Detmold: K. W. Töpler, Gleiwitzer Straße 22 c, 4800 Bielefeld 1
Bezirk Münster: U. Hartung-Heidecke, Kriegerweg 95, 4400 Münster

Vereinigung Demokratische Zahnmedizin e. V.

Vereinigung Demokratische Zahnmedizin e. V., Kölnstraße 198, 5300 Bonn 1

RHEINLAND-PFALZ

Sektion Bundesrepublik Deutschland der Internationalen Ärzte für die Verhütung des Atomkrieges (IPPNW) e. V. – Geschäftsstelle, Bahnhofstraße 24, 6501 Heidesheim

SAARLAND

Liste demokratischer Ärzte Saar – Dr. Claus-Peter Harbeke, Gustav-Bruch-Straße 13, 6600 Saarbrücken

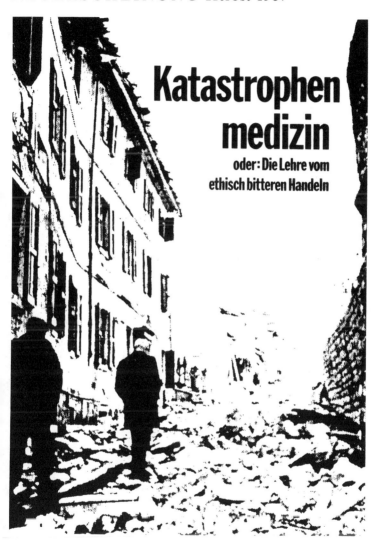

Katastrophen medizin

oder: Die Lehre vom ethisch bitteren Handeln

JUNGJOHANN VERLAGSGESELLSCHAFT
Neckarsulm und München

Gesetzt aus der English Times bei
Satzstudio und Buchherstellung Wolfgang Hartmann
8035 Gauting 2
Umschlag von Michael Keller, München
Druck und Bindung bei
Schoder Offsetdruck Buchdruck
8906 Gersthofen